ここからスタート
アドバンス・ケア・プランニング

ACPがみえてくる新しいアプローチと実践例

編著　角田ますみ

Support
Timing
Action
Relation
Talking

へるす出版

執筆者一覧

角田ますみ	杏林大学保健学部
栗田智美	鶴巻温泉病院看護部
佐野広美	埼玉協同病院緩和ケア内科
布施　淳	ウェルビーイングクリニック駒沢公園
井関久実	杏林大学医学部付属病院看護部
宿利真由美	杏林大学保健学部
大辻　恵	杏林大学医学部付属病院看護部
山下真理子	訪問看護ステーションナンナル
宮本芳惠	一般社団法人アルデバラン
榎本晃子	共立女子大学看護学部
古澤恭子	武蔵野赤十字病院看護部
佐藤静子	野村病院緩和ケア病棟
千木良寛子	杏林大学医学部付属病院看護部
川原百絵	武蔵野赤十字病院看護部
高野　実	東邦大学医療センター大橋病院看護部
畑中健二	三喜会介護老人保健施設ライフプラザ鶴巻
吉田信子	杏林大学医学部付属病院看護部
辻　悦子	東邦大学医療センター大橋病院看護部
大西まゆみ	東邦大学医療センター大橋病院看護部
松田尚子	株式会社シエロ デイサービスセンターシエロ東林間
新改法子	園田学園女子大学人間健康学部
福田幸寛	筑波大学総合診療グループ
森　美知子	大阪府済生会中津病院栄養部
寺本有里	関西学院大学専門職大学院
前野尚子	広島県呉市役所福祉保健部
和久　明	東京都社会保険労務士会所属
垣内健祐	株式会社たこ八，関西学院大学専門職大学院
谷口千鶴	エフェクチュエーション実践サロン「スナックレモネード」お手紙係り（広報）

（執筆順）

はじめに

　人生100年時代といわれるようになった現代，長い人生の時間を謳歌できるようになった反面，その途上では予測できないさまざまなことが生じ，病気や障害などによって思うようにならないことも多い。特に，近年の新型コロナウイルス感染症による未曾有のパンデミックは，社会のシステムや生活だけでなく，私たちの人生を一変させてしまった。今まで当たり前のように受けられた医療が受けられなくなり，家族が立ち会えないまま看取りを迎えた患者も多くいた。そうした状況で，医療者や介護職は，患者や利用者のACPをどうやって支えるか非常に悩み，思うように支援できずに苦い思いを味わってきたのではないだろうか。

　ACPは病状が悪化したときに備えてさまざまなことを考えておくものといわれるが，それも，安定した状況下で将来が予測可能な場合には効力を発揮する。しかし，将来自分の身体や生活がどうなっているのか，どんな意向を抱くのかは，そのときになってみないとわからない。ましてやコロナのような状況下では将来予測が難しい。さらに，ACPは自分の人生にかかわる価値観や死生観を考えることでもあり，決して容易なものではない。それゆえ，現場では，実際ACPをどうやって始めればよいのか，問題が生じたときにどうしたらよいのかわからないことも多く，手探りの状態にある。

　こうした点を踏まえ本書では，ACPを開始するときの具体的な方法や，予測が難しい状況での問題対応に役立つ新しい理論を載せることで，新しいACP実践のガイドとしての意味をもたせた。

　そのため，本書では，ACPの基礎知識，家族とACP，がん，呼吸器疾患，認知症など，医療や介護のさまざまな領域におけるACPの特徴と意思決定支援のポイント，ACP実践編としての事例集など，多くの読者の参考になるように幅広くさまざまな内容を取り入れている。

　なかでも，本書の特色として，第3章の「START」と第6章の「エフェクチュエーション」が挙げられる。第3章では「START」を使い，具体的なACPの進め方について解説した。「START」とは，Support：どう支援するか，Timing：ACPのタイミングはいつか，Action：ACPをどう進めるか，Relation：誰が誰とACPを行うのか，Talking：ACPをどう話すか，である。特にACPのなかで難しいとされている意思決定支援，ACPを行うタイミングやACPのコミュニケーションについてさまざまな側面から解説し，実践する際に参考になるように心がけた。第3章の最後にSTARTマップを載せているので，ACP支援のロードマップとして，ぜひ活用してほしい。

　また，第6章では，ACPに役立つ理論として，医療・介護分野では初めてエフェクチュエーションを取り上げた。エフェクチュエーションは，経営学で提唱された理論で，将来予測が難しい状況において，できることから始めて成果を積み重ねていく思考過程である。この考え方は，解決が難しい意思決定の問題を考えるときに非常に役立ち，私たちが行動を起こす際の支えにもなる。エフェクチュエーションは，医療や介護分野にとっても示唆に富む有益な理論であり，非常に興味深い内容となっているので，ぜひご一読いただきたい。

　最後に，コロナ禍による困難な時期に，貴重な原稿を寄せてくれた執筆者たちとへるす出版編集部の森村新一氏にお礼を申し上げたい。この方々の尽力がなければ，本書の誕生はあり得なかった。心から深く感謝する。

2022年6月

角田ますみ

CONTENTS

第IV章　代表的な疾患・状態におけるACPの実践　85

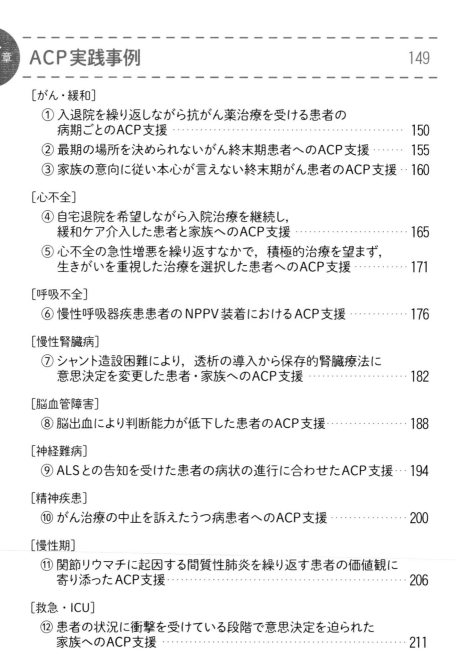

第Ⅵ章 ## ACPを実践するうえでの新しい考え方
―エフェクチュエーション―   223

エフェクチュエーションとACP

さまざまな立場から考えるエフェクチュエーション的ACP支援

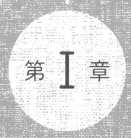

第 I 章

アドバンス・ケア・プランニングの基礎知識

アドバンス・ケア・プランニング（ACP）とは

アドバンス・ケア・プランニング（advance care planning；ACP）とは，医療やケアが必要になったときに，どんな治療やケアを，誰から，どこで，どのような形で受けるのかを，家族や医療者らと共に話し合い，考えていくプロセス[1]をいう。プランニングという言葉から，治療についての計画と思われがちだが，ACP は単に治療計画を立てることではない。特に医療や介護に関しては，どのような計画を立てても実際にはそのとおりになるとは限らず，将来どのような状態になるか予測がつかない部分も多い。また，どんな療養生活を送りたいのか，どんなふうに看取られたいのかは，それぞれ人によって異なる。そのため ACP では，その人がどういう生活や生き方を望んでいるのか，家族，医療者らの専門家と一緒に考えたり話したりするプロセスを重視する。そのプロセスでみえてきた本人の希望をふまえて，具体的な医療やケアの内容を検討していく。

1 本人の価値観や人生観を基盤にする

ACP で最も重要なものは，本人の価値観や人生観である。意識の回復が見込めなくなったときに，最期まで諦めずに治療をしたいと思う人もいれば，無理せず自然に任せたいという人もいる。そのため，医療やケアの具体的な選択では，その人が大事にしている「価値観」や「人生観」を基盤として ACP を考える必要がある。自分の価値観に合わない選択は納得や満足を得られず，クオリティ・オブ・ライフ（quality of life；QOL：人生・生命・生活の質）を下げてしまう可能性があるため，ACP では価値観に寄り添うことが重要となる。

2 本人の希望や意向を共有する

ACP では，本人だけでなく，家族，医療者や介護職が一緒になって考え，本人の希望や決定を共有することが重要である。共有することで，患者は，医療者たちから知識や情報を得ることができるし，家族や医療者は，患者の判断能力が低下した後も，患者の価値観や希望に沿った医療やケアを検討することが可能になる。

3 必要に応じて振り返り，修正する

病状や周囲の状況は時間の経過とともに変化するため，いったん決定したことも必要に応じて見直す必要がある。例えば，治療開始時は積極的治療をしないと決めていた患者でも，病状進行にともなって気持ちが変化し，治療を希望することもある。また，介護していた家族が病気や仕事などにより介護ができなくなる

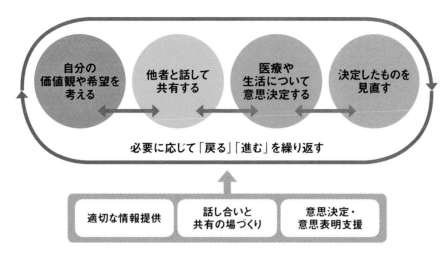

図I-1　ACPの過程（プロセス）

ことで，本人の人的・物理的環境が変わることもある。そのため，ACPは一度決めたら終わりではなく，状況に応じて見直すことが望ましい。

　以上のようにACPは，単に治療やケアの計画を立てるだけでなく，「自分の価値観や希望を考える」，それを「他者と話し共有する」，その結果として「医療や生活について意思決定する」，必要に応じて「決定したものを見直す」という過程（プロセス）そのものを意味する。

　このプロセスは一方向に進むだけではなく，各項目を行きつ戻りつする。例えば，「自分の価値観や希望を考えて」，「他者と話をし」，そこで新たな情報や助言を得て，もう一度「自分の価値観を考える」ということもあるし，「決定したものを見直す」ために再び「自分の価値観を考える」，「他者と話す」こともある（図I-1）。こうしたプロセスを効果的に行うためには，適切な情報提供，話し合いと共有の場づくり，意思決定・意思表明支援が重要になってくる。

　わが国でも厚生労働省が「人生会議」という愛称をつけて周知を図っているが，ACPはまさに「人生について考え，支えてくれる人々と話す」行為である。

ACPとアドバンス・ディレクティブ（事前指示）

　ACPとよく混同されるのがアドバンス・ディレクティブ（advance directive；AD：事前指示）である。ADの代表的なものにリビングウイルがある。ACPはリビングウイルを書くことだと勘違いしている人がいるが，ACP＝ADではない。ACPが，本人の価値観や意向を考えたり話して共有し意思決定して

いく「プロセス」であるのに対し，AD は，意思決定能力を喪失した場合に備えて，どの程度まで治療を行うのかについて，あらかじめ「文書や口頭で示しておくこと」をさす。本人が望む医療やケアに関して，考える・話し合う・共有する・必要に応じて修正するというプロセスをとおして，本人の希望や意向を明確にし，それに基づいて医療やケア内容を具体的に選択し，文書や口頭で示すことが AD である。AD には大別して内容的指示と代理人指示がある。

1 内容的指示 (substantive directive)

　治療やケアなどについての「具体的な内容」を，あらかじめ示しておくものをいう。内容的指示を示した文書は，一般的にリビングウイルや事前指示書とよばれ，わが国でも，日本尊厳死協会の「リビング・ウイル（終末期医療における事前指示書）」[2] をはじめとして，さまざまな団体や行政が独自に用意しているものが存在する。また医師が，患者・家族との対話から，治療に対する意向を作成する POLST[註1] などもある。

　これらに共通する内容として，心肺蘇生や人工呼吸器装着，胃瘻による栄養補給などの治療や苦痛への対応をどこまでやってほしいか，最期を迎えたい場所はどこか，誰を代理意思決定者にするか，などがあげられる。

【DNAR(do not attempt resuscitation)：蘇生処置拒否】

　医療現場で最も多くみられる内容的指示の一つに DNAR がある。DNAR は，患者が心肺停止状態に陥ったとき，心肺蘇生などの蘇生処置を試みないでほしいという「患者の意向」をいう。患者の DNAR を受けて医師が DNAR 指示を出す。

　DNAR 指示は，患者の病状が不可逆的で蘇生の可能性がほとんどなく，心肺蘇生を試みないことが適切であると，医療チームで合意していることが必要[3] となる。ここでいう蘇生処置とは，心臓マッサージ，気管挿管，人工呼吸器装着，除細動や昇圧薬の使用を指す。気をつけなければならない点として，DNAR はあくまでも蘇生処置についての意向であり，DNAR が表明されていても，ほかの医療行為（抗菌薬や輸血の使用，苦痛緩和のための治療やケアなど）までも拒否しているものではないことである。これらの医療行為の可否については別に判

註1　POLST（physician orders for life-sustaining treatment：生命維持治療に関する医師による指示書）：医師が人生の最終段階にあると判断した患者に対し，現状や予後，可能な治療方法について説明し，心肺蘇生や人工呼吸器装着，人工的水分栄養補給法，透析治療，抗菌薬投与など生命維持治療を含む治療に関する患者の意向を聞き取り，記入する文書をいう。POLST は，医師の判断で対象者が決まるため書式作成が確実になる，保管も医療機関などになるため紛失の恐れがない，医学的所見を踏まえたうえでの話し合いになるのでほかの AD よりも現実的な内容になる，などの利点があるとされている。

断していく必要がある⁴⁾。そのため，DNARを確認する前提として，患者が終末期にどんな状態を望むのかを，共に考え，話し合う必要がある。

② 代理人指示（proxy consent）

　代理人指示とは，本人が判断能力を失った場合に備えて，代理意思決定者をあらかじめ指定し，意思決定を委任することをいう。患者にとって，治療内容の具体的な指示を考えるより，代理意思決定者を選ぶほうが比較的容易であるため，治療の具体的内容が決められない場合は，代理意思決定者を指定し，その人に決定を委ねておくという選択肢もある。代理人指示の場合，事前に患者本人の価値観や意向について十分な話し合いと共有がされていることが重要である。十分に話し合いや共有がなされていないと，代理人が意思決定の際に悩むことになり，時として代理人の意向が本人の意向より優先されてしまう可能性もある。

ACPとアドバンス・ライフ・プランニング（ALP）

　ACPの基盤となるものが，アドバンス・ライフ・プランニング（advance life planning；ALP）である。ALPとは，長期的視点で自分の人生や価値観について振り返り，病気などの人生のさまざまな出来事に直面したときにどう乗り越えていくかを考えていくことである。具体的な治療やケアだけなく，人生で直面するさまざまなライフイベントにどう対処していくのか，自分が所属するコミュニティ（家庭，会社，地域など）でどのような生き方をするのかを考えるため，ALPではまず「自分らしい人生をどう生きるか」といった各自の価値観を育むこと，そして青年期や成熟期などの各発達段階の課題を達成し，人生を積み上げていくことが重要になる。そのため，疾患を抱える人たちに限らず，若年者から高齢者まであらゆる年齢層が該当し，健康な時期から終末期まで，人生のすべての時期が対象となる。また，幅広い人たちが対象となるため，病院や医療・介護現場だけでなく，行政や教育機関，保健福祉，職場といった場がかかわり，教育者，市町村の行政職員や産業保健関係者などもALPについて理解し，支援者となる必要がある。

ACPを構成・支援するもの

① ALP・ACP・ADの関係

　ACPとAD，ALPの関係を整理すると，図Ⅰ-2のようになる。自分の価値観や人生観を養うALPを基盤にして，医療・ケアが必要になったとき，自分の望

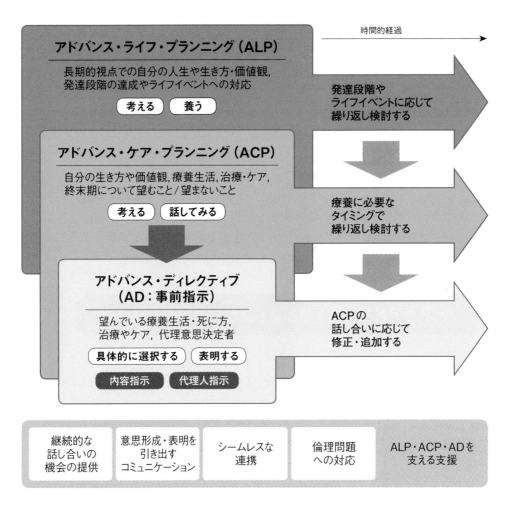

図Ⅰ-2　ALP・ACP・ADの関係

(角田ますみ・編著：ACPを構成するもの. 患者・家族と一緒につくるアドバンス・ケア・プランニングノート；話して書いて患者の「希望」を見える化しよう, メヂカルフレンド社, 東京, 2021, p5. より改変)

　むこと・望まないことを考え, それを家族や医療・ケア提供者と共に繰り返し話し合うというプロセスがACPである。そのプロセスのなかで, 自分の意向に応じた具体的な治療・ケア, 療養生活, 代理意思決定者などを選択し, 表明することがADである。なお, リビングウイルだけでなく, 暮らし方に関すること, 金銭管理, 葬儀・墓, 遺産などに関する幅広い希望や意向を記載するエンディングノートも, 本人の価値観や意向を表すツールであるため, ACPを考える際に有益な事前情報となる。

2 ACPを支える支援

ACPがうまく機能していくためには，①継続的な話し合いの機会の提供，②意思形成・表明を引き出すコミュニケーション，③本人の意思を実行するためのシームレスな連携，④意思決定で生じる倫理的問題への対応などの支援が必要になる。

1）継続的な話し合いの機会の提供

患者の望むACPを実行するためには，話し合いの機会を定期的に提供する必要がある。しかし，多くの患者がACPについて知らないため，医療者や介護職から話し合いの機会を提供し，ACPのきっかけをつくる必要がある。話し合いの場があることで，患者がACPに必要な情報や知識を入手したり，自分の考えや希望について考えたり表現したりする機会がつくられ，そこに家族が参加すれば情報共有の機会にもなる。そして，話し合いを継続していくことで，状況の変化に応じた意思決定の見直しや修正を行うことができる。

また，個々の話し合いだけでなく，ACPの周知や啓発も，患者・家族がACPを知り，話し合うきっかけとなることがある。パンフレット等の配布資料やポスターなどによる呼びかけ，セミナーなどの情報提供も，患者や家族がACPを話し合うチャンスとなるので，積極的に行われることが望ましい。

2）意思形成・表明を引き出すコミュニケーション

誰しもさまざまなことに対して意思を明確にもっているわけではない。特に医療に関する意思決定では，患者が想定していないことも多いため，患者が自分の希望に応じた意思を形成し，それを表明できるような支援が必要になる。この支援に欠かせないのが適切なコミュニケーションである。意思を形成・表明するためには，まず判断材料となる情報提供や選択肢の提供，それに伴うアドバイスが必要となる。また本人の気持ちを傾聴し，意思をある程度形にして言語化できるような働きかけが必要である。ACPでは生死にかかわる事柄を考えなければならないため，患者にとって負担が大きい。その負担をできるだけ軽減しながら，患者の気持ちを受け止め，前向きに考えられるようなコミュニケーション支援が大切となる。

3）本人の意思を実行するためのシームレスな連携

患者の意思を実行するために，多職種によるシームレスな連携が欠かせない。患者の意思決定支援に多職種がかかわることで，さまざまな情報・意見やアイデアが出るため，一定の職種だけでは不可能だった選択肢が可能になることがある。特に，生活に関する選択では，医療者だけでなく介護・福祉職などがかかわると

さまざまな社会的サービスの範囲が広がり，多様な選択肢を提供できる。そのため，ACP では職種ごとではなく，多職種が意思決定支援チームを形成して支援することが望ましい。

4）意思決定で生じる倫理的問題への対応

　ACP では治療など生死にかかわるような意思決定が必要となることが多い。そのため ACP における意思決定ではさまざまな倫理的問題が生じる。最も頭を悩ませるのが，判断能力が低下した患者の意思決定をどう支援するかである。本人の判断能力が低下している場合，本人の意向に確証が得られないため，代理意思決定をする家族も，それを支える医療者や介護職も「本当にこれでよかったのか」と思い悩むことが多い。また，本人と家族の意向が異なる場合はどう調整したらよいのか，本人の意向と医学的最善が異なる場合はどうしたらよいのかなど，さまざまな倫理的問題が起こる。これらの倫理的問題に対応できるように，支援者は問題に関する知識や検討方法を身につけておく必要がある。

──────────────【 文 献 】──────────────

1）角田ますみ・編著：患者・家族と一緒につくるアドバンス・ケア・プランニングノート；話して書いて患者の「希望」を見える化しよう. メヂカルフレンド社, 東京, 2021, p2.
2）日本尊厳死協会：リビング・ウイル（終末期医療における事前指示書）について. https://songenshi-kyokai.or.jp/living-will（2022 年 6 月 2 日アクセス）
3）片山陽子：本人の意志を尊重する意思決定支援. 西川満則, 長江弘子, 横江由理子, 他・編, 事例で学ぶアドバンス・ケア・プランニング, 南山堂, 東京, 2016, p6.
4）阿部泰之, 木澤義之：アドバンス・ケア・プランニングと臨床倫理. 長江弘子・編者, 看護実践にいかすエンド・オブ・ライフケア, 日本看護協会出版会, 東京, 2014, p41.

（角田ますみ）

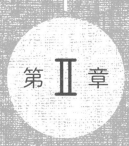

第II章

家族とACP

はじめに

　臨床において,「家族」とは一体何だろうかと考えさせられるケースに出会ってきた。例えば,患者の終末期にずっと寄り添っていた内縁の女性と,患者が逝去された後に初めて来院した妻は,どちらが「家族」なのだろうか。また,ある男性は,再婚した妻とその連れ子を養い,有事には経済的支援も厭わなかったが,その男性が罹患して介護が必要になると,家族員の皆が介護役割を拒み,男性は悔し涙を流した。このような状況に直面したとき,医療者としてどのように支援していけばよいのだろうか。

　現在,日本にACPが紹介され,さまざまな導入が試みられている。筆者は家族支援専門看護師として,家族看護に携わり,また院内でのACP推進にも取り組んでいるが,ACPがすんなりとは浸透しない壁のようなものを感じている。この壁を感じた理由について,①自分個人で意思決定することに慣れていない,②家族も医療者も代理意思決定に慣れていない,③宗教離れがもたらしたもの,を挙げ,以下に述べる。

「家族」を定義するのが難しい時代

　「家族」について,これまで生物学,遺伝学,人類学,社会学,法学などさまざまな領域での研究がなされてきた。しかし,間近にありながら,これほど捉えきれないものも,なかなかないのではないだろうか。

　社会学者のバージェス(Burgess, 1963)による家族の特徴を要約すると,「家族は,結婚,血縁,養子縁組などによって結合されており,通常,ひとつの世帯を形成している。夫と妻,父親と母親などの家族内の役割をもって,相互作用とコミュニケーションを行っている。社会文化に由来され,また家族固有の文化ももっている」[1]となる。日本における1950年ころの平均世帯人数は4.97人(2017年の2.47人と比べると約2倍)であり,多くの家族は血縁や結婚で関係づけられ,家族機能を維持する役割を分担しながら農業などに従事していた。

　その後,産業構造が第一次産業から第三次産業へと変化し,高度経済成長期を迎える。都市に人口が集中し,核家族化,少子化が進んだ。さらに,急速な高度経済成長が終息した1970年代後半から家族の多様化が進み,「両親と未婚の子ども」という形態が,標準的とはいえない時代を迎える。現在では,晩婚化や未婚化が進行し,シングル世帯やDINKS(共働きで子どもをもたない),単独世帯が増加している。

　そこで，家族看護学研究者であるフリードマン（1993）による家族の定義は，「絆を共有し，情緒的な親密さによって互いに結びついた，しかも，家族であると自覚している，2人以上の成員である」[2]とされ，戸籍や血縁だけに因らないことが示された。ほかにも，ライトら（1996）の「強い感情的な絆，帰属意識，そして，お互いの生活にかかわろうとする情動によって結ばれている個人の集合体」[3]や，ハンソンらの「お互いに情緒的，物理的，あるいは経済的サポートを依存し合っている2人かそれ以上の人々のことである。家族のメンバーとは，その人たち自身が家族であると認識している人々のことである」[4]という定義がある。共通するのは，絆があり，互いに家族だと思っているということになる。つまり，「家族」という存在がもともと価値観を伴うもの[5]と理解できる。

　このように家族の多様化に対応して，家族の定義にも変化や修正がみられるが，それでも冒頭で述べたような定義の枠では捉えきれない状況が存在する。さらに，これから先においても，例えば生殖医療が発達することで，ますます家族の形は複雑になるであろうし，また，人口減少や少子超高齢多死の最中で持続可能な社会の構築を模索するなかで「家族」はさらなる変容を遂げていくと考えられる。

　家族看護学とは，「家族をクライエントとして捉え，家族自らが健康問題を解決し，より高次の健康的な家族生活が実現することができるように，予防的・支持的・治療的な看護介入を行う学問領域である」[6]とされているが，家族は定義しきれない，捉えきれないものであり，そのような集団を対象とする難しさがあることを，改めて認識する。

家族におけるACPの現状と課題

1 自分個人で意思決定することに慣れていない

　従来，意思決定は，パターナリズムモデルで説明されるおまかせ医療であった。その後，インフォームドコンセントが登場し，患者が決定することに重きを置かれることとなったが，実際には，説明だけはして，あとは患者や家族に丸投げする傾向がみられた。そこで医療者と患者の意思決定は，共に行うべきものとして共有意思決定（shared decision making；SDM）[註1]という概念が導入されて

註1　共有意思決定（shared decision making；SDM）[7]：同じ健康問題や病気について，異なる視点や情報，考えをもっている患者と医療者の間で問題を定義し，選択肢を認識してその長所や短所を議論し，患者の価値観や意向，医療者の知識や推奨を踏まえて決定に至るプロセスを共有すること。日本における患者-医療者関係の特徴の一つとして，家族の介在があり，個人の自律に対し，関係性的自律として周囲との関係性のなかに位置づける形での自律を理解する考えも提唱されている。

きた。

　実際に，患者本人に尋ねると，「自分一人では決めかねるので家族と相談したい」との返答が非常に多い。その理由の一つとして，欧米と日本とでは培われてきた文化に違いがあり，それが医療場面においても表れていると考える。つまり，ACP の先駆けである欧米では，個人の意見を重要視し，自尊心や主体性に重きが置かれた教育や文化があるといわれている。一方，わが国では，己を強く主張することを避け，周りの意見に合わせることを善とし，集団から外れてしまうのは恥ずかしいという文化がある。これには異論もあるようだが，臨床での経験では，一理あるのではないかと考えている。

　これまで自分個人で意思決定することをしてこなかった人に，病気になってから初めて自分で決めてよいと伝えても，それは戸惑いのほうが大きく，人によっては脅威さえ感じていると思われた場面もあった。個人で決めるのが不得手と決めつけているのではなく，その経験が少ない人が多いのではないかということである。わが国で ACP を進める際には，患者がそれまでの人生において，どんな場面でどのように意思決定をしてきたのかという意思決定の経験値についても情報収集することが重要であると考える。

② 家族も医療者も代理意思決定に慣れていない

　患者が意識障害などでコミュニケーションを取ることが難しい場合，慣習的に家族と治療・療養方針を相談して決定する。ACP が紹介されるまでは，その文脈における主語が，患者なのか家族なのかという区別は曖昧のままに話が進められるケースが多かったように思われる。

　筆者自身，倫理的ジレンマが生じたケースで，ジョンセンらによる 4 分割表を用いて情報整理をする際に，以前は，得られた情報を機械的に「患者の意向」に記入していた。その後，ACP の考え方に倣うようになってからは，本人の意思だと情報がはっきりしている場合には「患者の意向」に記入し，家族の意向は右下の「周囲の状況」にと，分けて記載することを意識するようになった。すると，患者の意向に関する情報が非常に乏しいことが浮き彫りとなり，患者不在の医療であったことを痛感させられる結果となった。

　『人生の最終段階における医療・ケアの決定プロセスに関するガイドライン』[8]では，本人の意思確認ができないときに，家族らが本人の意思を推定できる場合には，その推定意思を尊重し，推定できない場合には家族らと十分に話し合って，本人にとって最善の方針をとるとされている。つまり，同じ家族に尋ねるという形でも，家族自身の意向や価値観を聞いているのか，患者の意思を推察して答えてほしいのかという問いかけの意図を明確にする必要があると理解できる。

　代理意思決定者の選定が表明されているケースはほとんどないので，面談に来られた家族へ質問の仕方を変えて尋ねているが，以下のようなケースが多い。

> 妻　　「私は，少しでも夫に長生きをしてほしいのです」
> 医療者「では，ご主人自身はどう思っていると思いますか？」
> 妻　　「…」
> 医療者「この病気になってからの長い経過のなかで，病状が進行したときのことについて話し合ったことはありますか」
> 妻　　「ありません」

　このように，家族に対して，患者を主語にして答える形の質問を投げかけても，明確な返答が得られないことが多い。その理由について考えてみると，1つ目にはまだ ACP の考え方に馴染みのない一般の人たちが多いことがいえるだろう。2つ目に，倫理的側面から考えると，重要な意思決定場面での代理意思決定においては，通常以上に同の倫理（自分と相手は同じ）と異の倫理（自分と相手は異なる）とのバランスをとることが難しくなるといえるのではないだろうか。情緒的に結びついた重要な人だからこそ，家族自身の思いが大きくなり，何とかしたいと願う。患者にとってのよかれと自分のよかれとの線引きは曖昧になり，患者の意思を推定することより，自分の思いの大きさが勝ってしまうこともあるのだと思われる。

　すなわち，患者の意思推定をする家族は，自身の情緒的反応と価値観を自分なりにコントロールしながら，患者本人の価値観を表明するという非常に高度なことを求められると理解できる。そのため医療者は，意思推定への支援と情緒的支援を同時に行っていく必要があるといえる。

③ 宗教離れがもたらしたもの

　患者の情報収集用紙には「宗教」の項目があるが，記載されていることは非常に少ない。阿満[9] によると，日本人の約7割が無宗教だと答えているが，不思議なことにそのうちの75％が宗教心は大切だと答えているという。日本人の宗教心は「融通」と「曖昧さ」に満ちており，元旦だけは初詣に出かけたり，お盆には墓参りをする。さらに，墓に水をかける習慣をもっている民族はほとんどおらず，日本人は，その所以を知らなくても風俗や習慣として受け入れているという特徴があるようである。

　空海の生きた平安時代では，僧侶が現代における医師と僧侶の役割の両方を担っていたとのことだが，現代では，医療と宗教とは別物と捉えられている[10]。しかし，臨床現場でシビアな場面に遭遇すると，釈然としない思いに駆られる。孤独感や不安に苛まれる患者や家族に対し，宗教が担ってきた解釈・判断をしないスピリチュアルペインへの寄り添いや祈りは，無意味だと言いきることができるだろうか。医療技術が進歩した現代において，宗教は不要なのだろうか。臨床

宗教師が活躍している台湾における QOD（quality of death）[註2] 指数の高さは何を示唆しているのだろうか。

　現在，日本では，お寺離れ，宗教離れが進行していると聞くが，医療現場でも宗教を医療から離しすぎたことで，日本人が本来，宗教のなかにもっていた「融通」や「曖昧」といった緩いつながりまでが絶たれる結果となり，シビアな場面での孤独感を強めているのではないかと考えるのである。

　家族は個人と社会とをつなぐ最小の集団とも表現されるが，これから先，その家族の形がますます多様化していくと予測される。情緒的な絆やつながりは，広く薄くなっていくのではないだろうか。そのようななか，「緩くつながることができて，スピリチュアルペインにも寄り添える枠組みを，医療のなかに再びどのように組み込むことができるか」という議論が真剣に行われるべき時期にきていると思われる。

家族に対するACP支援とは

1 現場でのACP教育

　患者は自己決定した経験が少ない場合が多く，家族は代理意思決定という形に慣れておらず，医療者も価値観を引き出す問いかけに不慣れという現状がある。人生100年時代において，元気なうちから，あるいは子どものうちから ACP に関する教育を受け始めるのが望ましいと考えるが，今現在，シビアな状況の渦中にある患者や家族に対しては，病状や治療方法の説明とともに ACP に関する知識や考え方なども伝えながら，個人の意思決定支援，代理意思決定支援，情緒的支援へとつなげていくことが望ましい。意思決定の経験が少なくても，ACP 教育を理解して，個人の意思表明を行える場合もある。

　ACP は侵襲的な問いかけが多い。そのため，医療者側のよかれという思いだけで価値観を引き出すことに躍起になってしまうと，患者や家族をいたずらに傷つけてしまうことになりかねない。そもそも価値観というものは，個人情報のなかでも核となる情報であり，大切に慎重に扱われるべき類のものである。ACP ありきではなく，教育するというプロセスを挟むことは，医療者からの押しつけの抑制にもなると思われる。

註2　QOD：英国の雑誌『エコノミスト』が 2010 年に初めて提唱した概念。終末期医療，特に緩和ケアがどの程度整っているかという指標。「緩和ケアのための環境」「人材」「費用」「ケアの質」「地域社会とのかかわり」の 5 項目で調査する。

2 「価値観が違うこと」を受け止める，「ケアが失敗すること」を排除しない

　一概に家族といっても，定義の幅が広く，定義の枠外にある形も増えてきて，家族を捉えきることは困難であることを述べてきた。それでも，患者の治療・療養を滞らせるわけにはいかないので，目の前にいる家族，電話でやりとりする家族を対象に話し合いやケアが行われている現状がある。

　家族という存在には価値観が含まれ，ACPでは価値観は柱となる概念である。ケアを行う医療者が，状況を解釈・判断する際の自身の価値観の影響がゼロではないことも考え合わせると，価値観の相乗で千差万別の価値観に触れるということになる。医療者には，それらを受け止める覚悟が必要であるといえる。これは文字で書くほど簡単ではなく，医療の正論を述べても全くそれが通じない状況に忍耐強く対応し，患者と家族とで意見が対立する場合には，粘り強く話し合いを続けて折り合い点を模索するということになる。辛抱のいる作業だが，それでも，価値観が違うことを理解したうえで受け止めなければ前に進むことはできず，患者・家族主体のものとはいえないのである。

　また，定義できない「家族」をケアの対象とするのだから，矛盾が生じて当然であり，試行錯誤のプロセスを辿ることが自然だろうと思われるのだが，現状は一度の失敗や一回のクレームに過敏に反応する傾向があるといえないだろうか。失敗したことを対応した人の責任だけにとどめているようであれば，新たなよいケアは生まれようがない。さらに，例えば，治療の途中で初対面の家族が突然現れて，真逆の治療方針を迫るなど，家族ケアには患者ケア以上に予定調和にないことが起こりうるのである。

　患者の価値観が反映されたACPを作成するためには，道のりが必要である。よりよいプランニングを目指して医療者が安心して試行錯誤ができ，また予定にない家族対応には腹を据えて取り組むことができるようにするためには，個人対応では限界がある。組織全体で，ACP推進のためのトライ＆エラーを担保し，補完し合うことが求められる。

──────────────【 文 献 】──────────────

1）Freidman M（野嶋佐由美・監訳）：家族の定義. 家族看護学；理論とアセスメント，へるす出版，東京，1993，p12.
2）鈴木和子，渡辺裕子：家族看護学；理論と実践. 第2版，日本看護協会出版会，東京，1999，p19.
3）森山美知子・編：ファミリーナーシングプラクティス；家族看護の理論と実践. 医学書院，東京，2001，p8.
4）SMハーモン・ハンソン，STボイド・編著（村田恵子，荒川靖子，津田紀子・監訳）：家族看護学；理論・実践・研究. 医学書院，東京，2001，p5.
5）中西睦子・監，野嶋佐由美，鈴木和子・編：家族看護学（TACSシリーズ13）. 建帛社，東京，2005，p3.
6）野嶋佐由美・監，中野綾美・編：家族看護学とは. 家族エンパワーメントをもたらす看護実践，へるす出

版, 東京, 2005, p4.

7) 石川ひろの：Shared Decision Making の可能性と課題；がん医療における患者・医療者の新たなコ
ミュニケーション. 医療と社会 30（1）：77-90, 2020.

8) 厚生労働省：人生の最終段階における医療・ケアの決定プロセスに関するガイドライン（平成 30 年 3 月）.
https://www.mhlw.go.jp/file/04-Houdouhappyou-10802000-Iseikyoku-Shidouka
/0000197701.pdf（2022 年 6 月 15 日アクセス）

9) 阿満利麿：日本人はなぜ無宗教なのか. 筑摩書房, 東京, 1996, p8.

10) 玉置妙憂：死にゆく人の心に寄りそう；医療と宗教の間のケア. 光文社, 東京, 2019, p160.

（栗田智美）

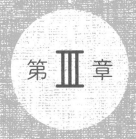

第 Ⅲ 章

STARTを使った
具体的なACPの
進め方

Support
Timing
Action
Relation
Talking

はじめに

　本章では，ACP を具体的に進めていくときの重要なポイントをみていく。キーワードは「START」である。よく ACP は開始することが難しい，そのタイミングをみるのが難しいといわれる。そのため，ここでは START という視点で，とにかく ACP を始めてみるために，どのようなポイントやヒントがあるかを考えていく。

　START とは，以下の 5 つの視点である。

> S：Support　＝ ACP の意思決定をどう支援するか
> T：Timing　　＝ ACP の開始・振り返り・変更のタイミングはいつか
> A：Action　　＝ ACP をどう進めるか
> R：Relation ＝誰が誰と ACP を行うのか
> T：Talking　 ＝ ACP をどう話すか，ACP を進めるためのコミュニケーション

S：Support
−ACP の意思決定をどう支援するか−

　ACP で行うべき支援はさまざまであるが，ここでは ACP の要となる意思決定支援に焦点を当ててみる。私たちはつい，患者に選択肢を提示しただけで支援したつもりになってしまうが，意思決定は単に何かを選択するだけではないことに注意する。

医療における意思決定はかなりの意思力を使う

　まず意思決定とは何だろう。中山[1]は「意思決定とは，2 つ以上の選択肢のなかから 1 つを選ぶこと」であるとし，竹村[2]も「意思決定は一群の選択肢のなかからある選択肢を採択すること，すなわち，行為の選択である」としている。これらから意思決定は，複数の「選択肢」から何かを「選択する」こと，となる。

　では意思決定は，単に何かを選択することなのだろうか。ほかの定義をみると

「一定の目的を達成するために，複数の代替手段のなかから1つの選択をすることによって，意思を明確にして方針を決定すること」[3]，「解決すべき問題を明らかにし，問題解決のための選択肢として何があるのかを並べて，それぞれの長所（利益）と短所（リスク）を十分に理解して，価値観に合った選択肢を選ぶ方法」[4]などと定義されており，意思決定は単に選択を示すわけではないことがわかる。

　意思決定には，先んじて本人の「問題やニーズ」がある。その問題やニーズを解決するために情報を調べたり，専門家に聞いたりして可能な「選択肢」を集める。そして，集まった選択肢が自分にとって「利益とリスク」がどれくらいあるかをよく考え，そのなかの一つを「選択」するというプロセスを示している。この選択が，本人の価値観に基づいて行われないと，本人に合ったものにならないので，選択には本人の「価値観」が不可欠となる。つまり，意思決定とは「自身が抱えている問題やニーズを解決するために，可能な選択肢の利益とリスクを検討して，自分の価値観に応じたものを選択すること」である。

　こうしてみると，意思決定には問題解決力や判断力，価値観など実に多くの要因が絡み，さまざまな思考や行動を必要とするため，かなりの意思力を使うことになる。意思決定支援では，まずここを理解しておく必要がある。

意思決定のプロセス

　医療現場における意思決定を具体的にイメージしてみよう。ある人が病気にかかり仕事を休むことになったとしよう（課題）。その人は早く仕事に復帰したいので，治したいと思い（ニーズ），病院を受診する（行動）。診察と検査を受けて，医師から病気の治療法について聞く（選択肢）。選択肢の利益とリスクを検討して，できる限り自分の生活や生き方（価値観や人生観）に合う選択肢を選び（意思形成と選択），それを医療者に伝える（意思表明）。治療が開始され（意思実行），ある程度まで治療が進んだら，医療者と共に治療の効果を検討し，必要に応じて再び治療法を選択する（評価と修正）というプロセスがみえてくる。このプロセスを整理すると，図Ⅲ-1のようになる。

　このプロセスは常にこの順序で進むとは限らない。時には数コマを飛ばして意思決定することもあるし，最初の段階からなかなか進まないこともある。特に医療や介護の現場では，このプロセスに必要な理解力や判断能力，意思決定への意欲が低下している人も多い。たとえ判断能力があり健常であっても，生命や生活に大きな影響を与えるような問題の場合はなかなか決断できないこともある。しかし，医療や介護における意思決定では，身体状況に応じたタイムリミットがある。できる限り本人の希望に沿って納得のいく意思決定になるように，その時々

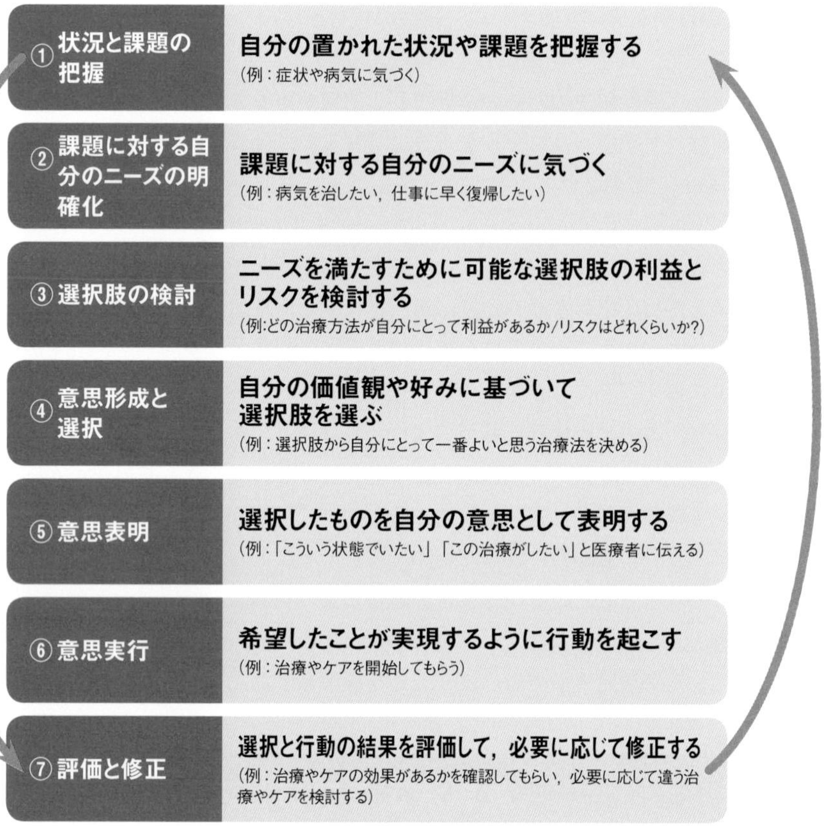

① 状況と課題の把握	自分の置かれた状況や課題を把握する (例：症状や病気に気づく)
② 課題に対する自分のニーズの明確化	課題に対する自分のニーズに気づく (例：病気を治したい，仕事に早く復帰したい)
③ 選択肢の検討	ニーズを満たすために可能な選択肢の利益とリスクを検討する (例：どの治療方法が自分にとって利益があるか/リスクはどれくらいか?)
④ 意思形成と選択	自分の価値観や好みに基づいて選択肢を選ぶ (例：選択肢から自分にとって一番よいと思う治療法を決める)
⑤ 意思表明	選択したものを自分の意思として表明する (例：「こういう状態でいたい」「この治療がしたい」と医療者に伝える)
⑥ 意思実行	希望したことが実現するように行動を起こす (例：治療やケアを開始してもらう)
⑦ 評価と修正	選択と行動の結果を評価して，必要に応じて修正する (例：治療やケアの効果があるかを確認してもらい，必要に応じて違う治療やケアを検討する)

図Ⅲ-1 意思決定のプロセス

のプロセスに応じた支援が必要になる。

意思決定プロセスに応じた支援

　それぞれの意思決定プロセスでどのような支援を必要としているのか，そのポイントをみていく。

意思決定プロセス

①状況と課題の把握，②課題に対する自分のニーズの明確化

　意思決定プロセスの最初の段階では，「①状況と課題の把握」「②課題に対する自分のニーズの明確化」をとおして，意思決定をしなければならない課題は何か，それに対する本人のニーズは何かを，ある程度みえてくるように支援する。ここでの支援目標は「課題とニーズを明確にする」になる（図Ⅲ-2）。

【具体的な支援内容】

Point 1 本人の判断能力に応じて状況把握を支援する

　状況を把握するために，専門家による適切な情報提供が重要となってくる。特に医療や介護では，心身にかかわる重大な意思決定が多く，その判断には専門的知識の助けが必要となる。そのため支援者は，情報提供のタイミングを計り，本人の判断能力に応じた説明アプローチ（絵や図表等の視覚補助を用いる，物語やたとえ話で状況をわかりやすく伝えるなど）で情報提供を行い，状況の理解を助ける。

Point 2 課題を一緒に探索する

　状況が整理できたら，「何を意思決定しなければならないか」を一緒に考え，課題にある程度の目星がつけられるように支援する。人によって課題の捉え方や優先順位が異なる場合もある。課題の捉え方が，本人と支援者で異なるとゴールが定められなくなるので，本人がどのように課題を捉えているのかを確認し，支援者側とズレがある場合はすり合わせを図る。課題が複数ある場合は，緊急性や重要性から優先順位をつけて，課題に取り組みやすいようにする。

Point 3 課題に対する本人のニーズを一緒に探索する

➡ 課題に対する本人の感情を肯定し，共有する

　課題に目星をつけたら，次にその課題に対する本人の気持ちが少しでもみえるように働きかける。人によって治療や療養生活に対して望むことが違うので，課題に対する本人の希望や意向を探索し，選択肢の検討につなげる。そのためには，まず，課題に対する本人の感情を肯定し，共有する。具体的には，課題に対して本人が感じたこと，思ったことを話してもらい，それを肯定し共有する。これは本人の価値観を把握するのに役立つ。

➡ 課題に対する本人の意向を探索する

　本人が感じたことを踏まえて，課題に対する本人の意向を探索する。本人が「こんな状態で過ごしたい」「こんなふうに生活したい」と思うこと，課題に対して「こうなったらいい」と願うことなどを話してもらい，課題に対する本人の意向をある程度みえるようにする。すでに課題に対する選択肢が提示されている場合は，選択肢に対する本人の感情や意向を探索してもかまわない。

➡ 本人がニーズを表現できるように援助する

　本人の意向がみえてきたら，その思いを言葉にできるように支援する。本人が言ったことを繰り返したり，言葉を変えて表現してみたりすることで，本人がニーズを言語化して表現できるように支援する。

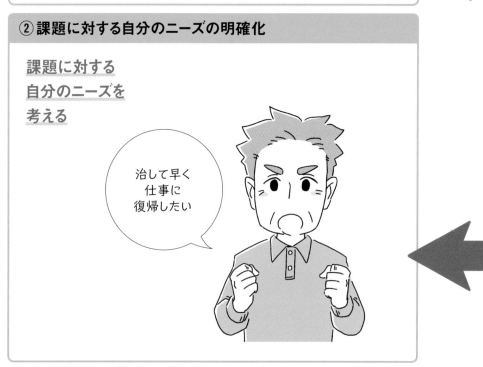

図Ⅲ-2　①状況と課題の把握，②課題に対する自分のニーズの明確化

具体的な支援内容

支援の目標 ▶ 課題とニーズを明確にする

Point 1　本人の判断能力に応じて状況把握を支援する

- 本人に合った方法で情報を提供する
- 情報提供のタイミングを計る

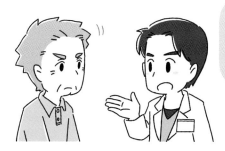

現在の状況は
〇〇で,
△△について
考えていく
必要があります

Point 2　課題を一緒に探索する

- 専門知識を用いて課題の特定を助ける
- 課題の緊急性や重要性を検討する
- 決めなければならないことを明確にする

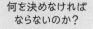

何を決めなければ
ならないのか？

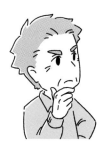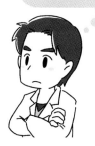

Point 3　課題に対する本人のニーズを一緒に探索する

- 課題に対する本人の感情を肯定し,共有する
- 課題に対する本人の希望や意向を探索する
- 本人がニーズを表現できるように援助する

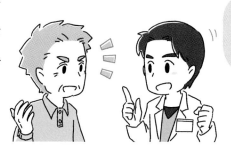

課題に対してどう感じて
いるんだろう？
課題に対する希望や
意向は何だろう？

③選択肢の検討，④意思形成と選択，⑤意思表明

　本人の気持ちがある程度みえてきたら，「③選択肢の検討」「④意思形成と選択」「⑤意思表明」を支援する。ここでの支援目標は「意思を形にし，選択できるように支援する」である（図Ⅲ-3）。

【具体的な支援内容】

Point 1　多職種で連携し，可能な選択肢を集める

　ここでは，できるだけ本人の意向や好みに沿うように，多職種で選択肢を検討する。多職種であれば，それぞれの立場から選択肢を提案できるため，選択肢を増やすことが可能である。また，それぞれが異なる視点で考えるので，思わぬ選択肢があがってくる可能性もある。

Point 2　選択の負担を少しでも軽減する

　いくつか選択肢が出てきたら，可能な選択肢のリストを作成し，選択肢のメリット／デメリットなどの比較ポイントを提示して，選択の負担を軽減する。また，選択肢の提示だけでなく，選択の結果を具体的にイメージできるように，本人の判断能力に応じた説明アプローチを工夫するとよい。

Point 3　意思形成・意思表明を支援する

　ここでは，本人が自分の気持ちを言葉にして，何らかの意思を示せるように支援する。ここでいう意思とは，選んだ選択肢を伝えたり，「こういう状態でいたい」「こういう生活がしたい」という本人の希望を表現したりすることも含まれる。このとき，本人がニーズを言語化できるような支援を心がける。

　もし，本人の希望することと選択肢が合わない場合は，選択肢を再度検討して，できる限り本人の希望に合わせようとする支援者の姿勢を示すことが重要である。それでも選択肢が本人の希望に合わない場合は妥協点を検討し，できるだけ納得のいく選択ができるように支援する。どうしても決定できない場合は，状況に応じて意思決定に猶予を与え，決定できるまで待つようにする。また，必ず意思形成・意思表明に伴う本人の努力をねぎらうように心がける。

　意思形成・意思表明には，家族などの身近な者の影響が大きい。本人の意向と家族の意向が異なることで問題が生じることも多いため，本人と家族の関係を調整する支援も必要となる。

　代理意思決定が必要な場合：本人の判断能力が低下している場合，家族などの代理意思決定者と共に本人の意思推定を行い，できる限り本人の意思に沿うように努める。具体的には「もし本人に判断能力があったら，どう思うか，どんなこ

とを望むのか」という問いを家族と一緒に探索し，家族に「本人」の意思を考えてもらう機会をもつようにする。また，家族や関係者の間で考えが異なる場合もあるので，それぞれの話を傾聴し，関係調整を図る。

　代理意思決定の場合，主に代理意思決定者となる家族の負担は重く，強いストレスがかかることは言うまでもない。特に，本人の心身にかかわる重大な決定を行わなければならない場合はなおさらである。こうした家族の心情に配慮し，ストレスが少しでも軽減されるように働きかけることも大切である。

意思決定プロセス
⑥意思実行

　本人の意思が決まったら，その意思を実現するために「⑥意思実行」を支援する。ここでの支援目標は「意思を実現できるように支援する」である（**図Ⅲ-4**）。

【具体的な支援内容】

Point 1　多職種でシームレスな連携を図る

　意思実行がスムーズにいくように各部署で調整を図る。医師や看護師などの限られた職種だけでは支援に限界があるので，必ずさまざまな職種がかかわり，多職種で構成された支援チームを形成することが望ましい。さまざまな職種が集まれば思いもよらぬ選択肢や支援方法がみつかることも多い。それぞれの職種で，自分たちの専門領域では何ができるかを考えて，アイデアを出すようにする。

Point 2　進捗具合を確認する

　意思実行が始まったら，適宜，関係者で実行がスムーズに行われているか，問題が生じていないかなどの進捗具合を確認する。また，意思実行に伴う本人の心身状況についても確認しておく。

Point 3　問題に対応する

　意思実行の過程で問題が生じた場合は，チームで原因を探索し，早めに解決を図るようにする。また，解決が難しい問題については，第6章「ACPを実践するうえでの新しい考え方；エフェクチュエーション」を参照されたい。

意思決定プロセス
⑦評価と修正

　ある程度結果がみえてきたら「⑦評価と修正」で，本人の意向に沿うように改善していく。ここでの支援目標は「本人の意向に沿うように評価・修正する」で

意思決定のプロセス

③ 選択肢の検討

ニーズを満たすために可能な選択肢の利益とリスクを検討する

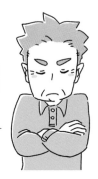

AとBのどちらの治療法が一番自分に合うだろう？それぞれのメリット／デメリットは？

④ 意思形成と選択

自分の価値観や好みに基づいて選択肢を選ぶ

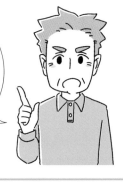

Aのほうが身体に負担が少ないので，この治療を選択したい

⑤ 意思表明

選択したものを自分の意思として表明する

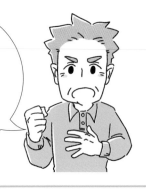

自分にとって一番よいと思う治療法はAだと思う

図Ⅲ-3　③選択肢の検討，④意思形成と選択，⑤意思表明

支援の目標 ▶ 意思を形にし，選択できるように支援する

Point 1 　多職種で連携し，可能な選択肢を集める

Point 2 　選択の負担を少しでも軽減する

- できるだけ本人の好みや意向に沿うように多職種で選択肢を提案・検討する
- 可能な選択肢のリストを作成し，選択肢のメリット/デメリットなどの比較ポイントを提示して，選択の負担を軽減する
- 選択の結果を具体的にイメージできるように支援する

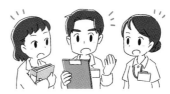

> ほかにいい方法はないかな？

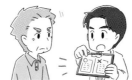

> この選択肢のメリットは○○で，デメリットは△△なんですよ

Point 3 　意思形成・意思表明を支援する

- 本人が自分の気持ちを言葉にできるように支援する
- 本人と家族の関係調整を図る
- 本人の希望と選択肢が合わない場合は，選択肢を再度検討する
- どの選択肢も本人の希望と合わない場合は妥協点を検討し，納得のいく選択ができるように支援する
- どうしても決定できない場合は，状況に応じて意思決定に猶予を与える
- 意思形成・意思表明に伴う本人の努力をねぎらう

〔代理意思決定が必要な場合〕

- 判断能力の低下があるときは代理意思決定者を中心に，関係者で本人の意思推定を行い，できる限り本人の意思に沿うように努力する
- 代理意思決定者の負担やストレスに配慮する
- 家族や関係者の関係調整を図る

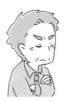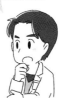

> ほかにいい選択肢がないか考えてみましょう

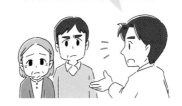

> もし本人に判断能力があったら，どんなことを望むと思いますか？

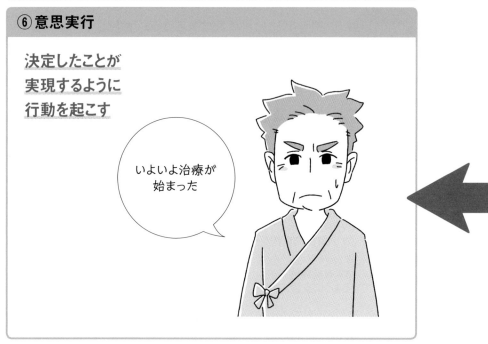

意思決定のプロセス

⑥意思実行

決定したことが
実現するように
行動を起こす

いよいよ治療が
始まった

図Ⅲ-4　⑥意思実行

ある（図Ⅲ-5）。

【具体的な支援内容】

Point 1　選択と行動の結果を検討する

　実行の結果が出てくるころに，期待された結果が得られているか，本人の満足
や納得はどうかを検討し評価する。評価の目安は，実行から効果がみられる一定
の期間で行うか，本人や家族に何らかの変化がみられたときに行うようにする。

Point 2　選択の修正（再選択）を支援する

　本人や家族に好ましくない変化が起こった場合は，すぐに評価と修正を行い，
状況に応じて別の選択肢を検討する必要がある。本人や家族が最初の選択に満足
していない，もしくは別の選択肢を希望した場合も状況に応じて可能な限り選択
の修正を支援する。

　また，修正は治療やケアの変更を伴うため，本人にとって心身の負担となるこ
とも多い。もし負担があるようなら軽減に努める。また，支援者は修正点を共有
し，記録に残しておくようにする。そうするとプロセス全体の振り返りにもなる

具体的な支援内容

支援の目標 ▶ **意思を実現できるように支援する**

Point 1 多職種でシームレスな連携を図る

Point 2 進捗具合を確認する

Point 3 問題に対応する

- 実行がスムーズにいくように各部署で調整を図る
- 実行がスムーズか，問題が生じていないかなど進捗具合を適宜確認する
- 実行に伴う本人の心身状況を適宜確認する
- 問題が生じた場合は，原因を探索し解決に努める

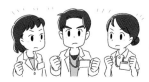
本人の希望を叶えよう！

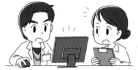
問題が生じていないかな？

ので，プロセスごとに記録を残しておく。

意思決定に影響するもの；意思決定にはバイアスがある

　私たちは，ついつい，医療者側が患者に十分に説明し情報を提供すれば，患者は合理的な判断をしてくれるだろうと思ってしまう。そのため，医療者側が最善と思う選択肢を患者が選ばないとき，再度説明を行い，患者を「説得」しようとする。しかし，前述したように意思決定には労力が伴ううえに，バイアス（思い込み）が働くため，合理的に判断できないことも多い。医療現場における意思決定は生死がかかわることも多いため，患者にとっては非常に負担が重く，バイアスがかかりやすいところがある。

　こうした意思決定におけるバイアスについて明らかにしたのが，行動経済学である。従来，伝統的経済学において，人は十分な情報があれば合理的に正しく意思決定すると考えられていたが，そうではないことが近年の研究で明らかになってきた。行動経済学では，人間の意思決定にはバイアスが存在し，合理的な意思

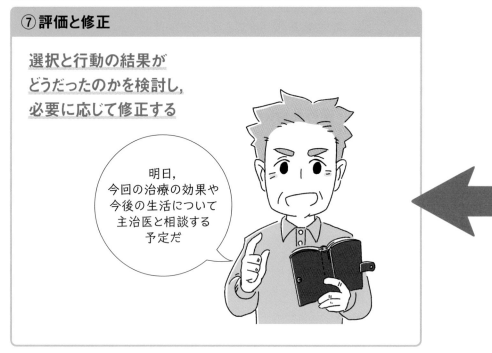

意思決定のプロセス

⑦ 評価と修正

選択と行動の結果が
どうだったのかを検討し，
必要に応じて修正する

明日，
今回の治療の効果や
今後の生活について
主治医と相談する
予定だ

図Ⅲ-5　⑦ 評価と修正

決定から逸脱する傾向があると考える。人は，このバイアスによって，医学的に最善とは思えないような選択肢を選んでしまうことがある。また，同じ情報でも，その表現や伝え方によって，相手の意思決定が変わってしまうこともある。そのため，支援者はこうした意思決定のバイアスを理解しておく必要がある（図Ⅲ-6）。

　注意しなければならないのは，患者を「バイアスによって正しい選択ができない状態にある」と決めつけてしまい，医療者がよかれと思う方向に説得することである。バイアスは誰でももっているものである。私たちは医学的妥当性をもとに正しい判断をしているつもり（すなわちバイアスをもっていないつもり）でも，医学的妥当性でさえ，患者の将来は予測しきれないところが大きい。私たちが正しいと思う選択が，患者の人生にとって正しいとは限らないことに留意する必要がある。重要なことは，バイアスという認知の歪みを最小限にして患者が納得のいく意思決定ができることである。

具体的な支援内容

支援の目標 ▶ **本人の意向に沿うように評価・修正する**

 Point 1 選択と行動の結果を検討する

 Point 2 選択の修正（再選択）を支援する

- 期待された結果が得られているか，本人の満足や納得はどうかを検討し評価する
- 必要に応じて別の選択肢を検討するなどの修正を行う
- 修正に伴う本人の心身の負担を検討し，負担軽減に努める
- 修正点を共有し，記録に残す

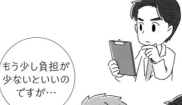

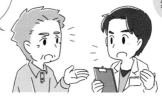

III

STARTを使った具体的なACPの進め方

31

医療にかかわる意思決定の代表的なバイアス

現状維持バイアス

現状を変えることが望ましくても，現状の維持を好む

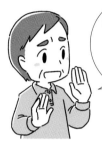

まだいいですよ，だって△△の治療をやってるじゃないですか

症状の悪化で生活に影響が出ることも考えて，早いうちから〇〇専門の先生に診てもらいましょう

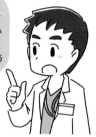

現在バイアス

実行したほうがよいことを先延ばししようとする

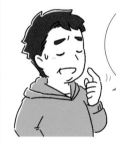

わかってるんですけどね…（でも，お酒はやめられないな）

血圧も高いし，動脈硬化も進んでいるので，食事を見直してみませんか？

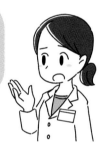

サンクコストバイアス

これまでの投資（時間やお金，労力など）を惜しんで，あきらめられない

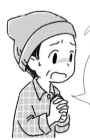

確かにきついけど，でもまだ大丈夫です。ずっとがんばってきたから続けてください

抗がん剤治療をこれ以上続けることは，身体に負担が重く危険なので，苦痛を緩和する治療にシフトしましょう

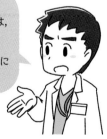

図Ⅲ-6　医療にかかわる意思決定の代表的なバイアス

利用可能性ヒューリスティック

正確な情報ではなく，身近で入手しやすい情報だけで判断してしまう

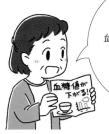

先生，昨日の新聞広告に「〇〇茶を飲むと血糖値が下がる」って書いてありました。インスリン療法じゃなくて，このお茶がいいです

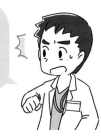

えっ！？今度からインスリン療法を開始する予定なのに…

フレーミング

同じ内容でも表現方法が異なるだけで，意思決定が異なる

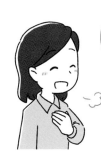

なるほど。じゃあ，その治療を受けます

この治療だと90%の人が治癒しますよ

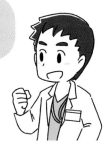

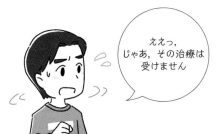

ええっ，じゃあ，その治療は受けません

この治療を受けても10%の人は治癒しません

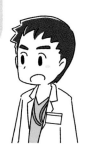

T : Timing
−ACPの開始・振り返り・変更のタイミングはいつか−

ACPのタイミングに正解はない!?

　ACPのなかで最も悩ましいものが，「いつ，どんなタイミングで行うか」だろう。しかし，ACPのタイミングに正解はない，というのが実情である。いくつかの研究で，医療者や患者が好むACPのタイミングとして，患者の病状が悪化する，心身機能に大きな変化が起こる，治療の選択肢がなくなる，疾患の経過の後期などが挙げられている[5]。医療者にとってみれば，患者に何らかの変化があると，早期にACPを開始しなければと考えがちだが[5]，開始が早すぎると不明確なものになりやすく，逆に遅すぎると時間がなく患者を急かすことになり，患者の価値観や選好をACPに十分に生かせないことも多い[6]。診断時や積極的治療を行う時期にACPを開始すると，患者にとって益よりも害となるという研究[7]もあれば，アプローチの仕方によっては慢性進行性疾患の診断時，フレイルや要介護度の悪化時は話し合うきっかけになるという研究[8]もある。また，タイミングも人それぞれで，支援者が考えるタイミングと本人や家族が感じるタイミングが異なることも多い。それゆえ，ACPのタイミングに正解はないのかもしれない。しかし，支援者としては，わずかでもよいから手がかりがほしいところである。そのため，いくつかの視点で手がかりを探っていくことにする。

病状の経過別から考えるタイミング

　ここでは，病状の経過とフレイルから考えてみる。はじめにillness trajectories[9]（病みの軌跡）をもとに，終末期までの経過別によるタイミングのポイントをみてみる（**図Ⅲ−7**）。病みの軌跡とは，さまざまな疾患・病態・病状の経過の軌跡を描くもので，本人が置かれている状況に応じた支援を検討するときの参考になる。

①突然の意識喪失や急変など（準備期間のない終末期）（図Ⅲ-7❶）

　ここでは，突然の意識喪失や急変により，回復の見込みがなく死が迫っている状態である。そのため，準備期間のないまま終末期に入る。心筋梗塞や致死性不整脈，脳出血や脳梗塞，事故，急変などが該当する。ここでは，よいタイミングを計っている時間がなく，「今」「すぐに」意思決定する必要があり，また刻一刻と変化する病状に応じて，生命にかかわる意思決定を行わなければならない。そのため，以下の点を踏まえながら支援する必要がある。

Point 1 コミュニケーションスキルを使ってACPの開始をサポートする

　緊急場面では，決断を急がせざるを得ないことが多い。ここでのACPは，本人と家族が短時間で心身にかかわる重大な意思決定に臨めるように，コミュニケーションスキルを活用して，ACPを開始する。緊急場面では時間がないなかでシビアな状況を伝え，治療やケアについて話すスキルとしてSPIKES[10]やREMAP[11]などが挙げられる。SPIKESは悪い知らせを伝えるスキル，REMAPは治療やケアのゴールを話し合うためのスキルであり，いずれもがん患者向けのものであるが，救急や集中治療場面でも使うことができる（p76, 78参照）。

Point 2 いかなる場合でも擁護・支援されているという感覚をもってもらう

　このタイミングで重要なことは，本人や家族が，いかなる場合でも支援されている，擁護されているという感覚を保ちながら意思決定できるようにすることである。

　家族にとってみれば身内が急変しただけでもショックだが，そこに決断に対する心理的圧迫が加わると十分な意思決定ができず，後悔を残すことになる。そのため医療者は，家族に心理的圧迫を与えないように心がける必要がある。さらに本人や家族の心情に共感する声かけを行い，かかわる医療者全員がサポーティブな態度に徹することが重要である。

　家族とはいえ，大事な人の心身にかかわる決断は負担が重い。そのため，ほかに決断を支えてくれる者がいるかを確認し，可能であれば電話などでも相談できるように配慮する。こうした配慮が，決断をめぐる心理的圧迫を緩和し，のちの後悔を軽減する。また，救急外来や手術室などであれば病棟の看護師などと連携して，当時の本人・家族の状況を共有し，アフターケアにつなげるように支援する。

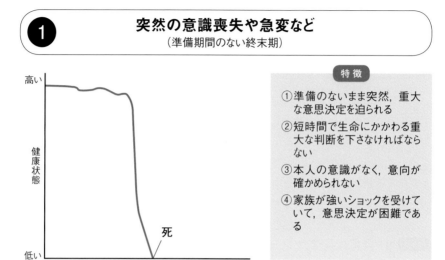

① 突然の意識喪失や急変など
(準備期間のない終末期)

高い

健康状態

低い

死

時間(年)

特徴

①準備のないまま突然，重大な意思決定を迫られる
②短時間で生命にかかわる重大な判断を下さなければならない
③本人の意識がなく，意向が確かめられない
④家族が強いショックを受けていて，意思決定が困難である

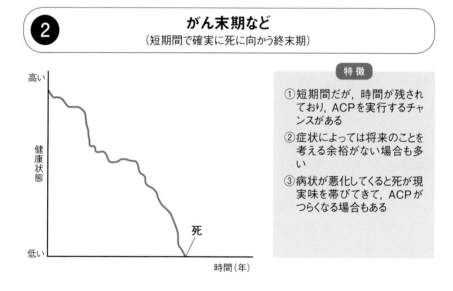

② がん末期など
(短期間で確実に死に向かう終末期)

高い

健康状態

低い

死

時間(年)

特徴

①短期間だが，時間が残されており，ACPを実行するチャンスがある
②症状によっては将来のことを考える余裕がない場合も多い
③病状が悪化してくると死が現実味を帯びてきて，ACPがつらくなる場合もある

図Ⅲ-7　illness trajectories(病みの軌跡)をもとにみた
終末期までの病状別の経過とACPの特徴

(Lynn J：Serving patients who may die soon and their families. JAMA 285(7)：925-932, 2001.
を参考に作成)

Point 3 ケアのゴールを設定して共有する

　ここでは，救命が優先されるため，結果的に本人が望まない状態になる場合もある。また，救命のための積極的治療が効を奏さず，予後不良となるケースなど，当初の治療目標が達成できなくなってしまう場合もある。こうした場合，対症的

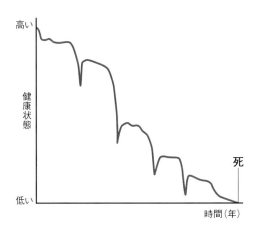

③ 慢性進行性疾患など
（悪化と危機を繰り返しながら低下していく終末期）

健康状態：高い／低い
時間（年）
死

特徴

①将来の予測がつかないため ACP を考えるのが難しい

②病気によって日常生活が制限され，ストレスを抱えやすい

③完治ではなく，悪化を遅らせるための治療が必要である

④病状の進行によって，本人の意向や家族の状況が変化する

⑤意思決定を何度も行わなければならない

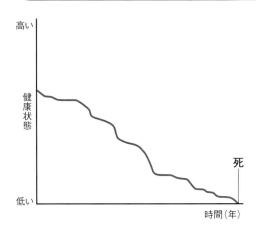

④ 老衰など
（高齢により心身機能・生活機能が低下していく終末期）

健康状態：高い／低い
時間（年）
死

特徴

①判断能力や意思決定力に問題を抱えている場合が多い

②機能低下に伴い意思決定への意欲が低下する

③日常生活に援助が必要なため，意思決定に他者の都合や意向が影響する

④緩やかに衰弱しているように見えて，急変する可能性も高く，ACP のタイミングをつかみにくい

に治療を続けることが，本人の望まない延命治療につながりかねない。吉野ら[12]は，心肺蘇生に加えて処置の差し控えを検討する際には，薬剤や処置を一つひとつ個別に確認するのではなく，まずケアのゴールの確認と再設定（goal oriented）を行うことが重要であり，ケアのゴールを確認しそれに見合う処置であるかという目線で処置の必要性を検討し，予後が不確実で予測がつかないとき

には，医学的妥当性について本人・家族に説明し，同意が得られれば期間限定での治療（time-limited treatment）を検討すると述べている。緊急場面ではどうしても目先の治療にとらわれてしまうが，できる限り本人の QOL に基づいたケアのゴールを設定し，本人・家族が望む状態に沿えるように努力する。当初のゴールが達成困難になった場合は，ゴールの代替案を必ず示し（積極的治療から症状緩和など），本人の状態に応じて家族と相談しながらゴールを切り替えていくことが望ましい。

期間限定治療（time-limited trial）[13]：期間限定治療とは，治療の効果に不確かさがある場合は，治療を開始してみて，治療の効果があるかないかを確認し，効果をもたらさないことが明確になったらその治療を終了するという考え方である。患者が重症で，予後が不明確で治療効果が確定しきれないような場合，期間限定で積極的治療を行い，その効果を図る。医療者にとって患者が明らかに終末期にあると思われても，家族が「なんとか助けてほしい」といった形で積極的治療を望み続けることがある。医療者は延命治療につながることを懸念して治療の差し控えを考えるが，家族にとってそれが回復の可能性を否定されていると感じる場合も多い。また，治療を開始することで得られる患者の情報もあるので，期間限定で治療を開始してみて，患者に益をもたらさないことが明らかになったら，その治療を終了し，ほかの治療に移行，もしくは並行して行っている症状緩和治療などに焦点化する。

②がん末期など短期間で確実に死に向かう終末期 (図Ⅲ-7❷)

ここでは，がん末期など，予後不良で死を避けることはできないが，前記①などに比べると死までの時間が多少残されている場合が該当する。しかし，がんの進行や治療の副作用に伴い，全身に及ぶ多彩な症状によって意思決定する余裕がなくなってくる。そして，症状悪化が死を連想させることで ACP がつらくなる場合も多い。そのため，ACP を行うにあたりいくつかのポイントがある。

Point 1 状態が悪化する前に，早めにACPを開始する

可能であれば状態が悪化する前にできるだけ早く ACP を開始する。このタイミングを把握する簡便なスクリーニング法として，サプライズクエスチョン（surprise question）がある。これは「この患者さんが 1 年以内に亡くなったら驚きますか？」という質問を予後予測のスクリーニングに用いるもので，英国のGold Standards Framework[14]で使用されたものであり，日本の進行がん患者を対象にした予測精度の研究でも感度が高いという結果が出た[15]。この質問に驚かないのであれば ACP の開始を検討することも一案である。しかし，予後は予

測不可能なところもあるため，できれば意識がしっかりしているうちに開始することが望ましい。なかなか ACP について考えられない患者も多いが，病状の進行により意思決定が困難になるため，ある程度の気力と体力があるうちに開始できることが望ましい。

Point ② ACPを自分らしく終末期を過ごすためのチャンスと考えてもらう

ACP を考えることが，人生の最期を，自分らしく過ごすための計画を考えるチャンスでもあることを知ってもらう。ACP を遂行できていることが，本人と家族にとって，終末期の満足を生み出す可能性もある。しかし，人によってはもうこの時点で考えるだけの気力も体力もないという場合や，ACP の内容がどうしても消極的なものになる場合（治療をできるだけ控えるなど，何かを「やらない」ということが占めるような場合）では，ACP を希望的作業として捉えるのは難しい。いくら ACP を具体的に考える時間があるとはいえ，間違いなく死に向かっている状況で希望をもつこと自体が困難である。それでも「あらかじめ自分で準備している」「さまざまなことを整理してある」という感覚は，本人にとってわずかであってもプラスの感情をもたらす。

Point ③ SPIKESやREMAPを使ってACPについて話す機会を提供する

前述の SPIKES や REMAP（これらは本来，がん患者との対話に使うように開発されている）などを使って，自分の気持ちについて考える機会や ACP について話す場を提供する。最初はあまり気乗りがしないようでも，本人の気持ちに焦点を当てて，どのような状態や生活を望んでいるのかを少しずつ聴いていくと，気持ちが変わってくる場合がある。ACP について考えたり気持ちを表現したりする様子がみられたら，その努力に対してプラスのフィードバックを伝えるように心がける。

③慢性疾患など長期間にわたって悪化と危機を繰り返し，徐々に低下をきたしていく終末期 (図Ⅲ-7❸)

疾患の増悪や生命の危機的状況を繰り返しながら徐々に心身の機能が低下し，終末期を迎えるもので，COPD（chronic obstructive pulmonary disease；慢性閉塞性肺疾患），心不全，慢性腎臓病，神経難病などの慢性進行性疾患，脳血管障害など急性期から回復期や維持期に移行した患者が該当する。

慢性進行性疾患の場合，経過が長期にわたることから，将来の病状や生活状況などの予測がつきにくく，ACP に取り組みづらいところがある。患者は病気によって日常生活にさまざまな制限があり，普段からストレスを抱えている。そこ

へ病状の悪化を繰り返すことによって，そのつど心身にかかわる治療などの意思決定を迫られることになるため，ACP自体が患者にとって心理的負担となりやすい。また，病気が進行するにつれて，意向が変化することもある。例えば，慢性腎臓病の患者が，初期には透析治療を希望しなかったが，症状の悪化により苦痛が強くなって透析治療を希望するような場合である。家族が病気になったり亡くなったりすると，介護者や代理意思決定者も変わることになる。

Point 1 長期的視点で患者のACPを支える

ここでのポイントは，焦らずにゆっくりと時間をかけてACPを一緒に考えていき，要所要所の意思決定のポイントを逃さないことである。長期間のかかわりのなかで，病状や周囲の状況に変化があったら，それをきっかけに少しずつ目の前のことから考えてもらい，できることから着手する。この小さなステップを積み上げていくことが重要である。目の前の意思決定を繰り返していくことで，本人が「どのような状態で過ごしたいか」という全体像がみえてくる。

Point 2 ACPのハードルを下げて身近なところから決めていく

積極的にACPを開始するタイミングの一つに，心不全，COPD，認知症などの慢性進行性疾患の診断時など[13]があるが，診断時や告知直後は，本人や家族がショックを受けて余裕がない場合が多い。そのため，いきなりDNAR（do not attempt resuscitation）など具体的な話をするのではなく，ACPの情報提供や価値観共有の必要性について伝え，こうしたことを話し合う場があることを知ってもらうことから始めることが望ましい。

病気の初期では，焦らず患者の反応をみながら，本人の価値観や療養生活をどのように過ごしたいかなどの希望，代理意思決定者の選出などから始めて，自分が望んでいることを患者自身に意識してもらい，徐々に明確にしていく。すぐにACPについて具体的なことを考えるのではなく，時間をかけながら，今後に備えて，自分がどんな療養生活を送りたいかイメージしてもらうとよい。

Point 3 病状の変化に応じたACPのタイミングを逃さない

慢性進行性疾患の場合，病状の急激な変化が起こったとき，それが改善可能なものか否かの判断が難しい。亡くなる直前は比較的急速に病状が悪化することが多いが，長期的な経過のなかで，急激な変化が必ず死亡につながるとは限らない。そのため，前述のサプライズクエスチョンや緩和ケアを必要とする患者の同定ツールであるSupportive and Palliative Care Indicator Tool（SPICT™）[16]日本語版[17]などを参考に，タイミングを見計らい，ACPのきっかけをつくっていくようにする。SPICT™はがんや認知症などにも使うことができる。

病状や状況の変化がみられたら，本人の気持ちの変化を確認していくようにす

る。病状の悪化は本人にとってつらい現実であるが，治療や療養生活について決めなければならないポイントが ACP のタイミングにもなりうるので，心理面に十分に配慮しながら働きかけていく。

④老衰など加齢により緩やかに心身機能の低下をきたしていく終末期（図Ⅲ-7❹）

　加齢などによる心身の衰弱や機能低下を経て終末期に入っていくパターンで，老衰やさまざまな慢性疾患が徐々に進行して終末期に至る。ここでは，本人の意思決定能力が問題となることが多い。終末期には意思決定能力が低下する患者が多いため，少なくとも意思決定能力が低下する前の導入が望ましい[18]とされている。特に認知症の場合は，本人が意思決定できる早期（軽度の認知症）の段階で，先を見通した意思決定支援が繰り返し行われることが重要である[19]。

　とはいえ，経過が長く，緩やかに衰えていくため，ACP のタイミングをつかみにくいところがある。しかし，安定しているように見えて急変する可能性もあり，突然家族が意思決定を迫られる場合もある。急変により治療が必要になった場合でも，どこまで治癒や回復を期待できるのか難しく，救命のための治療が一転して，本人が望まない延命治療になる可能性もある。また，要介護者の場合，生活に他者の援助が必要であるため，意思決定に他者の都合や意向が影響することも多い。こうしたことを踏まえると，できる限り判断能力や意思決定への意欲があるうちに ACP を始めることが望ましい。

Point 1 フレイルを参考にして ACP の開始・変更のタイミングを探る

　フレイル（frailty）とは，加齢に伴うさまざまな機能変化や予備能力の低下によって健康障害を招きやすい状態[20]である（「フレイル」については後述）。フレイルが進んできたときはもちろんのこと，オーラルフレイル（口腔機能の脆弱状態）にも注意する。オーラルフレイルは，食べる以外にも，表情や言語といったコミュニケーションにもかかわってくる。オーラルフレイルが進まないうちにACP を開始し，ある程度本人の価値観や意向を把握しておくことも大切である。

　それ以外にも，転倒や骨折などのアクシデントが生じたとき，要介護度が上がり介護依存度が増えたとき，介護者が病気等で介護ができなくなったときなど，生活全般に変化が生じたときや，認知症ではもの忘れ外来を受診したとき，周辺症状や生活上の問題が出てきたときなども，ACP を検討する機会となる。こうしたタイミングは本人も家族も将来に備えておく必要性を感じやすいため，ACP 開始および見直しの好機となることが多い。ただし，悪化が前提にあるので，本人や家族にとってはストレスとなる場合もあるため，様子をみながら進める必要がある。

人生の記念日や季節の節目を活用する

　病状の経過が緩やかで大きな変化がなく，特に問題がない場合は，本人の誕生月，季節の節目やイベントのとき（春分や秋分，5月の節句やひな祭りなど）を目安に，本人・家族と今後について話し合うきっかけをつくるのもよい。記念日や節目まで無事に過ごしてきたことをねぎらい，本人らしい人生の時間が過ごせるように，今後の療養生活で大事にしたいことや望むこと，代理意思決定者の選択など，比較的負担が軽く，変化しづらいものから始めるとよい。

Point 3 本人の日常生活の満足や居心地のよさを大事にする

　ACPでは，終末期における治療選択がクローズアップされやすいが，それ以上に本人の人生における満足や日常生活の居心地のよさが重要になってくる。本人にとって治療が回復への可能性をもたらしてくれるとは限らず，死というゴールがいつやってきてもおかしくない状態にある場合，日々の生活が安全・安楽であること，本人にとって居心地がよく，満足できるものであることが重要となってくる。そのため，本人が望む状態や生活はどのようなものかに焦点を当てたかかわりを意識するようにする。

ACP開始にふさわしくないタイミング

　ACP開始にふさわしくないタイミングもある。例えば，がんや難病の診断時や告知直後，抗がん薬など強い副作用がある治療の最中[21)22)]，もしくは術前・術後などは，患者にとって心身ともに余裕がない時期であり，ACP導入がストレスになる可能性もある。

　また，本人と家族にとって医療者との信頼関係がまだ構築されていない場合も，本人の困惑を招く可能性がある。信頼関係が構築されていないタイミングとして，担当医の変更，転院や療養先の変更などが挙げられるが，新たな医療者との出会いはACP導入のチャンスでもあり，在宅医療への移行や転院などが導入のきっかけとなることもある。

　それ以外に，本人がどうしてもACPを考えたくないという意思を示している場合も，無理に導入することは控えたほうがよい。医療者は焦りからACPを早く開始したいと考えるが，患者は闘病だけで精一杯で，ACPがつらい作業になっている場合もあるので，無理に進めずに様子をみる。やがて病状の進行に伴い意思決定をしなければならないときが必ず来るし，そのときが来ないと決められないこともある。本人や家族が準備できていなくても諦めず，最悪に備えつつ見守ること，本人の気持ちの波を捉えてできる限り穏やかな気持ちで取り組めるタイ

ミングを逃さないことが大切である。

フレイルとACPのタイミング

　ACP を考えるうえで，フレイルは参考となる指標である。フレイルは，さまざまな機能や予備力の低下から健康障害を招きやすい状態であるが，フレイルになるとストレスに対する脆弱性も進み，生活機能障害や要介護状態，死への転帰を招きやすく，さらに認知機能障害やうつなどの精神・心理的な問題，独居や経済的困窮などの社会的問題へとつながる [23] とされている。しかし，適切な介入により再び健常な状態に戻る可能性があるため [20]，フレイルに陥った高齢者に対し早期に適切な治療・ケアを提供することで，再び生活機能の維持・向上を図ることができる。

　また，医療とケアに関する意思決定プロセスには適切な医学的判断が不可欠であり，その根拠となりうるフレイルの知見を ACP に組み入れるべきであるという意見 [24] や，フレイルを緩和ケア開始の指標に活用すべきという報告 [25]，フレイルが重度になったら療養場所を問わず QOL の最適化と症状緩和に焦点化したエンド・オブ・ライフケアを行うという報告 [26] などもある。フレイルという指標でみると，年齢という枠組みだけでなく，本人の身体状況に応じた医療や生活援助がみえてくるので，フレイルを ACP を検討するときの参考にするとよい。

Point 1 フレイルスケールで本人の状態に応じたタイミングを図る

　フレイルにはさまざまな基準や尺度があり，日本でも，介護予防のための基本チェックリストの項目を取り入れた日本版 CHS 基準（J-CHS） [27] や，介護予防のための基本チェックリスト [28] でフレイルを判定する方法が提案されており [29]，ACP を開始すべきかを検討する際の参考指標になる。

　ここでは，ACP を考えるうえで臨床フレイルスケール（図Ⅲ-8）を紹介する。これは，フレイルを健康状態や生活状況に応じて 9 つのカテゴリーに分類しているため，状態を把握しやすい。また，フレイルの進行段階に応じているため，ACP 開始や変更のタイミングを考える際の参考となる [30]。

　例えば，初期の段階である「脆弱」や，そう遠くない将来に状態悪化の可能性がある「軽度のフレイル」では，本人の価値観や将来の療養生活に対する希望などを考えてもらい，「中程度のフレイル」では今後の具体的な療養生活のあり方を検討し，「重度のフレイル」では具体的な治療内容を，「非常に重度のフレイル」や「疾患の終末期」では，治療内容の再検討，終末期における治療内容や療養場所の確認，代理意思決定者の再確認を行うなど，フレイルに応じて行うべきACP の内容がみえてくる。フレイルが次の段階に移行したときは，ACP を見直

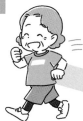

1 壮健

強壮で活動的，エネルギーがあり意欲的。一般的に定期的に運動し，同世代では最も健康である。

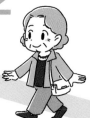

2 健常

病気の明らかな症状はなく，時々運動したり，活発に活動したりする。「1 壮健」ほど健康ではない。

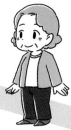

3 医学的管理による健康

何らかの疾患を抱えており，それに対する医学的管理は良好だが，運動は習慣的なウォーキングくらいで，それ以上の定期的な活動はない。

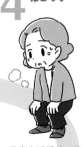

4 脆弱

日常生活援助は不要だが，しばしば症状によって活動が制限される。「動作が遅くなった」「日中に疲れやすい」などと訴えることが多い。

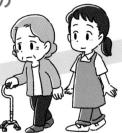

6 中程度のフレイル

屋外での活動全般と家事に関して支援を要し，しばしば階段昇降が困難になり，入浴介助が必要になる。更衣に関して見守り程度の支援が必要になることもある。

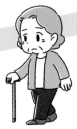

5 軽度のフレイル

動作が明らかに緩慢で，IADLのうち難易度の高い動作（金銭管理，交通機関利用，負担の重い家事，服薬管理）に支援を要する。多くは次第に買い物や単独での外出，食事準備や家事に支援を要するようになる。

認知症を抱える人々のフレイルスコアリング

フレイルの程度は認知症の程度に対応する。

軽度認知症：一般的な症状として，最近の出来事の存在は覚えていても詳細を忘れてしまう，同じ質問や話を繰り返す，社会参加が減退する，などが含まれる。

中程度認知症：過去の人生の出来事はよく覚えているように見えるが，最近の記憶についてはかなり損なわれている。促せば生活行為を行うことができる。

重度認知症：支援なしに生活行為を行うことはできない。

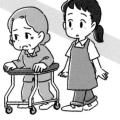

7 重度のフレイル

身体面や認知面で生活全般に介助を要する。身体的には安定していて，6カ月以内の死亡リスクは高くない。

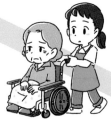

8 非常に重度のフレイル

全介助状態で，死期が近づいている。多くは軽度の疾患でも回復できない。

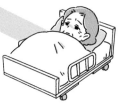

9 疾患の終末期

死期が近づいており，予後は6カ月以内だが，それ以外は明らかなフレイルではない。

図Ⅲ-8 臨床フレイルスケール

〔Morley JE, Vellas B, van Kan GA, et al：Frailty consensus: a call to action. Journal of the American Medical Directors Association 14（6）：392-397, 2013.／American College of Cardiology. How to Measure Frailty in Your Patients. を参考に作成〕

すタイミングと考えることもできる。

Point ② コミュニケーションにかかわるオーラルフレイルは重要なサイン

　身体的なフレイル以外に，オーラルフレイルの考え方[31)-33)]も発展してきている。オーラルフレイルは，口腔機能の低下から摂食嚥下障害となり，身体機能の低下につながる。また，食べる以外にも，話すことや表情をつくることにもかかわってくるため，コミュニケーション力も低下し，ACPにとって重要な意思表明や意思決定が困難となる。コミュニケーション力はACPを行うために必要な身体能力として重要であるため，オーラルフレイルにも留意してみていく必要がある。

　フレイル状態を参考にACPを検討する際は，本人のタイミングをうまく計りつつ，これらの指標を活用するとよい。

A : Action
－ACPをどう進めるか－

ここでは，ACP の具体的な進め方とポイントを 5 つのステップでみていく。

Step 1：ACPを準備する

Step 1 では，ACP を開始するための準備を行う。ACP の機会を提供したり，ツールを活用して ACP を進めやすくすること，信頼関係を構築し話し合いができるようにすることがここでのポイントになる。

Point 1 ACPについて知る・考える・話す機会を提供する

ACP 自体を知らない患者や家族も多いため，ACP について知ってもらうことが重要となる。知ってもらうだけでは ACP の開始につながらないので，個々に自分の ACP について考えたり話したりする機会を提供する。具体的にはポスターやパンフレット，セミナーなどで ACP の周知を図る。特に，実際に自分の ACP を考えるワークなどを行うようなセミナーがあると開始のハードルが低くなる。受けてきたセミナーをきっかけに，家族で ACP の話をする機会につながることがある。病状の悪化などで ACP が必要になる前から，ACP を始めていると心理的抵抗も低くなるので，ACP について考えたり話したりできるようなイベントやセミナーを企画するとよい。ACP に親しむ機会自体が個々の患者の ACP の準備につながる。

Point 2 ACPのツールを活用する

ACP の話をするときに，いきなり切り出すのではなく，ACP について知る・考える・話すことを助けるようなツールを活用する。現在では，エンディングノートをはじめとしたさまざまな ACP のツールが出ているので，それらを積極的に取り入れて活用することで，知る・考える・話すことを助け，患者や家族の希望を目に見える形にしていくことが望ましい。

Point 3 話ができる信頼関係をつくる

ACP は個人の価値観や人生観，家族などの人間関係にかかわる内容なので，こうしたものを話してもよいと思える関係性でないと，患者は話す気になれない。

普段のかかわりから,「この人なら必ず聞いてくれるだろう」「この人ならわかってくれるだろう」という思いを医療者に抱いていないと,本音で話すことができない。当たり前のように思われるこの2点を,普段の医療場面で十分に伝えるのは意外と難しく,限られた時間のなかでは,治療上必要な話だけに終始してしまいがちになる。しかし,そういう会話だけでは,ACPが必要になったときに,急に価値観や終末期の意向を聞かれても,話す気持ちになれないだろう。状態が落ち着いているときから,「病状がよくなったら何がしたいですか」「楽しみにしていることは何ですか」「病気がなかったら何をしたいですか」など,できる限り患者の価値観や大事にしていることなどに関心を寄せたコミュニケーションを行うことが望ましい。また,こうしたやりとりによって患者の思わぬ一面を知ることもあり,それが医療者にとっての学びや喜びになることも多い。この繰り返しが,「この人なら聞いてくれるだろう」という思いにつながっていくので,普段からこうした会話を心がける。

Step 2 ：患者の準備状況を確認する

　Step 2 では,患者に話し合いを始める気持ちの準備ができているかを確認し,話し合いを始めてもよいかを検討する。

Point 1 ACPについて話し合うことを伝え,患者の反応をみる

　ACPは,時として将来の悪化などを想起させるような話になりやすい。いきなりACPを切り出されても患者は戸惑ってしまうため,「みなさんにお聞きしていることなのですが」「一般的にお聞きしていることですが」といった前置きで心理的負担を軽減しながら,「今後について話してみたいと思うのですが,いかがでしょうか」と尋ね,患者の反応を確認する。患者が話し合いに関心を示さず拒否した場合はいったん話を中止し,ACPの阻害要因を検討してみる。

Point 2 話し合いの程度を把握する

　話し合う気持ちの準備ができていても,どの程度の話し合いを望むかは人それぞれである。そのため,どこまで話し合うかを探索する必要がある。まず,①患者がどのように病気や今後について理解しているか,②患者がどこまで知りたいのか,不安や疑問に思っていることはないか,を確認する。必要に応じて,患者が理解できるようにわかりやすく状況を伝えながら,「先々,どんな状態で過ごしたいと思いますか」「今後についてどう考えていますか」「もしものときはどうしたいですか」「どこまで状況を詳しく知りたいですか」などの会話で,患者の気持ちを確認しながら,話し合いの程度を探索する。

Point 3 ACPの阻害要因を検討する

　もし患者が拒否を示したら，どうしてそう感じたのか理由を尋ね，その感情に共感を示す。そして，それ以上無理に進めずに話し合いをいったん終了し，話したいと思ったときにはいつでも応じることを伝える。ここでは話し合いを終了するだけでなく，理由を確認し共感することで患者の感情に配慮する。不快感や拒否などの感情への対処を怠ると，ACPに対して不安を感じる可能性があるので，この対応は重要である。拒否やためらいの感情には必ず理由がある。阻害要因を抽出し，患者がどんなことでACPを拒否しているのかを把握して対応する。

【ACPの阻害要因になりやすいもの】

- 患者のヘルスリテラシー不足や認識不足，医療者に対する楽観的な期待や依存など
- 患者の感情：現状や将来に対する不安や怖れ，否認，死について考える習慣や経験がない，将来について考える余裕がない，医療者に対する不信，ACPに対する懐疑（意向を明らかにしたら，ほかの治療をしてもらえなくなるのではないか，書面に残しても気が変わったらどうするか，将来のことはわからない）など
- 患者の体調：告知直後，急性期や抗がん薬治療中，心身が著しく消耗しているなど
- 家族との関係：家族に心配をかけたくない・迷惑をかけたくない，患者と家族の意見が異なる，家族間の意見が異なる，家族が患者の意向を尊重しない，家族が病状や予後を受け入れられない，家族が積極的治療に過度の期待を抱いているなど
- 医療者との関係：医師に遠慮して本音を言えない，何を聞いたらよいかわからない，忙しそうな医療者に声がかけられないなど

Point 4 支援者はポジティブに「待つ」姿勢で

　医療者はACPを早めに開始して準備しておきたい気持ちになるが，話し合いの機会をもちたいかどうかは，本人の気持ちしだいである。本人の準備が整っていないのに，医療者が先走ってACPを開始することは避けたほうがよい。最近，現場で「ACPをとってくる」という言葉が聞かれることがあるが，これは間違いである。ACPは患者に選択を迫り，同意を得ることではない。それがたとえ将来に備えるためという動機であっても，医療者の安心のために行うものではないと心得る。また，患者の言質を文書にまとめることで安心しようとしていないか気をつける必要がある。私たちはついつい，よかれと思って前のめりでACPを進めようとするが，患者にとっては負担になることも多い。ACP支援では，

常に「待つ」姿勢が鍵となる。「待つ」というと消極的に聞こえるかもしれないが，そういう意味ではない。患者にとって決めようと思うとき（それは場合によっては決めなければならなくなったからでもあるが）が必ず来る。こちらから前のめりで ACP を進めるのではなく，アンテナを張って患者にとっての準備が整ったときを見逃さないようにすることが大切である。そのためにも支援者は，「待ち」の姿勢でそのときが患者にとってベストな状態で訪れることを期待しつつ，タイミングを計ることを心がける。

Step 3：意思形成・意思表明を支援する

　このステップでは，患者の価値観や意向を一緒に探索しながら，患者の意思をある程度明確にし，それを言葉で表現できるように支援する。

Point 1 患者の価値観や好みを探索する

　誰でも，いきなり価値観を聞かれたら戸惑うだろう。まず，患者の好みや希望から尋ねて，どのような状態や生活を望むのかを明らかにしていく。そして，どうしてそのような状態や生活を望むのかを尋ねて，背景にある価値観を探索する。例えば「どのような状態で暮らしたいと思いますか」「どのような状態は避けたいと思いますか」などの会話で，治療や生活に関する患者の好みや希望を聞く。好みを話すことは患者にとって自己表現の機会になり，聞いてもらっているという感覚をもちやすい。

　好みを聞いたら，その背景にある価値観を「最期までできる限りのことをしたいのですね」「最期まで積極的治療で無理をしたくないとお考えなのですね」などの具体的な質問で一緒に探索していくようにする。

　患者が「できる限り自然な状態で過ごしたい」と言った場合，「○○さんが考える自然な状態とはどんな状態ですか」と具体的なイメージを尋ね，患者が望んでいる状態や回避したい状況を少しずつ明らかにしていく。患者が「点滴や機械に囲まれて死ぬのはいやだ，縛られているみたいで窮屈だし，無理して生かされている気がする」と話し始めたら，「医療機器に囲まれているのは窮屈な感じがするのですね」など，患者が感じていることをフィードバックする。こうしたやりとりから，具体的な治療やケアの希望につなげていき，患者の意向を少しずつ明らかにしていく。

　好みや価値観を明確に答えられる人は多くないので，これらは会話のなかで患者と一緒に探索していくつもりでいたほうがよい。一度に多くのことを把握しようとするのではなく，日々の会話でこうした時間を少しずつ積み上げていくように心がける。時間がないように思える外来診療や回診時でも，やりとりさえ工夫

したら，こうした積み上げは可能となる。急変などの緊急場面では，こうした時間をもつことは難しいので，SPIKES や REMAP などを使って，限られた時間のなかでも，できる限り患者や家族の気持ちを確認していく。

【患者の好みや価値観を探索するときのポイント】

- 患者の好みや大事にしていること：好きなこと（苦手や嫌いなこと），居心地がよい状態（居心地が悪い状態），大事にしていること，してほしいこと（してほしくないこと），やりたいこと（やりたくないこと）など
- 日常生活や人間関係で望むこと：どこで，どんな状態で暮らしたいか，どんな人と一緒にいたいかなど
- 療養生活に望むこと：どのような状態で過ごしたいか（どのような状態は避けたいか），どんな治療やケアを受けたいか，人生の最終段階ではどの程度の治療ならやってみようと思うか，将来の目標や楽しみなど
- 人生観，死生観：どのように生きたいか，人生で大切にしていること，信念や信条，どのような終末期や臨終場面のイメージをもっているか，やりとげたいことや生きがいにしていること

Point 2 代理意思決定者は本人の価値観や意向を理解してくれる人を選ぶ

代理意思決定者とは，本人の判断能力が失われたときに，代わりにさまざまな意思決定を行う者をいう。代理意思決定者の選定は，治療や療養生活の意思決定よりも心理的負担が少ない[34]とされている。代理意思決定者が決まっているだけでも，患者にとっては安心につながるので，ACP の初めに代理意思決定者の選定を行うのもよいだろう。

可能であれば，外来受診などに代理意思決定者にも同行を依頼し，初期の段階から話し合いの場に参加してもらうことが望ましい。ACP のプロセスに早くからかかわることで，患者の価値観を共有し，代理意思決定者としての役割を自覚することができる。

代理意思決定者は，家族から選出されることが多いが，必ずしも家族が適切とは限らない。選定の際には，患者の価値観をよく知り，患者の意向に寄り添う気持ちのある人であることが重要である。そのため，「○○さんのことを一番よく知っていて，○○さんの価値観を大事にしてくれる人は誰ですか」「ご家族のなかで，○○さんの価値観や人生観をよく知っていて，その価値観を大事にして，○○さんならどうするだろうと考えられる人は誰ですか」といった問いかけを行い，患者にとって適切な代理意思決定者を選定できることが望ましい。また，代理意思決定者は一人ではなく，複数人いてもよい[35]。一人に責任が集中せず，相談しながら決められるという利点があるが，意見がまとまらない可能性もある

ので，取りまとめ役を決めておいてもらうなどして，代理意思決定がスムーズになるように支援する。

Point ③ 意思形成・意思表明支援の6つのチェックポイント

①患者の理解に応じて情報提供の方法を工夫しているか

　意思形成には，患者が置かれた状況に関する適切な情報が欠かせない。必要な情報が提供されているか，説明方法は患者にわかりやすい言葉や文章，図表を使う，文字の大きさを工夫するなど，患者の理解力に応じた方法が工夫されているかをチェックする。

②選択肢は複数提示し，メリットとデメリットをわかりやすく伝えているか

　選択肢の提示は，それぞれの重要なポイントや比較点を整理し，メリット（利益）とデメリット（リスク）がわかるように説明を心がける。選択肢はできれば複数提示できることが望ましい。そのためにも多職種で協力し合って互いのリソースを活用する。

③患者と医療者の医学的状況の認識にズレがないか

　医療者がすべてを説明したつもりでいても，患者がすべてを理解できるとは限らない。患者にとっては情報を聞くだけでも精一杯である。理解したという反応を示しても，実際にはそうでない場合もあるので，患者の反応をみながら，説明の最中や最後に状況を整理したり，反復したりしながら，互いの認識にズレがないかを確認する。

④意思形成・意思表明を阻害する要因はないか

　患者は周囲のさまざまな影響を受けながら意思決定を行う。医療者や家族に気を使って本音と違うことをいう場合もある。医療者も意図せず誘導したり，心理的圧迫を与えてしまったりすることがある。医療者の態度，家族の様子，物理的環境などで患者が本音を言いづらくしている要因はないかを意識し，必要に応じて改善する。

⑤時間による変化に注意

　いったん決めたことでも，時間の経過によって気持ちや状況が変わったりする。最初に示された意思表示に縛られることなく，状況に応じて意思確認を行う。また，心身にかかわる重大な意思決定については，可能な限り時間を空けて再度確認したほうがよいが，重大な意思決定であるほど，一度決めたことを何度も聞かれると気持ちが揺らいでしまうこともある。患者の反応をみながら確認するように心がける。

⑥話し合いや意思決定の内容が記録され，共有されているか

　話し合いや意思決定の内容はきちんと記録して，共有し，定期的に見直せるようにしておく。医療機関であればカルテや医療情報提供書などに，介護施設であればケアプランや利用者情報のなかに ACP に関する項目を加えておくよ

うにする。さらに患者や家族も確認や修正ができるように，事前指示書やエンディングノートなどを活用するとよい。ACP 開始時に，事前指示書やエンディングノートを持っているか確認しておく。事前指示書を用意している人はまだ少ないが，市販のエンディングノートや医療機関や行政などで配布しているものを持っている人も増えてきている。患者が持っているようなら代理意思決定者と共有しておくようにアドバイスする。自宅で保管する場合は，いざというときにどこにあるかわからないということがないように保管場所も代理意思決定者と共有しておく。

Step 4 ：ケアのゴールを設定する

今までの Step を踏まえ，ここではケア（治療・療養）のゴールを設定する。

Point 1 ACPのゴール設定はケア視点で考える

ACP のゴールは基本的にケア視点で考える。ケアは治療手段がなくなった後でも，患者にとって最善の状態を維持するために続いていくからである。ゴール設定では，個々の処置について決める前に，患者が「どのような状態を望むか（望まないか）」という点からゴールを設定する。処置や薬剤の使用など治療のゴールは必要だが，これだけを考えて処置を積み上げていくと，結果として患者が望まない延命治療になる可能性がある。生命維持治療を延命治療と捉えるかは，患者・家族の価値観による。また，CMO（comfort measures only；緩和優先医療）を希望する場合，同じ処置でも考え方が変わってくる。例えば，積極的治療としての苦痛となる処置は行わないが，胸水や腹水が貯留している場合はドレナージをして苦痛緩和を図るほうがよい場合もある。そのため，処置に先立って，「どのような状態を望むのか」を踏まえてゴールを設定し，それに基づいて処置を選択していくことが望ましい。

Point 2 パーソナルゴールにも配慮する

治療のゴール以外にも，個人にとって重要な意味をもつパーソナルゴールがある。例えば，子どもや孫の成人や結婚式，仕事の達成，趣味の完成などが挙げられる。このゴールまでがんばって状態を維持したいと考える患者も多い。特に，積極的治療の選択肢がなくなってきたときは，患者を支えるのはこうしたパーソナルゴールなので，もしパーソナルゴールがあるようならそれが達成できるように支援する。

Point 3 倫理的問題や法的懸念に対応する

　倫理的問題や法的懸念がある場合は，組織の倫理委員会や専門家に相談する。例えば，患者が望んでいることが倫理的に問題となる場合や，家族関係の不和により本人の意向が優先されない場合，婚姻や戸籍の関係で代理意思決定者を決められない場合（内縁関係にある人を代理意思決定者にしたいが，親族が認めない場合など）など，さまざまな問題が実際に起こりうる。臨床倫理委員会や倫理判断支援チームなど，必要なときに相談できる組織やシステムを準備しておくことが望ましい。

Point 4 ゴールが達成困難になった場合，療養が長期にわたる場合

　当初のゴールが達成困難になった場合，代替案を提示してゴールを再設定するとともに，心理面のフォローアップを心がける。希望していたことが叶わないという現実は，患者や家族にとって強い落胆となるので心理面への対応が重要になる。

　また，療養が長期にわたることが予測される場合は，長期的ゴール（数年単位でどのような状態を望むのか），短期的ゴール（長期的ゴールを実現するために，数カ月単位や病期に応じてどのような状態でいたいのか）を患者や家族とよく話し合い，それぞれのゴールを設定する。

Step 5 ：ACP を評価する

　この Step まで辿りついたら，ACP を評価し，必要に応じて修正や変更などのアップデートを行う。

Point 1 病状や状況の変化に応じて ACP を評価・アップデートする

　以下のような変化があったとき，これまでの ACP が適切だったかどうかを検討し，必要に応じてアップデートする。

- 病状や機能低下に伴い，医療や介護依存度が増加したとき
- 時間経過に伴い，患者の心境や意向が変化してきたとき（以前は受け入れなかった治療を受け入れるようになるなど）
- 積極的治療の選択肢がなくなってきたとき，治療方針や内容が変更になるとき

Point 2 定期的に ACP を評価・アップデートする

　特に変化がなく，病状が安定しているときでも，定期的に ACP を評価し，現

在の患者の状態に合っているか，もっと改善できるところはないかなどを検討する。患者の状況に応じて，一定の評価時期をあらかじめ決めておくとよい。目安になるタイミングは，患者の誕生日，季節の節目やイベント時，ACP 開始から1 年もしくは半年ごとなど，である。

　定期的に見直すことで，さらなる改善が可能になることもあるし，定期的にACP がうまく進んでいることを確認できると，患者や家族はもちろん，医療者などの支援者にとってもプラスのフィードバックとなる。

Point ③ ACP の最終的な評価と振り返りを行う

　最後に，最終的な評価と振り返りを行い，かかわりが適切であったか，改善できることはないかなどを検討する。
　具体的な評価内容として，以下があげられる。

- 内容は患者に合うものだったか
- 患者の意向を実現できたか
- ACP が効果的に機能したか
- 患者や家族の満足度はどうか
- 多職種がシームレスに連携できたか
- 問題点とその原因
- 今後の課題と対応策

　また，反省点だけでなく，よかった点にも必ず目を向けるようにする。患者の終末期にかかわるということは決して容易なことではなく，後悔や悲しみが残るものである。家族に対するケアだけでなく，支援者同士のケアも重要になってくる。自分たちの努力についてもきちんと認めて，次につなげていくようにする。

R : Relation
−誰が誰とACPを行うのか−

　ここでは，誰が誰とACPを行うのか，そしてACPにおける関係性の重要性についてみていく。

ACPにかかわる人たちの役割と機能

　ACPにかかわる人たちは，大きく分けて，ACPの主人公である本人をはじめとして，家族や親族，友人，医療職や介護職などの援助職，行政職や教育職などになる。そのなかでも，意思決定する者，意思決定を支援する者，意思決定に影響する者など，それぞれが置かれた状況や立場によってかかわり方が異なってくる。それぞれの役割と機能を**表Ⅲ−1**にあげる。

表Ⅲ−1　ACPにかかわる人と役割・機能

ACPにかかわる人	役　割	機　能
本人	**意思決定者**	●意思決定を行う ●意思決定過程で必要な能力を使う ●意思決定過程で必要な情報や支援を得る ●意思決定能力が低下している場合は意思決定支援や代理意思決定者による支援を得る
家族， 親族， 友人など	**代理意思決定者**	●代理意思決定を行う ●意思決定過程で必要な能力を使う ●意思決定過程で必要な情報や支援を得る ●家族などの関係調整を図る ●さまざまな面で本人を支える
	重要他者	●さまざまな面で本人を支える ●意思決定支援を行う ●意思決定に影響を及ぼす
医療・介護職， 福祉職， 行政・教育関係者	**意思決定支援者**	●意思決定に重要な情報を提供する ●「意思形成」「意思表明」「意思実行」への支援を行う ●本人の望む意思決定が実行されるように多職種で連携する

Point 1 本人の意思力が生かされるように支援する

　意思決定者の基本は「本人」である。とはいえ，すべての責任を本人に担わせるのは非常に負担が高い。決定する内容も軽微なものから人生にかかわる重大なものまで多様であるため，意思決定にはそれに応じた心理的負担がかかり，意思力を消耗しやすい。特に医療・介護における意思決定は，本人にとって心身に余裕がない状態で行うことになる。特に，時間的猶予がない状態，状況を本人がイメージできていない状態，選択肢の提示のみで感情の共有がない状態での意思決定は意思力を消耗させる。そのため，本人の意思力が最大限に生かされるように支援する必要がある。

　本人の理解に応じた説明や選択肢の提示や，さまざまな意思決定事例の紹介，日中の疲れが出る夕方や夜，食事前後，検査などの負担の高いイベントの前後は意思決定を避ける，時間的余裕がある場合は時間を置き，意思力が回復してから考えてもらうなど，ささいな配慮の積み重ねで意思力の消耗を防ぐようにする。

　認知症などで意思決定能力が低下している人の場合，①意思決定に必要な情報を，対象者の認知能力に応じて理解できるように説明すること，②認知機能にかかわらず，本人には意思があり意思決定能力を有することを前提にして意思決定支援をすること，③対象者の身振り・手振りや表情の変化も意思表示として読み取る努力を最大限に行うこと，④本人の意思決定能力を固定的に考えずに，本人の保たれている認知能力等を向上させる働きかけを行うことなど[19]が望ましい。認知症だから意思力がないと考えず，本人が意思表明しやすいように，さまざまな方法や道具などを適切に使用して援助することは非常に重要である。普段から体調や気分の日内変動や傾向を把握しておき，タイミングをつかむように工夫する。

Point 2 代理意思決定者の負担を軽減しつつ，本人の価値観に沿った意思決定ができるように支援する

　代理意思決定者は，本人のことをよく知っていて，本人の希望や価値観に寄り添い，本人の意思を推定できる者がふさわしい。「もし本人に判断能力があったなら何を希望するだろうか」を考え，その価値観に沿って意思決定できる者である。家族がその役割を担うことが多いが，必ずしも家族だけに限定されない。また一人だけでなく複数人いてもよい[35]。代理意思決定の重責を1人で担わなくても済むため，心理的負担が軽減され，互いを支え合うというメリットもある。しかし，逆に意見が割れてしまう，収拾がつかなくなるなどの可能性もあるので，窓口となる代表者を決めておくほうがよい。

　代理意思決定の際に注意しなければならないのが，「本人の意思」が，気づかないうちに「代理意思決定者の意思」にすりかわってしまうリスク[36]である。

そのため，代理意思決定者は，本人に判断能力があったならどんな意向を示したかを考える「本人の意思推定」を行う必要がある。代理意思決定には，情報理解能力，判断能力に加えて，家族や医療者などの関係者と話し合っていくコミュニケーション能力など，さまざまな能力を必要とするため，心理的負担も高くなる。代理意思決定者の負担を軽減しつつ，これらの能力を発揮できるように支援していく。

Point 3 重要他者としての家族にも配慮する

意思決定には，代理意思決定者だけでなく，さまざまな人たちがかかわり影響を及ぼす。ここでは，代理意思決定者としての役割だけでなく，「重要他者」として，本人の支えになったり，さまざまな影響を及ぼしたりする者として，主に家族について考える。もちろん重要他者は家族だけでなく，ほかの親族や友人の場合もある。

家族は，最も本人をよく知る立場にあり，本人の意思決定支援をする上で欠かせない存在であり[19]，意思決定支援者でもある。しかし，家族であっても必ずしも本人の価値観や意向を理解しているとは限らず[37]，本人の意思がわからず悩む場合や，家族の価値観や都合に応じて，本人と家族の意思が対立する場合もある。家族には，①患者を「心配」している家族，②患者の意思の「代弁者」としての家族があり[38]，そこにさらに，③それぞれの「価値観」に無意識に影響されている家族が存在する。①が心配に伴うつらさや悩みに寄り添うケアの対象となる家族であり，②は本人に代わって生死の重要判断の重責を担う家族である。③はそれぞれの価値観や関係性，立場に影響され，家族の意向が本人の意向や最善と合わず，本人の意向を妨げてしまう可能性がある。

このように家族は，最もよい意思決定支援者にもなるし，本人の意思決定を覆す存在にもなる。現場では，本人が胃瘻を含む延命治療を拒否する旨を事前に表明していたにもかかわらず，本人の判断能力が低下したときに，「生きていてくれるだけでいい」「延命しなかったら（家族が）後悔するから」「世間体が悪い」などの理由で本人の意思決定を覆す事例がたびたびみられる。しかし，すべてにおいて「本人の意思を優先すべき」と考えることが難しい場合もある。家族にとって代理意思決定は非常な重責であり，悩んだ末のものでもあり，そこには，長い年月を共に過ごしてきた家族にとっての心情，すなわち「情」の部分が必ず存在する。医療者などの意思決定支援者は，そこをよく理解し，家族としての悩みや対立の理由を確認したうえで，必ず，家族と共に本人の（推定）意思に立ち返ることを繰り返し，提供可能な治療やケア，社会資源などについて検討し，決定が家族にとって納得できるように支援していく必要がある。

ACP が終了した患者の家族へのケアも重要である。グリーフケアと同様にACP に取り組んできた家族をねぎらい，思いを傾聴し，気持ちが整理できるよ

うに支援していく。家族にとってこうした経験は，のちに自分の ACP を考える
ときに非常に役立つ。

Point ④ 意思決定支援者はシームレスな連携で互いを支え合う

　意思決定支援は，特定の職種や場面に限定されるものではなく，意思決定にか
かわる人すべてが担うべき役割であり，誰でもよき意思決定支援者になることが
できる。意思決定支援者は何よりも，本人の価値観が反映され，本人が納得のい
く意思決定ができるように，本人のまだ明確化されていない希望や価値観を自覚
し自分の意向をつくっていく「意思形成支援」，自分の気持ちや意向を表明する「意
思表明支援」，本人の意向を実現すべく実行に移すための「意思実行支援」な
ど [39]，さまざまな面で支える必要がある。重要な意思決定は，特に医療や介護，
福祉の場面で必要になるため，家族，医療者，ケア提供者，社会福祉職などが主
な意思決定支援者になることが多い。それぞれが自分の立場を生かしつつ，多職
種間の垣根を越えてシームレスな連携を図っていけるように心がける。

　また，意思決定支援者同士のケアも重要である。意思決定支援者も ACP 終了
に伴いバーンアウトやさまざまな心理的葛藤を抱える可能性があり，ケアを必要
とする場合がある。互いにフォローし合う機会や場づくりを心がける。互いの取
り組みに対するプラスのフィードバックや思いを吐き出せる場づくり，カウンセ
リングなどのフォローアップなどがあると望ましい。

ACP のバリアを関係性で突破する

　ACP にはいくつかのバリア（障壁）がある [40] とされている。
①自分には関係ないことだと考える（自分には必要ない，まだ早いなど）
②個人的なバリア（忙しくて考える暇がない，不安や恐れ等で避けるなど）
③人間関係に対する懸念（家族や友人に迷惑をかけたくない，話せる家族や友
　人がいないなど）
④情報の必要性（何を話したり考えたりしたらよいのかわからない，ACP の
　情報が不足しているなど）
⑤医療における時間的制約（医師が忙しそうで話せない，限られた時間しかな
　くて話せないなど）
⑥ ACP の書面化（書くべき書式を理解するのに手間がかかる，書式がない，
　書いても気が変わる可能性があるなど）
　これらをみると，バリアを解消するには関係性が重要になってくることがわか
る。どのバリアも本人を含めた関係者がどのようにかかわるかによって改善が可
能だからである。

これらのバリアを整理すると，「ACP について考えるバリア」「家族や友人と話すバリア」「医療者と話すバリア」「意思表明にかかわるバリア」があるといえる（図Ⅲ-9）。そして，この原因は，① ACP に関する情報やツールの不足，②知る・考える・話す機会の不足，③医療者らの ACP 支援の不足，④話し合える関係性の不足であり，医療者，介護職，福祉職，行政職，地域など ACP を支援する側が，これらの不足を解消していくことが重要になってくる。以下に，バリアをクリアしていくポイントを挙げる。

Point 1　話せる関係性を構築する

　「医療者と話をするバリア」は，信頼関係の構築が重要である。このバリアをクリアすることが，ほかのバリアをクリアする第一歩となる。医療者やほかの関係職種の適切なかかわりがあれば，ほかのバリアに対応することが可能だからである。そのために行うべきことは医療者側のコミュニケーションスキルを上げていくことである。ここでいうコミュニケーションスキルとは，バーバルだけでなくノンバーバルも含む医療者の態度そのものをさす。

　特に ACP は，患者の生活や価値観や人生観に深くかかわるものであるため，患者との信頼関係をいかに構築するかが重要となる。信頼関係が構築されていない相手に，自分の価値観や人生観を語ることはないし，生活の細部をみせることはない。多忙な業務にあっても，マインドは常に患者ファーストを心がける。このマインドが日々の態度や言動をつくっていくからである。

Point 2　「知る・考える・話す機会」を積極的に提供する

　「ACP について考えることのバリア」と「家族や友人と話すバリア」は，患者や家族の準備状況が整っていないことが考えられる。それぞれの病状に関する認識の不足，ACP に関する情報不足，将来の悪化や死を恐れる感情などにより，患者や家族は ACP に取り組む気持ちになれないでいる。「意思表明にかかわるバリア」は ACP の機会提供やツール開発などが必要になってくる。これらのバリアをクリアするためには，医療者や介護職をはじめとした対人援助職，行政や地域のさまざまな機関が連動して「ACP について知る・考える・話す機会」を提供し，患者の意向を形にし，表現できるように支援していく必要がある。

Point 3　シームレスな連携でACPの選択肢を創出する

　多職種が連携するメリットは，一つの職種だけでは不可能なことが，連携によって可能になるという点にある。その一つに選択肢の創出がある。看護師は患者の療養生活に密着することで患者のニーズを見いだしやすい。それを多職種につなぐことで思いもよらない選択肢が生まれることもある。がん末期で食事が摂取できない患者への食の工夫は栄養士のアイデアが重要になってくるし，慢性呼吸器

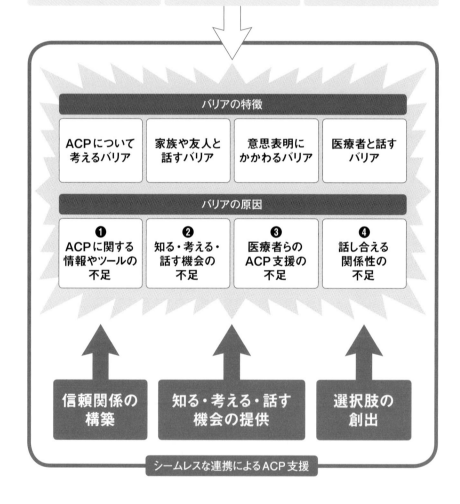

ACPプロセスの6つのバリア

1 自分には関係ないことだと考える
自分には必要ない，まだ早い

2 個人的なバリア
忙しくて考える暇がない，不安や恐れなどで避ける

3 人間関係に対する懸念
家族や友人に迷惑をかけたくない，話せる家族や友人がいない

4 情報の必要性
何を話したり考えたりしたらよいのかわからない，ACPの情報が不足している

5 医療における時間的制約
医師が忙しそうで話せない，限られた時間しかなくて話せない

6 ACPの書面化
書くべき書式を理解するのに手間がかかる，書式がない，書いても気が変わる可能性がある

バリアの特徴

ACPについて考えるバリア　家族や友人と話すバリア　意思表明にかかわるバリア　医療者と話すバリア

バリアの原因

❶ ACPに関する情報やツールの不足　❷ 知る・考える・話す機会の不足　❸ 医療者らのACP支援の不足　❹ 話し合える関係性の不足

信頼関係の構築　知る・考える・話す機会の提供　選択肢の創出

シームレスな連携によるACP支援

図Ⅲ-9　ACPのバリアとACP支援

〔Schickedanz AD, Schillinger D, Landefeld CS, et al：A clinical framework for improving the advance care planning process: start with patients' self-identified barriers. J Am Geriatr Soc 57（1）：31-39, 2009. を参考に作成〕

疾患を抱える患者が在宅移行するときに，理学療法士の呼吸リハビリテーションがQOLを支える。それぞれの専門分野が患者と家族の選択肢を広げていくので，「今できること」だけでなく，「ちょっと発想を変えたらできること」「ちょっと工夫したらできること」をそれぞれの職種が考えて，新しい選択肢を創出していくことが望ましい。特にACPでは患者の生き方や暮らし方といった個別性が強いので，標準的な選択肢だけでなく，患者に合わせたイレギュラーな選択肢を生み出していく必要がある。病院や施設ではさまざまな制約があって難しいこともあるが，発想の転換で新たな選択肢を生み出していってほしい。その際に役立つ考え方として，エフェクチュエーションがある（第6章参照）。

T : Talking
－ACPをどう話すか，ACPを進めるためのコミュニケーション－

ACPコミュニケーションの基本的姿勢

Point 1 ACPコミュニケーションに正解はないと心得る

　ACPをどう切り出したらよいか，頭を悩ませている医療者やケア提供者は多い。ACPを実践するときに最も重要でありながら，最も難しいのがコミュニケーションスキルである。ACPのコミュニケーションに正解はなく，患者がすぐにACPに取り組みたくなるような魔法の言葉も方法もない。ACPのコミュニケーションにショートカットも効率化もなく，とにかく手探りで丁寧に進めていくしかない。

　時としてACPは，患者にとって将来の悪化を告げる悪い知らせにもなりうる。そのため，ACPのコミュニケーションに最適解を求めるのではなく，少しでも患者や家族の心理的負担を少なくするような会話を心がける。

Point 2 ACPの希望的側面を大事にする

　ACPは基本的に将来の悪化に備えた話し合いになるので，患者にとって心理的負担が高い。多くの患者が，将来の悪化について「そんなことは考えたくない」と答えるのは，考えることが負担であり，希望がもてないからである。「今後，病状が悪化したらどうするか」といった将来の治療やケアの具体的な選択だけに焦点を当ててしまうと，患者は希望を感じられず，ACPに取り組む意欲を失いかねない。そのため，支援者は「悪化に備える」という姿勢ではなく，患者が「自分らしさを生かしてどんな状態や生活を望むのか」という点に着目する必要がある。

　ACPにおけるコミュニケーションの基本姿勢は，"Hope for the best, Prepare for the worst"[41]，すなわち「最善に期待し，最悪に備える」である。ACPは将来の悪化に備えるという側面もあるが，言い換えれば，自分がどのような時間や状態を過ごしたいのか，どのような生き方をしたいのかをあらかじめ考えることで，自分の希望を実現するチャンスにもなりうる。ACPについてコミュニケーションを図るときは，この希望的側面を意識して生かすようにする。それには，将来の悪化に備えた選択を尋ねるだけでなく，患者がどんな人なのか，何を望んでいるのかなど，患者の価値観に関心を向けたコミュニケーションが重要になる。これをACPが必要になってからいきなりやろうとしても患者は困惑

してしまうので，日頃から患者の価値観や希望について話し合えるようなコミュニケーションスキルを磨いておくことが望ましい。

Point 3 患者のナラティブな語りにひそむ本音を捉える

実際の話し合いの場面では，情報提供や説明に一生懸命になってしまい，患者のナラティブな語りに焦点が当てられないことがしばしばある。例えば，患者に「あなたの病状は○○なので，こういう治療の選択肢があります。どうしますか？」のように，コミュニケーションが「情報提供→意思決定」の2項目だけになっていたりすることがある。もちろん本人の反応をみて，「つらいですよね」「決めるのは難しいですよね」という言葉をかけたりはするが，コミュニケーションの主眼が「何かを決めてもらう」ところにあると，どうしてもその答えを引き出すことに注力してしまい，患者がどう感じているか，その語りを聴き出さないまま，終わってしまうことになる。

また，患者の選択が本音と合っていないこともしばしばある。例えば，末期がん患者が，本当は自宅療養を望んでいるにもかかわらず，家族に迷惑をかけたくないという思いから，表向きは緩和ケア病棟の入院を希望するケースなどがある。表明された意思だけに着目して行動すると，本人の本音と乖離することがある。患者がなぜそのような考えに至ったのか，そこまでの感情の動きを尋ねると，思わぬ本音や心配などが浮かび上がることがある。そのため，ACPにおけるコミュニケーションでは，患者・家族がどう感じたのか，どうしてそれを選んだのかなど，患者の感情に焦点を当てたナラティブな語りを丁寧に聴いていくことが重要である。特に病状の説明や情報提供を行うときは，医療者側のエビデンス（医学的妥当性）と患者や家族側のナラティブ（治療や病状に対する思いや意向）の双方向を意識して，コミュニケーションを図る必要がある。

話し合いを開始するための準備

ここではACPについての話し合いを開始するために行っておくべき準備についてみる。

Point 1 話し合いのテーマを決めておく

患者にどのような意思決定が必要になるのか，何を検討するのかなど，その時々に応じた話し合いのテーマを明確にしておく。

Point 2 必要な情報を準備しておく

ACPを始めるにあたって，必要な情報を収集し，関係者で共有しておく。必

要な情報とは，ACP の対象となる患者・家族の情報だけでなく，患者や家族に提供できる有益な情報（今後の治療や生活に使えるサービス, 相談窓口や人など）も含まれる。

Point 3 場を設定する

　ACP について話し合う場の設定は非常に重要である。特に深刻な病状について話すとき，患者や家族は非常に緊張し，思考は停止し，自分の気持ちを素直に表現することが難しくなる。そのため，緊張を緩和する場づくりが重要になる。

　話し合いを行う空間の準備：患者や家族は，医療者の態度だけでなく，その場の雰囲気や環境からもさまざまなことを感じるため，話し合いの空間が雑然とした場所や医療者が忙しく行き交うような場所だと，「この話し合いは大事にされていない」と感じてしまう。そのため，話し合いの空間は，さまざまなものが雑然としている倉庫のような場所やナースステーションなどの人の出入りがある場所は避け，面談室などを利用することが望ましい。また，きちんと片付け，関係のない人が出入りせず，静かで内外の音がもれないように工夫する。患者・家族が話し合いに集中でき，個人的な話をしても大丈夫という安心感をもてるようにすることが重要である。

　話し合いの配置の準備：テーブルと椅子を配置する際は，席順や配置にも注意する。一般的に，人は正面から見つめられると緊張し，過剰に反応したり，羞恥心を感じたりしやすい。そのため，患者や家族の席は，医療者と対面する位置を避け，L 字型で，近すぎない距離で配置する。部屋に案内するときに，患者・家族に席を選んでもらい，それに応じて医療者が着席することも一案である。

　話し合いを行う時間帯への配慮：検査や治療後，入浴後など，患者が疲れている時間帯を避けるようにする。特に，認知症患者や高齢者などの場合，集中できる時間帯が限られている。疲れていると感情的になったり，理解力や意思力が低下してしまったりするので，患者が疲れていない時間帯を選ぶことが望ましい。

安心を引き出すコミュニケーションスキル

　ACP ではどうしても病状や治療についてのシビアな話が多いので，医療者も身構えて話を切り出すことになり，無意識のうちに患者・家族の安心をおびやかしていることがある。患者が安心して話ができるような雰囲気づくりを心がける。

Point 1 ペーシングを用いて信頼感をつくる

　ペーシングとは，相手の言葉や動きに合わせ，両者に一体感をもたらすことで，相手に信頼感をもたらすコミュニケーションスキルの一つである。具体的な方法

は以下の 7 つである。

①呼吸のリズムやスピードを相手に合わせる
②姿勢や動き，表情を相手に合わせる
③相手と同じトーンやスピードで話す
④視線を軽く合わせて話す
⑤相手の言葉を繰り返す
⑥相手の話を途中でさえぎらない
⑦相手よりやや遅れてさりげなく合わせる

Point ② 聴く姿勢をつくる

相手の話を聴いているという姿勢を示すことが，コミュニケーションの重要なポイントとなる。以下の 9 点を意識して，聴く姿勢をつくることを心がける。

①最初の話し合いでは，まず話し合いに参加してくれたことへの感謝を伝える
②本題に入る前に，相手の状態を尋ね，患者・家族へのねぎらいを伝える
③うなずきや相槌は話を聴いているというサインになるので，タイミングよく入れる
④腕や足を組む姿勢は相手を受け入れていないというサインになるので避ける
⑤相手の非言語的メッセージ（表情や顔色，声のトーン，姿勢，ジェスチャー，よく使う言い回しなど）を把握する
⑥適度に質問し，相手の言葉を繰り返すことで，相手に「聴いてもらえる」ことを感じてもらう
⑦沈黙は考えている大事な時間と捉え，沈黙を埋めようとしたり，話をせかしたりしない
⑧先走って結論を出さない
⑨話を要約することで，相手の話を理解していることを伝える

ACP 状況別コミュニケーションのポイント

患者・家族の心理的負担を軽減するためのコミュニケーションのポイントと会話例を**表Ⅲ-2 ～ 4** に示す。

繰り返しになるが，これを伝えれば ACP がうまくいくというような即効性のある方法はない。ACP コミュニケーションにおいて医療者やケア提供者ができることは，患者・家族に対して ACP のハードルを下げること，そして患者・家族が「支えられている，擁護されている」と感じてもらうことの 2 点に尽きる。それが伝わるようなコミュニケーションを心がける。

【ACP を始める】

Point 1 患者に ACP の目的を伝えて承認を得る

話し合いを開始するときは，まず「○○さんの希望する医療やケアを提供することができるように，話し合いの機会をもたせていただきたいのですが，よろしいでしょうか？」と伝えて，了解を得る。

ここで重要なのは，患者の希望に沿っていきたいという気持ちを明確に伝えることである。意思決定してもらうために場を設けたのではなく，患者の希望に沿うために場を設けていること，患者がこの話し合いの主体であることが伝わるように心がける。

Point 2 家族などの重要他者の参加を確認し，患者が安心して話し合いに臨めるように配慮する

話し合いに際して，患者が家族らの重要他者の参加を希望するかどうか確認する。希望した場合は，参加できるように時間や場所の調整をする。

【ACP を切り出す】

Point 1 一般化した表現を使い，不安をあおらない

ACP を切り出すときは，「一般的なことでおうかがいしたいのですが…」「みなさんにお聞きしていることなのですが…」など一般化した表現を使う。自分だけに悪いことが起こっているのではなく，一般によくある話であることを感じてもらい，不安をあおらないようにする。

Point 2 患者の希望に沿って医療やケアを提供したいという気持ちを伝える

話し合いでは，単に治療上の選択を考えてほしいのではなく，患者の価値観を大事にして，なるべく意向に沿うような医療・ケアを実現したいことを伝え，患者が擁護されているという感覚をもってもらう。

Point 3 ACP は患者の意向を生かす希望的作業であることを伝える

ACP について説明するときは，最悪の結果に備えるだけでなく，自分の意向をできるだけ療養生活に反映させていく希望的作業であることを伝えて，ACP に対する意欲を少しでももてるようにする。

Point 4 患者が拒否を示した場合は，患者の気持ちを尊重しつつ，拒否の理由を把握する

患者が「悪いことは考えないようにしている」「今は考えたくない」などと拒

表Ⅲ-2　ACPを行う際の具体的なコミュニケーションのポイントと会話例①

①	ACPのスタート
状　況	コミュニケーションのポイントと会話例
ACPを始める	▶ 患者にACPの目的を伝えて，承認を得る ● 「○○さんが希望する医療やケアを提供できるように，話し合いの機会をもたせていただきたいのですが，よろしいでしょうか」 ● 「これからも一緒にがんばっていきたいので，○○さんが今後希望する治療やケアについてお話をうかがってもよいでしょうか」 ▶ 家族などの重要他者の参加を確認し，患者が安心して話し合いに臨めるように配慮する ● 「もしご家族かご友人など同席してほしい人がいらしたら，遠慮なくおっしゃってください」
ACPを切り出す	▶ 一般化した表現を使い，不安をあおらないように配慮する ● 「一般的なことでおうかがいしたいのですが」 ● 「どの方にもお聞きしていることなのですが」 ▶ 患者の希望に沿って医療・ケアを提供したいという気持ちを伝える ● 「単に治療を選択するだけでなく，○○さんの希望や気持ちに沿った治療やケアをしたいので，一緒に考えてみませんか」 ● 「これからどんな生き方がしたいのか，どんな状態で過ごしたいのかなど，○○さんの希望に沿えるようにたくさん話を聴いていきたいです」 ▶ ACPは，将来の悪化に備えるだけでなく，患者の意向を生かす希望的作業であることを伝える ● 「先々に備えるだけでなく，○○さんの希望や価値観を療養生活に生かして，望む形にするために話し合いたいのですが，いかがでしょうか」 ▶ 普段の考えや体験に焦点を当てることで不安をあおらないようにする ● 「一般的な質問なんですが，もし意識がなくなったらどういう状態で過ごすのがよいと思っていますか。よろしければ教えてください。参考になります」 ● 「ご家族や身内で同じようなことを体験したことがありますか。そのときはどうされましたか」 ▶ 患者が拒否を示した場合は，患者の気持ちを尊重しつつ，拒否の理由を把握する ● 「よろしければ，その理由をおうかがいしてもいいですか」 ● 「今，そのことを考えるのは負担に感じますか」 ● 「どんなことが負担に感じますか」 ● 「もしよろしければ，どんなことが負担に感じるか，おうかがいしてもいいですか」

否の姿勢を示したときは，無理に話を進めず，その思いを受け止めつつ，その理由を尋ねる。理由を尋ねておくことで患者の感情や考えを理解する材料となる。

表Ⅲ-3　ACPを行う際の具体的なコミュニケーションのポイントと会話例②

❷	病気の現状と患者の認識・価値観の把握
状　況	**コミュニケーションのポイントと会話例**
患者の認識を 把握する	▶ 患者の認識と現状との相違点を把握する ● 「○○さんはご病気について，どのように理解されていますか」 ● 「○○さんは今後の見通しについて，どのように考えていますか」
現状を伝える・ 共有する	▶ 患者の病状や将来の見通しをどこまで知りたいか把握する ● 「病状や今後のことについて詳しく知りたいですか。それともあまり詳しくは知りたくないですか」 ● 「病状や今後のことについてどの程度まで知りたいですか」 ● 「○○さんにとっていやだと思うことは具体的にどんなことですか」 ● 「悪い話とはどんな内容のことですか」 ● 「○○さんは何について知りたいですか」 ▶ 患者が受け止められるだけの情報量を心がけ，必要に応じて複数回説明する ● 「今日はここまでにして，また後日一緒に考えましょう」 ● 「今，できる範囲のことを考えていけばいいので，無理せずにやっていきましょう」 ▶ 患者の「感覚」をセットにして説明し，体感的に理解できるように心がける ● 「この治療を行うと，○○さんの状況は□□になります。日常生活だとこんな点が△△で大変になりますが，◇◇の点ではとても楽になります」 ● 「この治療を行うと，○○さんの生活面でこんなことが楽になります。例えば△△ができるようになったり，□□が楽になったりします」 ▶ 患者の不安や動揺をできるだけ最小限にする ● 「△△だといいのですが，私たちは□□を心配しています」 ● 「△△が望ましいのですが，おそらく難しいと思います。ですので，□□について考えてみたいと思いますが，いかがですか」 ▶ 話し合いの最後に，話を要約して伝え，現状と今後の見通しを共有する ● 「今日の話は□□と△△についてお話ししました。その内容は◇◇で，▽▽でしたよね。そのため，これから○○をやっていきましょう」 ● 「今日は△△ということで，□□までお話ししましたね。それで合っていますか」

【患者の認識を把握する】

Point 1　患者の認識と現状の相違点を把握する

　医療者と患者で認識している病状や今後の見通しが異なる場合がある。ここが異なると，医療者がACPを切り出しても，患者は必要性を感じられず，話が進まない。そのため，患者が，病状や今後についてどのように認識しているかを尋ね，現状とのズレがないかを確認する。このとき，可能であれば，患者の言葉で認識を表現してもらうとよい。表現できない場合は，医療者のほうで言い換える

患者の価値観を 探索する	▶ 患者が大切にしていることについて尋ねる ● 「もし病状が悪くなったとき，○○さんにとって一番大切にしたいことは何ですか」 ● 「○○さんの生きがいや支えになっているものは何ですか」 ● 「元気や勇気が湧くものは何ですか」 ● 「○○さんが楽しみにしていることは何ですか」 ● 「○○さんが生きていくうえで欠かせないと思われることは何ですか」 ● 「○○さんが自分でやりたいと思うことは何ですか」 ● 「どんな状態だといいですか。逆にどんな状態はいやですか」 ● 「どんな状態が居心地がいいですか。どんな状態だと居心地が悪いですか」 ● 「どんなことをしてほしいですか。してほしくないことはどんなことですか」 ▶ 患者が抱えている不安について尋ねる ● 「今，気がかりなことは何ですか」 ● 「何か心配なことはありますか」 ● 「何か気になることはありますか。どんなことでも遠慮なくおっしゃってください」 ● 「○○さんが困っていることがありますか」
代理意思決定者を 選ぶ	▶ 患者の希望や価値観に沿って医療・ケアの判断をしてくれる人を検討する ● 「あなたのことをよく知っていて，あなたの考えを大切にしてくれる人は誰ですか」 ● 「あなたの価値観をわかっていて，それに基づいて考えたり選択してくれる人は誰ですか」 ● 「ご家族や身内の方に限らず，ご友人でも後見人でもかまいません。○○さんのことを一番理解して気持ちに寄り添って考えてくださる方が望ましいです」

など，できる限り患者の考えが表現できるようにサポートする。患者の認識を把握することで，患者に適した説明や話し方を知ることもできる。認識に相違や不足があれば，再度，情報提供などを行い，理解を促していく。

【現状を伝える・共有する】

Point 1 病状や将来の見通しについて患者がどこまで知りたいかを把握する

　今後の見通しを伝えるとき，特に予後不良について伝えるときなど，患者がどこまで知りたいのかを把握しておくことが重要となる。医療者でない限り，どの程度まで知りたいかを具体的に表現できる人は少なく，「いやなことは聞きたくない」「悪い話はいやだ」と曖昧な返答になることが多い。その場合は，「○○さんにとっていやなこととは具体的にどんなことですか」「悪い話とはどんな内容のことですか」など，本人がいやだと思うものを具体的に聴いていく。何について知りたいかを尋ねてみるのも一案である。「○○さんは何について知りたいですか」と尋ねると，「治るか，治らないか」「苦しい思いをするのか」「治療が大

変なのか」「体が動かせなくなるのか」など，患者にとっての「知りたいこと」が細切れで出てくることもある。これらをつなぎ合わせることで，本人の知りたい範囲，関心事，心配事などが浮かび上がることもある。

Point 2 患者が受け止められるだけの情報量を心がける

医療者が丁寧に説明したつもりでも，本人がそれをすべて理解しているとは限らない。人が1分間に聞くことができるのは600〜800語程度であり，聞いているだけの状態では，次第に集中力を失ってほかのことに気をとられがちになる。また，一般の人たちにとって医学の専門的な話を具体的に理解することは難しい。患者・家族が受け止められるだけの情報量を心がけ，必要に応じて複数回に分けて説明する。

Point 3 患者の「感覚」をセットにして説明する

「感覚をセットにする」とは，この治療・ケアによって患者の日常生活がどうなるのか，患者の感覚に合わせて伝えるようにするということである。例えば，治療によって，今まで苦労していたことや苦痛だったことが体感的にどう変わるのか，患者の日常生活に合わせて伝えるようにする（「今まで膝の痛みで立ったり座ったりが大変でしたよね。○○によって，その痛みが少し和らぐので立ち上がりが楽になりますよ」など）。患者の生活場面で具体的にどうなるか，患者がどう感じるのかを伝えることで，理解を促す。

Point 4 患者の不安や動揺をできるだけ最小限にする

病状を伝えるときは，できる限り不安や動揺を最小限にとどめるように配慮する。まず，悪いことにならないでほしいという患者の思いや願いを肯定し，そのうえで現状を伝えるようにする。その際，できる限り治療の選択肢を提示し，何らかの形で選択の余地があることを伝える。また，将来の悪化を伝えるときは，今から悪化に備えることで将来の苦痛を最小限にすることも併せてて伝えるようにする。

Point 5 話し合いの最後に，話を要約して伝え，現状を共有する

互いに共通の認識をもてるように，話し合いの最後に，話を要約して伝え，それで合っているか，患者に確認を取るように心がける。また，次回の話し合いの冒頭に前回の要約を再び話すことも共通認識の確認になる。

【患者の価値観を探索する】

Point 1 患者が大切にしていることについて聴く

患者が大切にしていることはさまざまで，「最期まで諦めない」といった人生

観から,「人の迷惑になりたくない」「大事な人に見守られたい」などの人間関係,「下の世話を受けたくない」といった日常生活の具体的なことまでいろいろとあり,曖昧であることが多い。そのため,その言葉の奥にある意味を尋ねていく必要がある。例えば,患者が「下の世話は受けたくない」と言った場合,なぜそれがいやなのかを尋ねる。そうすると「当たり前のことができなくなったらつらい」「人の世話になるのは惨めな気がする」という思いに辿り着くことがある。それがみえてくるとケアのヒントもみえてくるので,言葉の奥にある思いを聴くようにする。

生きがいや支えになっていることとして,孫の結婚式まで生きたい,○○を成し遂げるまではがんばりたいなど,人生の目標になっていることも多く,ケアのゴールを設定するときの参考になる。また,目標について語ってもらうことは,つらい状況にある患者にとって支えや希望を再認識することにつながる。

好き嫌いについては,個人の好みの部分でもあるので,比較的話しやすい。「どんなところが好きですか」「どんなことがいやですか」「具体的にはどんな状態になるのがいやですか」というように,できるだけ具体的にイメージできるような質問を投げかけていくとよい。

患者の「生きていくうえで欠かせないと思うこと」が,ADLやコミュニケーションに関連したこと(自分で食べられる,トイレに行ける,人と話すことができるなど)であることも多い。その場合,最悪の事態に備えることを前提に話をしていると,将来その能力を失う可能性を示すことになる。そのため,話の最中は,患者の反応に十分注意し,不安な様子がみられたら,その不安を丁寧に聴き,患者の反応によっては話を切り替えるなどの配慮を行う。

Point 2 患者が抱えている不安について聴く

不安や心配事も,本人の望みや価値観を知る手がかりとなり,具体的な問題解決の糸口となることもある。たとえ解決がつかないものであっても,聴いてもらうだけで気持ちが落ち着くこともあるので,傾聴に努める。また,不安や心配事の裏にある「こうなったらいい」「こうであってほしい」という気持ちに焦点を当て,「○○さんは□□となることを望んでいるんですね」と,患者が希望していることを言葉にし,それを実現する方法はないか一緒に検討する。

【代理意思決定者を選ぶ】

Point 1 患者の希望や価値観に沿って医療やケアの判断をしてくれる人を検討する

代理意思決定者は,単に家族や身内から選ぶ前に,患者のことをよくわかってくれて,価値観や好みを大事にし,それに基づいて判断してくれる人は誰かを考えてもらうようにする。必ずしも家族が患者の価値観を把握しているとは限らず,

表Ⅲ-4　ACPを行う際の具体的なコミュニケーションのポイントと会話例③

③	終末期に向かう際の患者・家族支援
状　況	コミュニケーションのポイントと会話例
終末期についての 希望を把握する	▶ 患者の望む終末期の状態について尋ねる ※「これはみなさんにおうかがいしていることなのですが」というような一般化した前置きをするとよい ※患者の反応をみながら，患者の病状に合わせて具体的な希望を聴いていく ●「人生の最期に受ける治療についてどんなイメージをもっていますか」 ●「○○さんの理想的な最期はどんなイメージですか」 ●「人生の最期に望むこと，望まないことは何ですか」 ●「人生の最期にしてほしいこと，してほしくないことは何ですか」 ●「人生の最期はどこまで治療をしてほしいですか。どの程度の治療なら我慢してもいいと思いますか」 ●「例えば△△のような治療をすると，□□のような状態になるかもしれません。治療をしないと◇◇のような状態になります。○○さんの希望に近いのはどちらでしょうか」 ▶「自然な最期がよい」「できるだけ自然な状態で死にたい」などと答えた場合は，患者の理想的な状況やイメージを聴くようにする ●「○○さんにとって，自然な状態とはどのような状態をさしているのかもう少し詳しく教えてもらえますか」 ●「どんな状態だと自然だと感じますか」 ●「自然な状態で過ごすために，どこまで治療したいですか。痛みや苦痛についてはどうしたいですか」
予後不良の 病状を伝える	▶ 患者・家族のこれまでの努力をねぎらいながら，現状を伝えて反応をみる ●「ずっとがんばってこられた姿を見ているので心苦しいのですが，残念ながら今の状況では，この治療を行っても回復は難しいと思います」 ●「本当に今までよくがんばられてきましたね，だからもっと△△の治療を続けたいのですが，現在の状態ではこの治療はあまり効果が見込めないと思います」 ▶ 代替案のゴールを示し，最期まで患者の最善に寄り添う ●「おそらく回復が難しいと思われます。ここからは苦痛を緩和することを治療のゴールにして，少しでもご本人が安楽な状態になることができたらよいと思いますが，いかがでしょうか」 ●「ずっとがんばってこられて体もつらくなってきたと思います。もう少し体が楽になる治療を考えてみませんか」 ●「△△の治療はもう効果があまり見込めないのですが，その代わり□□の治療があります。□□はこういう効果（苦痛を緩和する，ほかと比べて副作用が少ないなど）があります。こちらを試してみませんか」

友人のほうがよく理解している場合もある。

【終末期についての希望を把握する】

Point 1　患者の望む終末期の状態について聴く

　終末期の話は，死を連想するため，誰にとっても心理的負担が高い。ここでも，

予後不良の 病状を伝える	▶ 患者・家族が拒否的であれば理由を確認し，必要に応じてゴールの再設定を考える ● 「よろしければ，その理由をおうかがいしてもいいですか」 ● 「○○さんはどういう状態を望みますか，あるいはどういう状態だけは避けたいですか。それに応じてほかの方法を検討してみましょう」
代理意思決定者を 支える	▶ 本人の意向がわからない場合，本人の意思を推定できるように支援する ● 「もし○○さんに意識があったなら，現状をどう感じると思いますか」 ● 「もし○○さんだったら，何を望むと思いますか」 ● 「○○さんはどうしてほしいと思いますか」 ▶ 代理判断者の思いを聴き，サポートする ● 「△△さん（代理判断者）は○○さん（患者）にどうしてあげたいですか」 ● 「△△さんは○○さんがどんな状態だったらいいと思いますか」 ● 「○○さんにしてあげたいことは何ですか」 ● 「代理決定でつらいこと，悩んでいること，心配なことはありますか。あったら遠慮なくおっしゃってください」 ● 「誰かほかに相談できる人はいますか。いらっしゃるなら，その人とも相談できるように調整します」 ▶ 患者死亡などにより，ACPが終了した後に家族の思いを聴き，支える ● 「今まで大変でしたね。よくがんばれたと思います」 ● 「考えるだけ考えて，やれるだけやったと思います。今はご自身をいたわってあげてください」 ● 「今回悩んだことをとおして，○○さんのことをたくさん考え，知る時間ももてたのではないでしょうか」 ● 「○○さんの気持ちに寄り添おうとして，あれだけ悩まれたこと，○○さんにも伝わっていると思いますよ」 ● 「もし，何か聴いてほしいことがあれば，聴きますのでご遠慮なくおっしゃってください」

一般化した表現を使って，患者の考えを聴いていく。具体的な終末期の治療選択から入るのではなく，まず，患者が終末期に受ける治療についてどのようなイメージがあるのか，そしてどのような終末期が「理想」なのか尋ねていく。終末期にどのような生活を送りたいのかを尋ねることで，患者が望む状態をイメージしてもらい，それを具体的な治療やケアのゴールに取り入れていけるようにする。患者が延命治療の問題を抱えている場合，患者が望む状態と延命のための入院加療や積極的治療の程度をすり合わせながら聴き，具体的にどこまで治療するのかを一緒に検討していく。

Point 2 「自然な状態で死にたい」などの答えが返ってきたら，具体的な状況やイメージを尋ねる

多くの人が「自然な状態で死にたい」「自然で穏やかに死にたい」といった，

やや曖昧な表現をすることが多い。終末期を具体的に表現するのは難しいからである。このように「最期は自然な状態でお願いします」と言われた場合は，もう少し踏み込んで，「○○さんにとって自然な状態とはどんな状態ですか？」とイメージを具体的に聴いていく。患者が「自然」と感じるとき，身体はどんな状態になっているのか，意識はどんな経過を辿っているのか，患者を取り巻く空間，もの，人々はどうなっているのかなど，具体的なイメージや希望を尋ねてみる。

【予後不良の病状を伝える】

Point 1 患者や家族のこれまでの努力をねぎらいながら，現状を伝えて反応をみる

シビアな状況をはっきりと伝えなければならない場面では，まず患者・家族のこれまでの努力をねぎらう。そして言葉に配慮しながら現状を伝え，患者・家族の反応を確認する。

Point 2 代替案となるゴールを示し，最期まで患者の希望に寄り添う気持ちを伝える

ここで重要なのは，ケアのゴール設定である。治療の効果がなく，予後不良となっても，亡くなるまで患者の生活は続いていくため，生活を安楽に保つケアは非常に重要である。予後不良となっても，必ずゴールの代替案を示し，最期まで患者の最善に寄り添うことを伝える。

Point 3 患者・家族が拒否的な反応を示した場合はその理由を確認し，必要に応じてゴールを再設定する

患者・家族の反応が拒否を示していれば，その感情に寄り添いながら，拒否の理由を確認する。それによって拒否の先にある患者・家族の望む／望まない状態を明確にし，それに基づいてゴールの再設定を考える。

【代理意思決定者を支える】

Point 1 本人の意向がわからない場合，本人の意思を推定できるように支援する

本人の意向がわからない場合，代理意思決定者は判断に迷う。そのため，判断する際に「本人にもし意識があったなら，現状をどう考えるか」「もし判断能力があったなら，どういう決断をしていただろうか」など，本人の意思を推測し，本人ならどう判断したかを考えてみるように促す。終末期などで治療の選択肢が限られてきた場合，本人の意向に沿うことは難しくなってくる。しかし，そうした場合でも，本人であったら「どんな決断に納得していたか」を考えることが，家族にとって決断のきっかけとなることがある。最期まで本人の価値観を探索す

ることは，後々の後悔を少しでも減らす可能性がある。

Point ② 代理意思決定者の思いを聴き，サポートする

　代理意思決定者にとって大事な人の心身にかかわる意思決定を代理で行うことは，重責であり心理的負担も高い。そして，どんなに考えても本人の意思が推定できないこともある。選択に絶対的な正解はないので，代理意思決定者や家族が「あの決断でよかったのだろうか」「ほかにしてあげられることがあったのではないか」と後悔することも多い。代理意思決定者の心理的負担や後悔を少しでも軽減できるように思いを傾聴し，その感情を肯定する。

　ほかに相談できる人がいる場合は，相談できるように時間や場所を調整する。急変などで時間的余裕がない場合も多いが，決定を迫るのではなく，緊急事態のなかで意思決定しなければならない代理意思決定者の心情に寄り添い，擁護されていると感じられるようなコミュニケーションを心がける。

　また，代理意思決定者が患者にしてあげたいことや患者に希望することなどを聴き，可能であればケアに組み入れていくなどの工夫も一案である。

Point ③ 患者のACPが終了した後にも患者の思いを聴き，サポートする

　意思決定がさまざまな理由でうまくいかないまま患者が亡くなった場合，「これでよかったのだろうか」という後悔だけでなく，「何もしてあげられなかった」「希望を叶えてあげられなかった」という罪悪感を抱くことも多い。そのため，ACP終了後に代理意思決定者や家族のこれまでの苦労をねぎらい，グリーフケアと併せて，悲しみやさまざまな思いを傾聴するようにする。後悔が多かったとしても，かかわりのなかでのプラスの部分（懸命に介護して看取ることができた，患者の価値観や思いをあらためて考える時間がもてた，患者のことを思うからこそ悩み抜いたなど）に目を向けられるように支援していく。

話し合いのロードマップ

　医療などの話し合いで活用されるコミュニケーション方法として，前述したSPIKES，REMAPに加え，SHAREやNURSEなどがある。これらはACPを話し合う際のロードマップ（話し合いの進め方）にもなるので，参考にされたい。

1 SPIKES

　SPIKESは，悪い知らせを伝えるときによく使われるもので，患者・家族が悪い知らせを受け止め対応できるように段階を追って話し合うものである。ACPの場合，病状悪化や予後不良となり終末期の治療やケアについて話し合う必要が

表Ⅲ-5　SPIKES

SPIKES	
Setup	**会話に備える** ● 適切な場所，プライバシーの確保 ● 患者にとって安心できる人の同席 ● 時間的な制約や中断がないように配慮する，など
Perception	**患者・家族の理解を把握する** ● 患者がどのように病気を理解しているのか，不安や疑問に思っていることを確認する
Invitation	**患者・家族がどこまで知りたいのかを確認する** ● 患者がどこまで知りたいのか，治療や検査結果についてどのように説明してほしいのかなどを確認する ※緊急時の場合は，シビアな状況を伝える前にそうした話をしてよいか患者や家族の許可を得る
Knowledge	**患者・家族が状況を理解できるようにわかりやすく伝える** ● シビアな医学的事実を伝える前に，「今回は残念なことをお伝えしなければなりません」といった前置きを入れることで，心理的ショックを軽減する ● 専門用語は避け，患者が理解できる内容や語彙を用いてわかりやすく伝える ● 患者・家族が理解できているかをこまめに確認する ● たとえ事実であっても過度な表現（「治療しなければすぐに亡くなるでしょう」「これ以上手の尽くしようがありません」など）を使わず，苦痛緩和などの治療目標があることを伝える
Emotion	**患者・家族の感情に共感的に対応する** ● 悪い知らせを受けたときの患者・家族の感情的な反応（沈黙する，泣く，否定するなど）に共感的に対応する
Summarize	**話し合った内容をまとめ，今後の方針を伝える** ● 話し合った内容をまとめて，患者・家族と内容を共有する ● 患者・家族の心の準備状況を確認して，今後の方針をわかりやすく説明する

〔Baile WF, Buckman R, Lenzi R, et al：SPIKES-A six-step protocol for delivering bad news；application to the patient with cancer. The Oncologist 5：302-311, 2000. を参考に作成〕

あるときに参考になる（**表Ⅲ-5**）。

2 SHARE

　SHARE[42)]は，主にがん医療において患者に悪い知らせを伝えるときに使われるもので，効果的なコミュニケーションを図るための態度や行動が示されている。患者の意向調査をもとに，日本人向けのコミュニケーションツールとして開発されており，患者が望むコミュニケーションの4要素を踏まえて，起承転結から

患者が望むコミュニケーションの4要素

Ⓢupportive environment：支持的な環境
（十分な時間やプライバシーを保つ，家族などの同席を勧めるなど）

Ⓗow to deliver the bad news：悪い知らせの伝え方
（正直に，わかりやすく，丁寧に伝える，使う言葉を注意深く選ぶ，患者に質問を促し，患者の質問に十分に答えるなど）

Ⓐdditional information：付加的な情報
（治療の選択肢，治療の有効性や副作用等を説明し，今後の治療方針や治療方法について話し合う，患者が利用できるサービスやサポートに関する情報を提供するなど）

Ⓡeassurance and Ⓔmotional support：安心感と情緒的サポート
（優しさと思いやりを示す，患者に感情表出を促し，それを受け止める，患者の希望を維持する，家族にも同様に配慮するなど）

悪い知らせを伝えるコミュニケーション技術

起	**面談までに準備する** ● 事前に重要な面談であることを伝えておく ● 家族の同席を促す ● プライバシーが保たれた部屋や十分な時間を確保する ● 面談の中断を避ける ● 身だしなみや時間遵守などの基本的態度を守る，など **面談を開始する** ● はじめにいきなり悪い知らせを伝えない ● 経過を振り返りながら，病気に対する認識を確認する ● 現実とのギャップの埋め方の戦略を立てる ● 気持ちを和らげる言葉をかける ● 患者の気がかりを聴く ● 家族にも配慮する，など
承	**悪い知らせを伝える** ● 心の準備のための言葉をかける ● わかりやすく明確に伝える ● 写真やデータを用いたり，紙に書いて説明する ● 患者の理解を確認し，進むスピードが早くないかを確認する ● 患者の感情を受け止め，気持ちをいたわる ● 質問や相談があるかどうかを確認する，など
転	**治療を含め今後のことについて話し合う** ● 標準治療や可能な選択肢，有効性，副作用などについてわかりやすく説明したうえで，推奨する治療法を伝える ● 治癒の見込みについて伝える ● 患者の日常生活や仕事などについて話し合う ● 患者にとって希望がもてる情報についても伝える ● セカンドオピニオンなど患者が利用できるサービスやサポートについても情報を提供する
結	**面談をまとめる** ● 面談で話した内容の要点をまとめる ● 説明に用いた用紙を患者に渡す ● 患者の気持ちを支える言葉を伝える ● 責任をもって診療にあたり，何があってもずっと寄り添うことを伝える

（藤森麻衣子：患者が望むコミュニケーション．内富庸介，藤森麻衣子・編，がん医療におけるコミュニケーション・スキル；悪い知らせをどう伝えるか．医学書院，東京，2007，pp18-20．を参考に作成）

表Ⅲ-7　REMAP

REMAP		
Reframe	●病状や治療の選択肢に関する患者の理解を確認し，必要に応じてアップデートする	➡ **病状や状況の変化を伝える**
Emotion (Expect emotion)	●患者の感情に対応する	➡ **シビアな状況に対する患者・家族の感情を受け止め，落ち着くまで待つ**
Map (Map out patient values)	●患者の価値観や生きがいを掘り下げる	➡ **治療選択の前に，患者の大事にしていること，価値観，望むことなどについて聴く**
Align (Align with values)	●治療やケアを患者の価値観に合わせていく	➡ **患者の価値観を確認しながら，それに合わせたケアのゴールについて話す**
Propose a Plan	●患者の価値観に沿った治療方針を提案する	➡ **ケアのゴールを踏まえた具体的な治療計画を提示する**

〔Childers JW, Back AL, Tulsky JA, et al：REMAP：A Framework for Goals of Care Conversations. J Oncol Pract　13（10）：e844-e850, 2017. を参考に作成〕

なるコミュニケーション技術で構成されている（**表Ⅲ-6**）。

③ REMAP

　REMAP は，今後の治療方針やゴールを決めなければならないときに使われるもので，患者の意向に沿った治療方針や治療・ケアのゴールを話し合っていくときに役立つ。ACP では，予後不良となり，治療しても回復の望みがほとんどない状況で今後の治療やケアについて話し合わなければならないケースも多い。こうした状況のときに REMAP の方法が役立つ（**表Ⅲ-7**）。

④ NURSE

　NURSE[43]は，患者・家族の感情表出を促すコミュニケーションスキルで，主にがん看護領域で使われる。悪い知らせを聞いたとき，患者・家族は悲しみや衝撃，怒りなどの感情を抱えて立ち止まり，身動きがとれなくなってしまう。そのようなとき患者の感情に焦点を当てることで，患者が感情の波を乗り越えて，問題に対応できるように支援するスキルが NURSE である。患者の理解を促進する「Ask-Tell-Ask」，患者が話しやすいように導く「Tell me more」，感情操作として感情に対応する「NURSE」から構成される（**表Ⅲ-8**）。

表Ⅲ-8　NURSE

Ask-Tell-Ask

Ask	●患者が病気や自らの問題について，最新の理解を説明するように促す
Tell	●医療者から説明や情報提供を行う
Ask	●患者がどのように解釈したか確認し，患者の理解度を把握する

Tell me more

●「あなたが今必要としていることについて，もっと話していただけますか」
●「あなたがどのように感じているのか話していただけますか」

NURSE

Naming （命名）	●患者の感情に名前をつける ●命名をとおして，傾聴し，感情を理解したというメッセージを送る	➡	患者や家族の感情を言葉（命名）で表す
Understanding （理解）	●患者の感情的な反応を医療者側が理解できることを表明する ●患者の言葉に対する医療者の解釈と理解を言葉にする	➡	患者や家族の感情に理解を示し受け止めることを伝える
Respecting （承認）	●患者の姿勢や態度，人格，対処方法に対して尊敬と称賛を言葉にして伝える	➡	感情だけでなく，患者や家族の考え方や生き方，対処方法などに対して敬意を示す
Supporting （支持）	●できる限りの支援を表明する ●医療者，患者共に協力して問題に向かうことを表明する	➡	患者を援助したいという気持ちと，患者とパートナーシップを組むことを伝える
Exploring （探索）	●患者がどのような特定の感情をもったかに着目し，患者の感情を探索する	➡	患者の感情についてさらに掘り下げて探索し，共感関係を深める

（日本がん看護学会・監：患者の感情表出を促すNURSEを用いたコミュニケーションスキル．医学書院，東京，2015, p4・49・54-60．を参考に作成）

STARTマップ -ACP支援の現在位置を確認する-

　最後に，START を使うときに，ACP 支援が今どの段階にあるのか，何を行うべきかなどを確認できるように START マップを載せておく（p266～267 参照）。ACP 支援の現在位置や進捗状況を確認するときに活用してほしい。START マップを活用するにあたってのヒントを p81～82 に挙げる。

1　Support - 患者の意思決定支援の状況を確認しよう

　Support では，意思決定支援の状況を確認する。患者がどの意思決定の段階にいるのか，患者が取り組むことは何か，それに対する支援の進捗状況をそれぞれ確認する。

2　Timing - ACP のタイミングを図ろう

　Timing では，ACP の開始，振り返りや変更のタイミングを検討する。ここでは，患者のステージ（病状）を検討し，どんなタイミングにいるのか，患者のタイミングに応じた支援がうまく進捗しているかを確認する。

3　Action - ACP 支援の状況を確認しよう

　Action では，支援者が ACP を進めていくうえで取り組むべきものと進捗状況を確認する。支援が 5 つの Step のどこに該当するか，支援者が取り組むことは何か，それに応じて支援がうまく進んでいるのかを確認する。

4　Relation - ACP にかかわる人たちの状況を確認して連携を強化しよう

　Relation では，ACP にかかわる人たちの関係性や連携状況を確認する。まず，患者側の状況はどうか，関係性はうまくいっているかを確認する。代理意思決定者がいる場合も同様に，患者やほかの家族との関係性について確認しておく。支援者側については，それぞれが置かれている状況だけでなく，連携がうまく進んでいるのかを把握する。

5　Talking - ACP コミュニケーションがうまく進んでいるか確認しよう

　Talking では，ACP で話さなければならないことを明確にし，患者や家族に応じたコミュニケーションがうまくいっているかを確認する。まず，話し合う内容と，話し合いに際して配慮すべき点は何かを確認する。そして，話し合いにおける患者の反応をみながら，コミュニケーションがうまく進んでいるかを確認する。

STARTマップ

Support

□ 患者は意思決定プロセスのどの段階にいるか？
□ 患者が取り組むことは何か？
□ 支援の進捗状況はどうか？
□ 問題はあるか？
□ 問題への対応方法は何か？

memo

ヒント

- 患者（代理意思決定者）は意思決定プロセスのどの段階にいますか
- 患者（代理意思決定者）はどんなことに取り組む必要がありますか
- 代理意思決定者が意思決定する場合，患者の意向をどのように考えているでしょうか。それは患者の意向に沿っているでしょうか
- 上記を踏まえて，支援すべきことは何ですか。例えば，患者（代理意思決定者）が選択肢の検討の段階にいるなら，利益とリスクが理解できるような情報提供や説明が重要になってきます。意思表明の段階なら，自分の意思を言語化できるように支援する必要があります。代理意思決定の場合は，患者の意思推定が行えるように支援する必要があります
- 支援の進捗状況は良好ですか
- もし問題があるとしたら，それは意思決定のどの段階で生じていますか。どんな問題で何が原因でしょうか。それに応じた意思決定支援はどのようなものか考えてみましょう

Timing

□ 患者のステージ（病状）は？
□ どんなタイミングにいるか？
　（開始・振り返り・変更）
□ 何を考えなければならないタイミングか？
□ 支援の進捗状況はどうか？
□ 問題はあるか？
□ 問題への対応方法は何か？

memo

ヒント

- 患者のステージ（病状）はどの段階ですか。今後の経過で予想されることはなんでしょうか
- 上記を踏まえて，患者はどんなタイミングにいますか。開始・振り返り・変更のどのタイミングでしょうか
- そのタイミングで患者はどんなことを考えたり決断しなければなりませんか
- そのために支援できることは何ですか
- 支援の進捗状況は良好ですか
- もし問題があるとしたらそれはどんな問題で，何が原因か考えてみましょう。ここでの問題の多くは，医療者が考えるタイミングと患者のタイミングが合わないことです

Action

□ ACP支援はどの段階か？
□ 支援者が取り組むことは何か？
□ 支援の進捗状況はどうか？
□ 問題はあるか？
□ 問題への対応方法は何か？

memo

ヒント

- ACP支援は5つのStepのどの段階にいますか。Stepによって支援内容が変わってきます
- 支援者はどんなことに取り組む必要がありますか。Step2であれば患者の準備状況を把握してACPを切り出していきます。Step4であれば，患者の病状に応じたケアのゴールを検討する必要があります
- それぞれのStepでの支援の進捗状況は良好ですか
- もし問題があるとしたらそれはどのStepで生じていますか。それはどんな問題で何が原因でしょうか。ほかのSTART項目と併せて対応方法を考えてみましょう

Relation

□ 患者の関係者の状況は？
　（本人・家族・重要他者など）
□ 支援者の連携状況は？
□ 問題はあるか？
□ 問題への対応方法は何か？

memo

ヒント

- 患者・家族・重要他者(代理意思決定者含む)の状況はどうですか。誰がどのようなかかわりをもっていますか。関係性は良好ですか
- 患者・家族・重要他者(代理意思決定者含む)に対し，それぞれにどんな支援をすればよいでしょうか
- 支援者（医療者や介護職などACPを支援する人）の状況や関係性はどうですか
- 支援者の連携はうまくいっていますか
- もし問題があるとしたらそれはどんな関係性で生じているのか，どのような問題で何を調整すればよいのか考えてみましょう

Talking

□ 何を話す段階にいるか？
□ どんな配慮が必要か？
□ 支援の進捗状況はどうか？
□ 問題はあるか？
□ 問題への対応方法は何か？

memo

ヒント

- 患者はどんなことを話さなければならない段階にいますか。どんなコミュニケーションが必要でしょうか
- 話し合いを行う際に必要な配慮は何ですか。配慮には，患者の理解を助けるためのものや，予後不良など悪い知らせを伝えるためなど，状況に応じたさまざまな配慮があります
- 話し合いを通して支援できることは何ですか
- 話し合いの進捗状況は良好ですか
- もし問題があるとしたら，それはどの段階で生じているのか，何がうまくいっていないのか，その原因は何か，何を改善すればよいのか考えてみましょう

──────────── 【 文 献 】 ────────────

1）中山和弘：医療における意思決定支援とは何か. 中山和弘, 岩本貴編, 患者中心の意思決定支援；納得して決めるためのケア, 中央法規, 東京, 2012, p12.

2）竹村和久：意思決定とその支援. 認知心理学4 思考, 市川伸一編, 東京大学出版会, 東京, 1996, p81.

3）川崎優子：看護者が行う意思決定支援の技法30 患者の真のニーズ・価値観を引き出すかかわり. 医学書院, 東京, 2017, p2.

4）中山和弘, 大坂和可子：患者さんやご家族のための意思決定ガイド.
https://www.healthliteracy.jp/decisionaid/aboutsite/（2022年6月10日アクセス）

5）Johnson S, Butow P, Kerridge I, et al：Advance care planning for cancer patients: a systematic review of perceptions and experiences of patients, families, and healthcare providers. Psychooncology 25（4）：362-386, 2016）

6）Billings J A, Bernacki R：Strategic targeting of advance care planning interventions: the Goldilocks phenomenon. JAMA Intern Med 174（4）：620-624, 2014.

7）Barnes K, Jones L, Tookman A, et al：Acceptability of advance care planning interview schedule: a focus group. Palliat Med 21（1）：23-28, 2007.

8）Spoelhof GD, Elliott B：Implementing Advance Directives in Office Practice. American Family Physician 85（5）：461-466, 2012.

9）Lynn J：Serving patients who may die soon and their families. JAMA 285（7）：925-932, 2001.

10）Baile WF, Buckman R, Lenzi R, et al：SPIKES-A six-step protocol for delivering bad news; application to the patient with cancer. The Oncologist 5：302-311, 2000.

11）Childers JW, Back AL, Tulsky JA, et al：REMAP: A Framework for Goals of Care Conversations. J Oncol Pract 13（10）：e844-e850, 2017.

12）吉野かえで, 平岡栄治：アドバンス・ケア・プランニング（ACP）；急性期病院の医師だからこそ, ACP力が必要！. Hospitalist 5（4）：645-661, 2017.

13）Chang DW, Neville TH, Parrish J, et al：Evaluation of time-limited trials among critically ill patients with advanced medical illnesses and reduction of nonbeneficial ICU treatments. JAMA Intern Med 181（6）：786-794, 2021.

14）The Gold Standards Framework（GSF）.
https://www.goldstandardsframework.org.uk/（2022年6月10日アクセス）

15）Hamano J, Morita T, Inoue S, et al：Surprise questions for survival prediction in patients with advanced cancer: a multicenter prospective cohort study. Oncologist 20（7）：839-844, 2015.

16）Highet G, Crawford D, Murray SA, et al：Development and evaluation of the Supportive and Palliative Care Indicators Tool（SPICT）: a mixed-methods study. BMJ Supportive & Palliative Care 4（3）：285-290, 2014.

17）SPICT日本語版.
https://square.umin.ac.jp/endoflife/shiryo/pdf/shiryo01/8_2.pdf（2022年4月4日アクセス）

18）Sudore RL, Lum HD, You JJ, et al：Defining advance care planning for adults: a consensus definition from a multidisciplinary Delphi panal. J Pain Symptom Manage 53：821-832, 2017.

19）厚生労働省：認知症の人の日常生活・社会生活における意思決定支援ガイドライン.
https://www.mhlw.go.jp/file/06-Seisakujouhou-12300000-Roukenkyoku/0000212396.pdf（2022年6月10日アクセス）

20）荒井秀典：フレイルの意義, 日本老年医学会雑誌 51（6）：497-501, 2014.

21）Fried TR, O'Leary JR：Using the experiences of bereaved caregivers to inform patient- and caregiver- centered advance care planning. J Gen Intern Med 23（10）：1602-1607, 2008.

22）阿部泰之：アドバンス・ケア・プランニング；いつ行うか, 誰がイニシアチブをとるか, どう切り出すか. Modern Physician 36（8）：839-843, 2016.

23）日本老年医学会：フレイルに関する日本老年医学会からのステートメント, 2014.
https://jpn-geriat-soc.or.jp/info/topics/pdf/20140513_01_01.pdf（2022年6月10日アクセス）

24）会田薫子：意思決定を支援する；共同決定とACP. 清水哲郎, 会田薫子編者, 医療・介護のための死生学入門, 東京大学出版会, 東京, 2017, pp75-111.

25）Pal LM, Manning L：Palliative care for frail older people. Clin Med 14：292-295, 2014.

26）Koller K, Rockwood K：Frailty in older adults: Implications for end-of-life care. Cleveland

Clinic J Med 80：168-174, 2013.

27）Satake S, Shimada H, Yamada M, et al：Prevalence of frailty among community-dwellers and outpatients in Japan as defined by the Japanese version of the Cardiovascular Health Study criteria. Geriat Gerontol Int 17：2629-2634, 2017.

28）厚生労働省：介護予防マニュアル改訂版. 2012.
https://www.mhlw.go.jp/topics/2009/05/dl/tp0501-1_1.pdf（2022年6月10日アクセス）

29）Satake S, Shimokata H, Senda K, et al：Validity of Total Kihon Checklist Score for Predicting the Incidence of 3-Year Dependency and Mortality in a Community-Dwelling Older Population. J Am Med Dir Assoc 18：552.e1-552.e6, 2017.

30）Morley JE, Vellas B, van Kan GA, et al：Frailty consensus: a call to action. Journal of the American Medical Directors Association 14（6）：392-397, 2013.

31）平野浩彦：オーラルフレイルの概念構築の経緯. 老年歯学 31（4）：400-404, 2017.

32）平野浩彦, 飯島勝矢, 菊谷武, 他：実践！オーラルフレイル対応マニュアル. 公益財団法人東京都福祉保健財団, 2016.

33）西本美紗, 田中友規, 高橋競, 他：オーラルフレイルは残存歯数減少よりも口腔関連QOL低下と強く関連する；地域在住高齢者による横断検討（柏スタディ）. 日本未病システム学会雑誌 25（3）：48-52, 2019.

34）木澤義之：患者・家族の意向を尊重した意思決定支援, 特にアドバンス・ケア・プランニング（ACP）について. 看護 70（7）：71-75, 2018.

35）木澤義之・編：平成29年度厚生労働省委託事業「これからの治療・ケアに関する話し合い；アドバンス・ケア・プランニング」. 厚生労働省第3回人生の最終段階における医療の普及・啓発の在り方に関する検討会資料, 2017.

36）板井孝壱郎：がん終末期を考えるうえで大切な「事前指示」の概念. がん看護 20（1）：23-27, 2015.

37）Bryant J, Skolarus LE, Smith B, et al：The accuracy of surrogate decision makers：informed consent in hypothetical acute stroke scenarios. BMC Emerg Med 13：13：18, 2013.

38）西川満則：地域におけるアドバンス・ケア・プランニングとエンド・オブ・ライフケア；患者・家族のメンタル支援. The Japanese Journal of Rehabilitation Medicine 54（6）：425-428, 2017.

39）角田ますみ・編著：アドバンス・ケア・プランニングとは何か. 患者・家族に寄り添うアドバンス・ケア・プランニング；医療・介護・福祉・地域みんなで支える意思決定のための実践ガイド, メヂカルフレンド社, 東京, 2019, pp30-31.

40）Schickedanz AD, Schillinger D, Landefeld CS, et al：A clinical framework for improving the advance care planning process: start with patients' self-identified barriers. J Am Geriatr Soc 57（1）：31-39, 2009.

41）Back AL, Arnold RM, Quill TE：Hope for the best, and prepare for the worst. Ann Intern Med 138（5）：439-443, 2003.

42）内富庸介, 藤森麻衣子・編：がん医療におけるコミュニケーション・スキル；悪い知らせをどう伝えるか. 医学書院, 東京 2007.

43）日本がん看護学会・監, 国立がん研究センター東病院看護部・編：患者の感情表出を促すNURSEを用いたコミュニケーションスキル. 医学書院, 東京, 2015.

（角田ますみ）

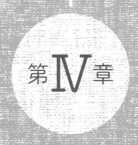

第IV章

代表的な疾患・状態に
おけるACPの実践

① がんのACP

ACPのポイント

1 がんは患者に死を強く意識させる疾患で，他疾患に比べある程度の予後予測が可能なため，ACPを実践しやすい面もあるが，そのためには組織的なACP支援体制が求められる。

2 ACP支援開始にあたっては，がん治療中の患者が医療者より楽観的な予後の見通しをもち，ACPを「死ぬ準備」と感じることを理解して臨む必要がある。

3 がん治療が長期に続く時代にあっては，患者の医療への信頼度，意思決定の自律度を高めるコミュニケーションが適切なACP支援の基礎となる。

4 がんのACPは，ぎりぎりになって急いで意思決定を迫る場面が多い。厳しい条件設定のなかでも，患者が自分の人生を肯定できる思いを引き出す支援が望まれる。

疾患によるACPの特徴

　近年のがん診療では，病名だけでなく根治不能や余命までの告知が一般的になりつつある。加えて，がん相談支援体制の充実，地域連携の活性化などにより，患者の意向を反映した終末期の過ごし方を支援できる体制が整いつつある。にもかかわらず，多くのACP支援者が困難感を感じているのはなぜだろうか。がん患者のACPについて，疾患自体に由来する特徴と，がん医療体制による問題点としての特徴に分けて考えてみる。

　疾患自体に由来する特徴として，以下があげられる。

① 患者に死を強く意識させる疾患である

② 余命1カ月ほどに迫るまでは意識やADLが保たれる

③ うつ，せん妄などの精神症状を併発する

これらにより，患者は ACP に抵抗感をもち，医療者による支援のタイミングが難しくなる。一方，がん医療体制による問題点は以下のとおりで，組織的な ACP 支援ができていないことに帰結する。

④「早期からの緩和ケア」について身体症状に重点が置かれ，全人的苦痛への配慮が少ない

⑤ 告知の内容やタイミング，医療・療養の方針が医師のパターナリズムで決まる場合が多い

⑥ 患者にとって医師以外の職種の役割が不明瞭である

加えてがんは，⑦他疾患に比べある程度の予後予測が可能である，⑧多くの患者は自律した意思決定能力をもっている，という特徴もあり，上記①②も含め，むしろ ACP を実践しやすい疾患ともいえる。実際に在宅や緩和ケア病棟の現場では，治療終了のタイミングや療養場所などについて，医療者との適切な相談のうえ自分の意思で決める患者が増えていることを実感する。したがって，上記④〜⑥に代表される問題に対して組織的な ACP 支援体制が整えば，がん患者の ACP はよりよい方向に発展することが期待される。

病状のプロセスと意思決定のタイミング

ACP（意思決定）のタイミングについて，早すぎると不明確・不正確なものとなってしまう，遅すぎるとがん特有の急な状態変化や精神症状のため行われない，などの問題が指摘されている[1]。適切なタイミングとして，サプライズクエスチョンや SPICT[2] [註1] などのツールを用いる，あるいは臨床上のターニングポイントをみつけることが重要とされている。しかし，医療者の熱心な情報提供にもかかわらず，がん患者自身の予後の見通しは，医療者のそれより楽観的であるとの報告がある[3]。医療者にとって適切なタイミングが，患者にとっては「まだ早い」のである。さらには，医療者がどれだけ巧みな言葉を用いようとも，がん患者にとって ACP は「死ぬ準備」と聞こえる。ACP 支援者がこのような患者の思いを理解することで，治療と両立して最悪に備える話し合いができることを期待したい。

ACP のタイミングを逃し，「まだ何も決まっていないのに」と慌てる場面を考えてみる。長期入院は不可で，短時間で意思決定を迫らざるを得ず，DNAR（do

---

註1　SPICT（Supportive and Palliative Care Indicator Tool）：今後のケア，そのほかの支援について相談するきっかけをつくることを目的に，がんに限らず，臓器障害，認知症，虚弱状態などにより健康状態が悪化するリスクがある患者を同定するツールであり，日本語版も作成されている。

not attempt resuscitation）の意向がなければ受け入れ先が見つかりにくいため，それだけは早く決める。ACP とは真逆の意思決定に ACP 支援者は消耗する。しかし，在宅や中小病院では，大病院に比して ACP への取り組みが積極的であることが多い。地域で ACP に取り組む体制づくりも各地で進んでいる[4]。がん治療病院での ACP 支援が不十分であっても，次の段階で始まる ACP がその患者のタイミングと考えてよいのかもしれない。もちろん，その際には先方医療機関に対し，「DNAR 取得済みです」などという無意味なものでなく，誠実な情報提供が必要である。

　次に，ACP 支援困難例のタイミングについて考える。どれだけ支援体制が整っても，一定の割合で医療者の考えの及ばないがんとの向き合い方をする患者がいる。筆者も「抗がん剤の副作用で死ぬなら本望，がんにだけは絶対に負けない」という患者の言葉に驚かされた経験がある。医師に「これ以上は無理」と言われても治療を続けたい人，ACP のことは考えたくない人などは，医療者が描く ACP には乗らない。しかし，乗らないことがその人の ACP であることも理解しなければならない。この場合に ACP 支援者に求められることは，患者に「理解力のない人」というレッテルを貼るのではなく，患者の思いを受け止め，関係性をつなぎとめておくことである。どんな患者にもいつか必ず支援のタイミングが訪れることを忘れてはならない。

　近年では治療が 5 年・10 年に及ぶ事例も珍しくない。また，分子標的薬や免疫チェックポイント阻害薬は全身状態が低下しても投与できる場合がある。このようにがん治療が長期に続けられる時代にあっては，ACP 開始の見極めはより難しくなる。組織的取り組みで，より早い段階での ACP 開始が期待されるが，ぎりぎりの段階での ACP 開始事例が増える可能性もある。いずれにしても，次項「求められる ACP 支援のあり方」で述べるとおり，患者の医療への信頼度，意思決定の自律度を高めるコミュニケーションが適切な ACP 支援の基礎となる。

求められるACP支援のあり方

まず初めに，日頃起こりうる 4 つの事例をあげる。

❶ 57 歳・男性，切除不能膵がん末期。妻と大学生の息子と 3 人暮らし。本人が在宅看取りを希望し在宅療養を開始。しかし，病状が進行すると些細なことで家族内の口論が絶えなくなった。本人が「入院したい」と言い出したことで，訪問看護師が家庭内の問題に気づき，話し合いの機会をつくった。本人は自分が一番安心して穏やかに過ごせる場所として自宅を選択した思いを語り，家族は少しでもがんばってほしい思いを語った。訪問看護師は聴き役であったが，信頼する医療者の同席により互いが安心して気持ちを

語ることができた結果，在宅療養を継続し最期まで自宅で過ごすことができた。

❷ 89歳・男性，肺がん終末期，呼吸苦で緊急入院。老夫婦の2人暮らしだが，病院で指示されるままにHOT（home oxygen therapy；在宅酸素療法）を導入して在宅へ。妻は在宅スタッフに励まされ，夢中で介護して穏やかな在宅看取りとなった。介護に追われ，ゆっくりお別れもできなかったが，スタッフから「よくがんばったわね，旦那さんも喜んでいたはずですよ」「大往生でしたね」と言われ，だったらそうなのかなと思った。

❸ 65歳・男性，大腸がん術後，多発肝・肺転移にて3年以上，化学療法を継続している。20年前に乳がんの妻をホスピスで看取る。独居だが経済的余裕あり。徐々に衰弱が進み，今後の療養などの相談を始めたいが，「まだ大丈夫，もう少し治療に専念したい」と先延ばしになっていた。何も決まらないうちに全身衰弱で救急搬送され，主治医の指示で2週間後に地域の連携病院に転院するも2日後に死亡した。

❹ 46歳・女性，乳がん多発肺・肝・骨転移。夫と中学生・小学生の娘の4人家族。化学療法を続けてきた病院でBSC[註2]を提示されたが，「子どもたちのために死ぬわけにはいかない」と治療継続を希望し，民間療法のクリニックに通院。半年後，呼吸状態が悪化し救急要請，受け入れ先がみつからず，隣の市の救急病院に搬送された。夫がフルコード（延命処置：心肺蘇生術の実施）を希望し人工呼吸開始も翌日死亡。夫は「覚悟はしていました。よくがんばったし，やり切りました。子どもたちにも伝わっているはずです」と清々しい表情だった。

がん患者のACP支援は，これまで医療者目線で論じられることが多かったが，ここでは患者目線で医療への信頼度（以下，信頼度）と意思決定の自律度（以下，自律度）から考える。そこで，がん患者のACPにおける支援型を以下の4型に分類した（**図Ⅳ-1-1**，以下，支援型分類図）。

❶ 協調型：医療者と一緒につくり上げていくACP（信頼度高，自律度高）
❷ 誘導型：医療者がよかれと思う方向に誘導していくACP（信頼度高，自律度低）
❸ 惰性型：明確な目標を定められない，ACPを受け入れられない（信頼度低，自律度低）

註2　BSC（best supportive care；ベストサポーティブケア）：がんに対する積極的な治療は行わず，症状などを和らげる治療・ケアを行うこと。病状に対し効果的な治療がない場合や患者の希望に応じて，がんへの積極的治療は行わず，苦痛緩和やQOL（生活の質）を支援することを目的とするケア。

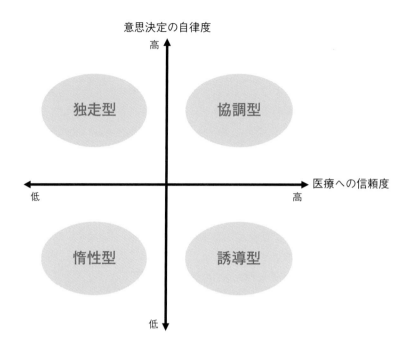

意思決定の自律度

高

独走型   協調型

低 ← 医療への信頼度 → 高

惰性型   誘導型

低

図Ⅳ-1-1　がん患者のACPにおける支援型分類

❹独走型：ほとんど医療者抜きでつくられるACP（信頼度低，自律度高）

　冒頭にあげた事例は，❶〜❹の各型に対応している。臨床の現場ではすべてが典型的な型に当てはまるわけではないが，この支援型分類図を用いてACP支援のあり方について考察する。

1 支援型分類図の活用方法

　本図は，筆者のがん診療・緩和ケアにおける臨床経験から考案したもので，臨床応用の妥当性が検証されてはいないが，ACP支援について考えるためのツールとして活用を試みている（p155, 160「②③がん・緩和」参照）。本図は単に4つの型に分類するだけでなく，分割線を座標軸として考え，同じ型でも信頼度や自律度により座標として評価することができる。ACP支援におけるどの段階からでも開始でき，経時的変化の評価や事例の振り返りにも活用できる。また，困難事例を一人で抱え込まないために，他者と評価を共有するツールにもなる。活用には，下記㋐㋑の2通りのアプローチがあり，両面から検討するほうが広い視野での支援につながると考える。また信頼度や自律度は評価者により解釈が異なる可能性があるため，下記㋒㋓にそれぞれの解釈について付記した。

㋐ 協調型を目標とする支援

　早期からの緩和ケアは患者と医療者が互いに成長することで信頼度・自律度を

育み，結果として協調型に至ることが期待される。協調型の支援は，多くの支援者が無意識に目指していることであろう。その無意識を，信頼度・自律度を意識することで，支援の足りないところを確認することが，本図の第一の活用法である。協調型までは難しくても，信頼度・自律度を少しでも高めることが座標で評価できる。

⑦ 各型に応じた支援

　事例検討のなかで，協調型が最善か，という疑問があがった。確かに協調型では医療者も納得がいく支援ができるだろう。しかし，協調型を目指しているつもりが，医療者の理想への誘導になっている場合もある。さらには独走型や惰性型は，そもそも協調型に導くこと自体が困難で，無理な支援がかえって反発を招くことになりかねない。支援者は協調型が絶対ではないことも念頭に置き，その型である患者のプロセスに歩み寄ることが重要である。すなわち，患者がどの型・座標にあるかを確認し，その型に応じた支援を計画することが，本図の第二の活用法である。例えば，独走型の場合，わずかに残っている信頼度が切れて"暴走"になってしまうことを回避する，惰性型や誘導型の場合，医療者の誘導に患者が納得しているかを丁寧に確認していく，など個々に応じたさまざまな支援がある。

⑦ 医療への信頼度

　がん患者が求める医療への信頼度は，第一には医師の知識や技術であろう。しかし，医療者とのコミュニケーションが不十分であると，その信頼は次第に不確かになる。患者は医師を信頼しているのではなく，治療という行為を信頼しているだけになってしまう。そして，いつか治療終了を告げられたとき信頼度は急降下し，ACP支援を行ったとしても価値観やプロセスとはほど遠い形式的な決め事になってしまう（惰性型），あるいは医療者抜きで患者独自のACPを形成してしまう（独走型）ことになる。医療への信頼度とは，医師を中心とした科学としての医療レベルだけでなく，患者と医療者の適切なコミュニケーションによって成立すると考える。

　患者の医療スタッフへの信頼形成は医師とは別構造で，その中心はコミュニケーションである。近年，がん患者に対するコミュニケーションスキルの重要性の認識が高まり，さまざまなツールが開発されている。しかし，これら医療面接におけるスキル以前に，患者は診療現場において医療スタッフを敏感に評価している。信頼度の基礎は日常のコミュニケーションで形成されることを再確認する。

⑦ 意思決定の自律度

　意思決定の自律度は単に決める力ではなく，自分の意向と周囲の状況を反映した相談をする力である。自律度には，個々がもち合わせている資質と，周囲の状況で変動する要因がある。個々の資質としては，性格，教育背景，認知機能などがあり，これは動かしがたい。一方で，自律度に影響を及ぼす周囲の状況として，疾患の進行度，病状の理解度，身体症状，精神症状，医療者との関係性，家族と

の関係性，知人の闘病や死の体験などがある。例えば，医療者の適切な病状説明やコミュニケーションスキルは自律度を高め，つらい身体症状や精神症状は自律度を下げる。また，家族の意向が強い，医療者の誘導が強いなどで患者本人の自律度が不明瞭な場合や，「家族に迷惑をかけたくないから家には帰らない」など他者との関係性による意思決定は評価が分かれる。

　自律度の評価は医療者目線でのバイアスがかかりやすく，注意を要する。治療を続けたいのに在宅やホスピスなどを提示され，納得がいかず決められない患者に対して，医療者は患者の自律度を実際より低く評価するリスクがある。実際にはADL改善は望めない患者が「歩けるようになったら家に帰りたい」と言う，など誤った病状認識による意思決定の先延ばしも，自律度が低いのではなく，隠されたより強い意向があってのことかもしれない。自律度が低いと評価した患者については，その要因を検討することが必要である。

2 差し迫った意思決定が必要なACP支援のなかで

　がん患者のACPに携わる支援者の多くは，価値観を求めるプロセスと意思決定を迫る臨床現場の矛盾に悩んでいるのではないだろうか。一部では在宅療養やDNARの意思決定をもってACPの完了とする傾向がみられるが，実際にはACPのアウトカムはいまだ明確に示されていない[5]。筆者は，少なくとも事前指示書の作成や在宅看取りなどの結果がACPのアウトカムではないと考える。ACPは意思決定ができたら終了ではないし，決められなかったことがACPの失敗でもない。患者がその時々で変化していく意向を経て，最期のときにどのように自分の人生を肯定できるかがACPの本当の答えではないだろうか。厳しい条件設定のなかでも，可能な限り患者の思いを引き出す支援が望まれる。

──────────────── 【 文 献 】────────────────

1）Billings JA, Bernacki R：Strategic targeting of advance care planning interventions：the Goldilocks phenomenon. JAMA Intern Med 174（4）：620-624, 2014.
2）Highet G, Crawford D, Murray SA, et al：Development and evaluation of the Supportive and Palliative Care Indicators Tool（SPICT）：a mixed-methods study. BMJ Support Palliat Care 4（3）：285-290, 2014.
3）Gramling R, Fiscella K, Xing G, et al：Differences of opinion or inadequate communication? Determinants of Patient-Oncologist Prognostic Discordance in Advanced Cancer. JAMA Oncol 2（11）：1421-1426, 2016.
4）西川満則：地域におけるアドバンス・ケア・プランニングとエンド・オブ・ライフケア；患者・家族のメンタル支援. Jpn J Rehabil Med 54（6）：425-428, 2017.
5）Sudore RL, Heyland DK, Lum HD, et al：Outcomes That Define Successful Advance Care Planning：A Delphi Panel Consensus. J Pain Symptom Manage 55（2）：245-255, 2018.

（佐野広美）

心不全のACP

ACPのポイント

1 心不全はコモンディジーズである。突然死を含めた急な病状変化という不確実性が特徴である。

2 病状悪化や新規治療導入検討のタイミングはACPを考慮するきっかけとなるが，より早期から備えておくことが望ましい。

3 心不全の自然経過や治療オプションの理解を深めつつ，自身の価値観を再認識し，悔いのない過ごし方をサポートする。

疾患によるACPの特徴

1 心不全とは

心不全とは「なんらかの心臓機能障害，すなわち，心臓に器質的および / あるいは機能的異常が生じて心ポンプ機能の代償機転が破綻した結果，呼吸困難・倦怠感や浮腫が出現し，それに伴い運動耐容能が低下する臨床症候群」と定義される[1]。

心筋梗塞や心筋症，弁膜症などあらゆる心疾患が「心不全」になる可能性があり，あらゆる心疾患の終末像が「心不全」といえる。また，高血圧や糖尿病などリスク因子がある患者，心臓に加齢性変化をきたしている高齢者も潜在的な心不全患者といえる。つまり，心不全とは膨大な患者数にのぼるコモンディジーズである。医療者であれば，必ず遭遇する他人事とはいえない病態である。

2 急激な病状悪化，突然死こそが心不全患者の特徴

一般的にがん患者は，がんが発覚してからもしばらくは普通に活動することが可能であるが，死亡前 1 〜 2 カ月で急激に病状が悪化し死に至る。つまり予後の予測がつきやすく，自分の将来について考える時間もある。死の覚悟をし，命の有限性を自覚し，心の整理をして備えることができる。

IV

代表的な疾患・状態におけるACPの実践

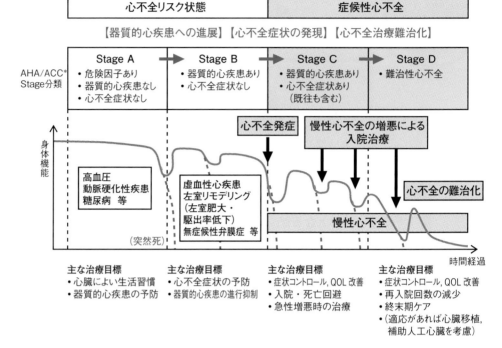

心不全リスク状態 | 症候性心不全

【器質的心疾患への進展】【心不全症状の発現】【心不全治療難治化】

AHA/ACC*
Stage分類

Stage A
・危険因子あり
・器質的心疾患なし
・心不全症状なし

Stage B
・器質的心疾患あり
・心不全症状なし

Stage C
・器質的心疾患あり
・心不全症状あり
　（既往も含む）

Stage D
・難治性心不全

身体機能

高血圧
動脈硬化性疾患
糖尿病　等

虚血性心疾患
左室リモデリング
（左室肥大・
駆出率低下）
無症候性弁膜症　等

心不全発症

慢性心不全の増悪による
入院治療

心不全の難治化

慢性心不全

（突然死）

時間経過

主な治療目標
・心臓によい生活習慣
・器質的心疾患の予防

主な治療目標
・心不全症状の予防
・器質的心疾患の進行抑制

主な治療目標
・症状コントロール，QOL 改善
・入院・死亡回避
・急性増悪時の治療

主な治療目標
・症状コントロール，QOL 改善
・再入院回数の減少
・終末期ケア
・（適応があれば心臓移植，
　補助人工心臓を考慮）

どのフェイズでも病状悪化や突然死は起こりうるため，早期の対策が望ましい

＊AHA/ACC：American Heart association（米国心臓協会）/American College of Cardiology（米国心臓病学会）

図 Ⅳ-2-1　心不全患者における病状変化

（厚生労働省：「第4回心血管疾患に係るワーキンググループ」配付資料．2017年5月19日．より改変）

　一方，心不全患者は，悪化と改善を繰り返しつつ，病状は徐々に進行し，活動度が低下していく。そして，一時的な悪化の際に突然死してしまうことが珍しくない（図Ⅳ-2-1）。この急激な病状悪化，突然死こそが心不全患者の特徴である。がん患者と異なり，予想外のタイミングで死に直面する可能性を秘めており，死を覚悟する機会がないケースが多い。結果，病状悪化で意思決定能力が低下した時点での患者の意思決定支援に難渋することがしばしばある。

　最も典型的なケースは，院外心停止に陥り救急搬送され，病院で加療する蘇生例であろう。治療方針の決定に難渋する場合がしばしばある。病院外で突然の心原性心肺停止に陥る人は年間約 80,000 人にも及ぶ[2]。

　以下は 2007 年の欧州心臓病学会による進行性慢性心不全の基準である[3]。このような患者は予後が悪く，突然の心停止を含めた病状悪化のリスクが高い。

① 安静時または最小限の労作での中等度から重度の呼吸困難および／または
　疲労症状〔NYHA（New York Heart Association）機能分類 Ⅲ 度または
　Ⅳ 度〕

② 体液貯留および / または心拍出量低下のエピソード

③ 以下のうち少なくとも 1 つの重度の心機能障害が客観的に証明されていること
- 左室駆出率 30％ 以下
- ドップラーによる僧帽弁流入波形が偽正常または拘束型パターン
- 左室および / または右室充満圧が高い，または B 型ナトリウム利尿ペプチドが高い

④ 運動不能，6 分間の歩行距離 300m，または最大酸素摂取量 12 ～ 14mL/kg/ 分のいずれかで示される重度の機能障害がある場合

⑤ 過去 6 カ月間に少なくとも 1 回の入院歴がある

⑥ 最適な薬物療法にもかかわらず，症状が存在すること

③ 心不全の不確実性の受け入れを促す

1）不確実性を十分理解してもらう

心不全だからといって ACP に関して特殊な取り決めは特にないが，常に急な病状悪化や突然死が起こりうるという不確実性を十分に理解してもらうことがポイントの一つである。初発の病態悪化が瀕死の状態に陥ることも珍しくなく，潜在的心不全状態（高齢，高血圧，糖尿病など）の時点から早めに ACP に関して話し始めるようきっかけを探ることが必要と考える。

2）不確実性に対する不安や恐怖

医療者としては，患者や家族がその不確実性に対する不安や恐怖を抱くことを感知し，対処することも重要である。不確実性とはいえ，いたずらに不安をあおることなく，可能な限り客観的データを示すことで不安や恐怖を軽減する努力が必要である。

病状のプロセスと意思決定のタイミング

① さまざまな治療オプションの導入の可否を考える

心不全の病状が進行してくると呼吸や循環のサポートが必要になるケース，あるいは侵襲的・先進的な治療が選択肢となるケースは多い。それらの導入を検討するタイミングは ACP を考慮するタイミングでもある。

非常に身近な例としては，挿管（高度な気道確保），人工呼吸器，非侵襲的陽圧換気（noninvasive positive pressure ventilation；NPPV），透析（一時的・継続的）などの装着・導入である。これらの可否については早期から，繰り返し話し合っておくことが望ましい。さらに例を挙げる。

循環補助：強心薬，一時的ペーシング，大動脈内バルーンパンピング（intra-aortic balloon pumping；IABP），体外式膜型人工肺（extracorporeal membrane oxygenation；ECMO），左室補助人工心臓（left ventricular assist device；LVAD）など

治療手技：経皮的冠動脈インターベンション（percutaneous coronary intervention；PCI），カテーテルアブレーション，経カテーテル的大動脈弁留置術（transcatheter aortic valve implantation；TAVI），経皮的僧帽弁形成術（mitraclip）などのカテーテル治療，心臓移植，外科的手術など

植込み型デバイス類：植込み型除細動器（implantable cardioverter defibrillator；ICD），両心室ペーシング機能付植込み型除細動器（cardiac resynchronization therapy-defibrillator；CRT-D），皮下植込み型除細動器（subcutaneous implantable cardioverter defibrillator；S-ICD），恒久的ペースメーカー植込みなど

　一般的に心不全患者に対し ACP の実施を考慮すべき臨床経過として以下が挙げられている[4]。つまるところ病状悪化のタイミングということである。
- 症状増悪や QOL 低下
- 運動耐容能の低下
- 心不全入院，特に再発
- 利尿薬の漸増が続く
- 症候性低血圧，高窒素血症（azotemia）
- ACE 阻害薬や β 遮断薬の減量や中止を必要とする不応性の体液貯留
- 初回もしくは繰り返す ICD ショック作動
- 静注強心薬の開始
- 腎代替療法の考慮
- 他の合併疾患，新規発症の悪性腫瘍など
- 配偶者の死亡などの主なライフイベント

2 常に備える

1）ざっくばらんに「死」について語り合える文化を構築

　予想外の病状悪化が少なくないという病態を考えると，より早期に介入を始めたほうがよい。いわゆる ACP というよりは，その礎となる自分の価値観や死生観を確認する機会をつくるということである。早すぎる ACP は効果的でないという意見もあるが，「死」について考える機会は早すぎても全く構わないと考える。チャンスがあればいつでもよい。まずは「死」を自分事として考え始めることが重要である。ざっくばらんに「死」について語り合える文化を医師−患者間，医療者−患者間で構築しておくとよい。

2）本当の自分の死生観・価値観の確認には時間が必要

　自分の死生観・価値観を確認するよう仕向ける。子どもに迷惑をかけたくないなどの気遣いのために，本当に自分自身が望む最期の過ごし方を選択しないことも多い印象を受ける。日本人には空気を読む文化があるためか，それが強すぎると自分の真の欲望に気づいていない場合も少なくない。繰り返し内省し，自分の真の気持ちに気づくために時間を要するケースもある。

求められるACP支援のあり方

1 心不全の自然経過や治療オプションの十分な理解を促す

　前述のように心不全の経過は突然死を含め「不確実性」が特徴的であり，また，心不全治療においてはさまざまな侵襲的治療が含まれ，医療コストがかなり高額になるものも含まれる。これらの治療をどこまで導入するのか／しないのかの意思決定を下す必要がある。導入の可否を判断するためにはこれらの治療法を十分に理解する必要があるが，一般の人がこれらを理解することは容易ではなく，少なくともある程度の時間を要する。つまり，病状の先を見据えて選択しうるこれらの治療法を早めに話題に出して，その導入の可否をゆっくりと繰り返し相談していくことが必要であろう。

2 ACPのゴールは心の底からの「納得」

　ACPには確たる正解があるわけではなく，そのゴールは「正しいこと」ではない。強いていうならば，ACPのゴールは本人と家族の「（心の底からの）納得」である。それは各人によって全く異なる。

　ACPにおける医療者の役割は「正解」を示すことでもないし，フォーマットに当てはめることでもない。患者が内省し，自分の価値観や人生観・死生観を確認するきっかけづくりとその後押し，判断材料としての医療情報の提供である。個々の患者を「彼らの正解」に誘うためには，十分な対話が不可欠である。

3 PERMAを尋ねてみる

　幸せという観点において，心理学者であるセリグマンが提唱した"PERMA"というフレームワークがある[5]。ポジティブ感情（P：positive emotion）を抱き前向きに生きると，人は幸福感を感じる。仕事・趣味など何かに真剣に取り組んでいる，フロー状態になったりする（E：engagement）と人は幸福感を感じる。よき家族，よき友人，よき同僚など良好な人間関係を構築できている（R：relationship）と人は幸福感を感じる。自分がやっていることに大きな意味・意義を感じる（M：meaning）と人は幸福感を感じる。目標をもち，それに向かっ

て邁進したり，達成したりする（A：acomplishment）と人は幸福感を感じる。

重症な疾患を患っている若年者などは「生きる」ことそれ自体に価値を感じるケースはもちろんある。そのような人々は「生きる」こと自体に強いエネルギーを込めており，無条件にそれを支える医療を施すことは当然である。しかし，そのような背景ではない大半の一般の人々においては，単に生きる，生存欲を満たすのみでは，「生きる」ことへの強いモチベーションが生まれにくく，そして社会的生物である人間らしい人生とはいえないと考える。単なる長寿から，PERMA を一つでも満たすような「生」へのシフトが望まれるのである。自ずと生きがいを感じるようになり，「生」にポジティブになり，それは同時に「死」への姿勢もポジティブになるのではないだろうか。ちなみに，PERMA それぞれの要素を有する人は死亡リスクが低いという疫学データもある[6]。

筆者は患者に，何に一番幸せを感じていて，この後の人生でどんなことをしたいのかという話題を交わしつつ，上記の項目を探るようにしている。ちょっとした雑談のなかからこれらの要素を把握できることは少なくない。多忙な外来で時間的に難しいとはいえ，雑談は重要である。

決して，PERMA を患者に無理強いするということではない。自分の価値観を確認するよい機会になったり，忘れかけていたことを思い出す機会にもなると考える。患者の残された生が少しでも輝くものになることを祈りつつの試みである。

例えば，慢性心不全患者との会話のなかから花を育てたり愛でたりするのが好きであるという一面を垣間見た場合，それによるポジティブ感情は心不全の病状に好影響を与えうること，人生にさらなる意味・意義を与えうるものであるとそれを称賛し，後押しする。ACP のゴールは心の底からの納得であるとすれば，その納得感を高める要素にもなる。花にまつわる作業は心不全のリハビリテーションにもなるし，その程度により心不全の経時的病状把握にもなる。

４ レジリエンスを高める後押しをする

「死」への抵抗感を緩和するために死に関して雑談をすることがしばしばある。例えば，死の定義についてである。死の定義というと哲学的でもあり，確たる正解はないだろうが，さまざまな考えがある。例えばデーケンは，以下のように死の４つの側面を主張している[7]。

- 心理的な死：生きる喜びの喪失
- 社会的な死：社会との接点の喪失
- 文化的な死：文化的な潤いの喪失
- 肉体的な死：肉体の喪失

つまり，われわれが通常「死」と考えている「肉体的な死」は「死」の一側面にすぎない。生きる喜びを失った人はすでに死んでいるし，社会的に孤立している人はすでに死んでいると解釈することもできる。これらはそれほどまでに重要

な要素なのである。そしてこれらは PERMA と合致する部分も多く，肉体的な死のみにこだわることの問題点を再認識させてくれる。肉体的に衰えたとしてもほかの3つの要素を有していれば，死の恐怖が和らぐことも期待できる。もっと死を大局的観点でみて，残された人生をより充実した「生」としてみるとよいのではないだろうか。

レジリエンスとは，困難や逆境に対処する力であり，ポイントはいくつかあるが，その一つが逆境への「視点を変える」ことである[8]。死の4つの側面とは，死を大局的にみる（視点を変える）ことによるレジリエンス強化策の一つともいえる。患者が心不全で著明に肉体的に衰えたとしても，心理的な生きる喜びや社会的あるいは文化的な活力を有していれば，それは「死」が間近というわけではないと解釈できる。それを説明することでわれわれ医療者は，肉体的衰弱を憂う患者を少しでも勇気づけたり，恐怖感を緩和しうる。患者のレジリエンス力強化法を医療者が身につけることは重要である。

外来通院患者であれば，毎回少しずつ話を進め，そして繰り返す。入院する機会があれば，時間の確保はしやすくなる。いずれにしても十分な対話をきっかけとして，本人が自分の残された生を意識し，そして PERMA や「生きがい」を言語化できるようになる。それを家族や周囲の人たち，そして医療者とシェアする。これが ACP の本質と考える。

─────────────【 文　献 】─────────────

1）日本循環器学会，日本心不全学会：急性・慢性心不全診療ガイドライン 2017 年改訂版. 2017.
2）総務省消防庁：平成 30 年版救急救助の現況；I 救急編.
　 https://www.fdma.go.jp/publication/rescue/items/kkkg_h30_01_kyukyu.pdf（2021年4月9日アクセス）
3）Metra M, Ponikowski P, Dickstein K, et al：Advanced chronic heart failure：A position statement from the Study Group on Advanced Heart Failure of the Heart Failure Association of the European Society of Cardiology. Eur J Heart Fail 9（6-7）：684-694, 2007.
4）Allen LA, Stevenson LW, Grady KL, et al：Decision making in advanced heart failure：a scientific statement from the American Heart Association. Circulation 125（15）：1928-1952, 2012.
5）Seligman MEP（宇野カオリ・訳）：ポジティブ心理学の挑戦；"幸福"から"持続的幸福"へ. ディスカヴァー・トゥエンティワン，東京，2014, pp33-42.
6）Rozanski A：Behavioral cardiology：current advances and future directions. J Am Coll Cardiol 64（1）：100-110, 2014.
7）アルフォンス・デーケン（Alfons Deeken）：よく生き よく笑い よき死と出会う. 新潮社，東京，2003, p112, pp168-169, p227.
8）カレン・ライビッチ（Karen Reivich），アンドリュー・シャテー（Andrew Shatt'e）（宇野カオリ・訳）：レジリエンスの教科書；逆境をはね返す世界最強トレーニング. 草思社，東京，2015.

（布施　淳）

呼吸器疾患のACP

1 呼吸困難を伴うため，息ができないことによる死への不安感・恐怖感などの精神的苦痛の緩和に努めながらACPを行う必要がある。

2 非がん性の呼吸器疾患では，二酸化炭素貯留による意識レベルの低下，本人の意思決定能力の低下が考えられるため，そのリスクを本人と支援者が理解し，共有できるようなACPが重要となる。

3 急性増悪を繰り返しながら，状態が徐々に悪化していく過程を経るため，急性増悪前のACPをはじめ，再び起こりうる増悪に備えた，繰り返しのACPを行っていく必要がある。

4 急性増悪時のCPRの判断では，本人や支援者が希望していない気管挿管や人工呼吸器の装着などに至ってしまうリスクがある。

疾患によるACPの特徴

1 COPD

　COPD（chronic obstructive pulmonary disease；慢性閉塞性肺疾患）は喫煙に起因した疾患であるため，診断直後から必要とされるACPは禁煙指導である。COPDの予後に関する説明の際には，喫煙を継続することで確実に余命が短縮されることを繰り返し伝える必要がある。

　また，慢性の経過をたどり，急性増悪を繰り返すなかで，生命の危機状態へ陥ることが多いため，急性増悪の入院時には必ず，次に増悪をきたした際のACPについて話し合っておく必要がある。1回目の急性増悪から次の増悪への間隔は，繰り返すたびに短縮され，少しずつ悪化の帰途をたどっていく。そのたびに，患

者と家族の予後への理解度を確認する必要がある。

　COPD などの慢性 II 型呼吸不全では CO_2 ナルコーシスを発症することがあり，その場合は呼吸困難感とともに，本人の意識レベルが低下し，意思決定が困難となることがある。そのため，急激な呼吸状態の悪化の際は気管挿管や人工呼吸器の装着などに関して，自身の意思決定が反映されないリスクがある。この点に関しても，急性増悪や入院時のインフォームドコンセントをきっかけに，患者の意思を事前に確認しておくことが重要である。

2　間質性肺炎

　間質性肺炎は，特発性肺線維症（idiopathic pulmonary fibrosis；IPF）や特発性器質化肺炎（cryptogenic organizing pneumonia；COP）などの慢性の間質性肺炎と急性間質性肺炎などの原因不明の間質性肺炎の総称である。慢性間質性肺炎の急性増悪は一般的に予後が不良であり，一度の急性増悪により死へ直結することも少なくないため，ACP が困難となることがある。急激な呼吸状態の悪化を呈するため，事前に ACP を行い，生命危機に陥るリスクを本人・家族に伝える必要がある。急変時は状態悪化が急激であるため，本人の希望しない気管挿管や人工呼吸器の装着に至ってしまうこともある。安定時に急変時の対応について ACP を行っておくことと，急性増悪時には気管挿管や人工呼吸器の装着など急を要する処置が迫っているため，限られた時間のなかではあるが，本人と家族への十分な説明と同意が重要である。

病状のプロセスと意思決定のタイミング

1　診断時

　慢性呼吸器疾患の病状の進行プロセスは，急性増悪を繰り返し，少しずつ呼吸機能が悪化していくなかで死に至るというものである。診断時に自身の呼吸の変化についてすでに気づいている人や，逆に，診断に至るまでに，酸素化が不良な状態に身体が慣れてしまっていて，自身の呼吸状態の変化に全く意識が向いていなかった人など，経過はそれぞれである。いずれにしても，伝えられた診断や治療に対して，初めから前向きに考えることができる人は少ない。ほとんどの場合はショックを受け，混乱した心理状態である。

　このときの ACP においてはまず，本人と家族に，病態について理解をしてもらうことが最重要となる。慢性呼吸器疾患は不可逆性の疾患であり，緩やかに病状が進行していき，急性増悪を繰り返して呼吸状態が悪くなっていくという今後の経過については，診断時の ACP として適切に伝えていかなければならない。また正しい病識をもち，今後の生活，生き方について考える機会となるような

ACPが必要とされる。呼吸困難の改善や予後について意識を向けてもらうという意味で、ACPのなかで禁煙に関して触れることも忘れてはならない。喫煙を続けることは呼吸困難を増悪させるだけでなく、余命にも大きく影響することを伝える。

② 酸素デバイス導入時

慢性呼吸器疾患では、在宅酸素療法や在宅での非侵襲的陽圧換気（noninvasive positive pressure ventilation；NPPV）などの酸素デバイスを使用する患者が多いが、デバイス導入時もACPの好機といえる。各デバイスを導入するタイミングで、今後呼吸機能が徐々に悪化し、病状が不可逆性に進行していくことや、増悪を繰り返すと生命危機のリスクに陥る可能性があることを説明し、一定の理解を得ておくことがその後の病状の受け入れの際に重要となる。

デバイスの導入に関してはボディイメージの変化への嫌悪感をもつことが多いが、通常、呼吸困難感は改善するため、楽になったという実感があるときにタイミングよくACPを行うことがポイントである。在宅酸素の導入時は機器の説明をするなかで、生活環境を含め、じっくりと患者と向き合い、話を聞く機会となることが多い。仕事や家庭環境などこれまでの生活や、今後の生き方など、デバイスの導入による諸問題に関連したコミュニケーションから、その人の全体像が映し出される。酸素デバイスを装着しながら生きていくことへの思い、いらだちや不安、拒否感など、マイナスの感情があれば思いを吐き出してもらうことは大切である。思いを吐露した後、今後どのように社会とかかわるかも考えていかなければならない。仕事や家事は誰から援助を受けて、どのようにして続けていくのか、希望があれば患者会などへの活動の参加を促すのもよい。

また、デバイス導入と同時に、難病認定の申請や介護保険の使用を開始するなど、社会資源を活用し始めることも多いため、ソーシャルワーカーなどと協働しながらACPを行っていくこともできる。援助者はさまざまな背景をもつ患者に対して、最適なACPを展開できるよう情報を集め、社会資源や支援者を見極めていかなければならない。

③ 急性増悪時

慢性呼吸器疾患は感染などを契機に急性増悪を起こすことが多い。患者は呼吸困難や咳嗽、喀痰の増加などの症状に苦しんでいる状態であり、またCO_2ナルコーシスを呈している場合には意識レベルが低下しACPが困難なことがある。自身のACPに少しでも主体的にかかわることができるよう、十分な症状緩和がなされる必要がある。意識レベルの低下などで本人のACPがままならない場合は、本人の気持ちを深くくみ取り、医療的な問題とすり合わせて、最適な意思決定がなされるように代理意思決定者も適切に選定されるべきである。

間質性肺炎の急性増悪などでは急激な呼吸状態の悪化により，数日で死に至ることもある。そのため，速やかなACPが必要とされる。事前にACPを行っていない場合などでは，呼吸困難で苦しんでいる患者と，患者の急変に動揺している家族に早急な意思決定を迫る必要がある。気管挿管や人工呼吸器の装着など，そのリスクや予後の理解も十分にできないまま処置に至ることがあるため，急変時もできるだけ本人と家族が現状と今後考えられる展開を理解し，最善に近い形でACPが行われるよう援助していくことが重要である。

4 急性増悪を脱した時期

気管挿管や人工呼吸器装着などの積極的な治療を受け，生命危機を脱した後には折をみて，再度起こりうる急性増悪についてACPを行うことが望ましい。患者は一番苦しい時期を乗り越えたが，その症状や治療により，心身ともに疲弊・衰弱していることが多いため，回復に向けた心理面へのケアを十分に進めながら，ACPを行わなければならない。患者や家族と共に今回の経過について，できれば多職種協働で一緒に振り返ってみてもよいだろう。そもそも急性増悪を予防するにはどういう行動が必要か，具体的に自宅で改善しなければならないことはないかなど，環境調整から基礎体力づくりまで患者・家族と共に考えてみることもできる。今までの生活で何か感染を引き起こすような要因がなかったか，感染予防行動は十分にできていたかなどを振り返ってみてもよい。また今回，急性増悪が発症した当初，いつもよりも苦しいと感じたときにどのように行動したか，家族や地域からどのようなサポートがあればスムーズに受診ができたかをソーシャルワーカーと共に考えてみるのもよい。処方された内服薬や吸入薬等は指示どおりに投与できていたか，できていなければどうすれば正確に飲めるようになるのか，飲み方が複雑なのであれば用法を変えることはできないかなどを薬剤師らと共に考えてみてもよい。そのような振り返りを行っていくなかで，疾患や今後の生き方，生活の仕方について捉え直すことができ，患者・家族の心のもち方も大きく変化し，次の急性増悪に備えたACPが展開できると考える。

求められるACP支援のあり方

呼吸器疾患には特有の心理状態がある。他者には理解しづらい呼吸困難による苦しさ，在宅酸素療法のデバイスを装着しながら外出するときの人に会うつらさ，少しの動作でも呼吸困難が出現することによる活動量の低下に対する自分や他者への嫌悪感，この呼吸のしづらさが一生続くことへの未来への悲嘆などである。

このようなさまざまなつらい気持ちを抱えながら生活をしているなかで，呼吸器疾患患者の価値観は複雑に形成されていく。怒りを家族にぶつける患者もいる。

怒りとして表現できずに精神的な障害をきたす患者もいる。しかし病気を前向きにとらえ，患者会などで友好の場を広げ，人生を謳歌している人もいる。医療者をはじめ，支援者はこのような複雑な価値観のなかにいる患者の気持ちに寄り添い，タイミングを察知して，適切な ACP ができるようにかかわる必要がある。

1 呼吸困難の理解と心理面の理解

呼吸困難による行動制限，ADL の低下は仕事や役割の遂行を妨げる。外交的でアウトドアが好きだったという人も，呼吸困難による行動制限や酸素デバイスによるボディイメージの変化により，家の中に籠る生活スタイルに変えざるを得なかったり，交友関係も減ってしまうというようなケースも多い。生活，行動範囲が徐々に狭小していくなかで，精神面へも影響を与え，自己の存在意義や生について考えるようになり，抑うつ状態になる患者も少なくない。また，呼吸困難という苦痛は死を連想させる苦しみである。呼吸ができない，息が吸えないという恐怖に対して，援助する側はその苦痛に寄り添っていかなければならないが，その恐怖は他者が容易に想像したり，共感したりできるような単純なものではない。

それまでの生き方，家族との関係，大事にしていることなど，さまざまな事象が病んでいる人の心に影響し，呼吸困難をはじめとした症状の大小にかかわってくる。不安や悲嘆の増大による心理的負担は直接的に呼吸困難の増強につながる。援助者はそれらのことを十分に理解したうえで心理面の把握に努め，リラクゼーションや薬物療法などを用いながら，症状の緩和を図る。呼吸困難による苦痛の緩和と精神面への援助が最大限にできるよう介入していく必要がある。

2 慢性呼吸器疾患患者の予後は予測が難しい

酸素デバイスを装着しながら，活動量を減らし，自分自身の人生観・価値観を見直しながら葛藤し，遂に自分を納得させ，自宅での療養を続けていく。そういった細々とでも，酸素デバイスに頼りながら日々の生活を営むことができているなかでは，呼吸困難は永続的であることは想像できるものの，急激な死というものは患者自身も家族もイメージがしにくい。

しかし，感染を契機として急激に増悪すると，一気に呼吸状態が悪くなり，急な死に至ることが多く，そういった意味で，慢性呼吸器疾患患者の終末期は予測が困難である。そのような経過をたどっていくことを，普段の，状態が落ち着いている段階で患者に認識させることは非常に難しい。そのため，急性増悪を起こした後，急性期を脱した際には増悪時のリアルな苦しさを忘れてしまわないうちに，次の急性増悪に備えた ACP，また生命危機のリスクに関する ACP を行っておく必要がある。再び起こりうる急性増悪に対して，必要以上に不安をあおる必要はないが，生命危機のリスクがあることを十分に伝え，理解を得なければなら

ない。特に人工呼吸器装着に関しては，慢性呼吸器疾患患者はもともとの肺の状態から，離脱が困難になることが多いため，事前に十分な理解を得ておくことが望ましい。

③ 呼吸困難がある患者の終末期

慢性呼吸器疾患患者における終末期では，少しの会話で激しい咳嗽が誘発されたり，寝返りなどの軽労作で呼吸困難が増強する場合もあるため，十分な症状緩和を行ったうえで ACP がなされる必要がある。併せて，不安や悲嘆などの精神面への介入も重要となる。呼吸困難が強く，死への不安・恐怖が強いままでは患者も家族もよい意思決定ができないため，薬物療法などでできる限り苦痛・不安を取り除いたうえで ACP が展開されるべきである。

呼吸困難に対する薬物療法としては，モルヒネの使用がエビデンスレベルとして「強く推奨」とされている。『COPD（慢性閉塞性肺疾患）診断と治療のためのガイドライン 2018』[1] では，「進行した COPD 患者に対してモルヒネはその効果が確認されており，投与量を適切にコントロールすれば呼吸抑制の問題はほとんど発生しないとされる」とある。しかし，がん患者に対する麻薬の使用と比べて，非がん患者に対するモルヒネなどの麻薬の使用に関しては，まだまだ医師のなかでも温度差があり，呼吸抑制などの有害事象を懸念して，積極的に使用されない場合も多い。医療者は，できるだけ苦痛が少ないなかで ACP を行うことが重要であると認識したうえで，十分に協議し，緩和ケアを行う必要がある。

疾患の診断時，急性増悪から脱した後など ACP を行う好機であるが，いずれのときも患者自身の「自分はどのようにしたいのか」「何を望んでいるのか」「死をどのように考えるのか」といった心の奥深い部分に向き合うことが究極の作業となる。例えば，「呼吸困難を抱えて生きている自分は，どのような経過をたどって死にたいのか」「人工呼吸器に一生装着されたままでも，できるだけ長く生きたいか」などである。本人は自然な死を望んでいるのに反して，家族が人工呼吸器の装着を強く望む場合もある。「機械につながれて生かされるのはいやだ」と言いながら，実際に死が目の前に迫り，呼吸ができない状態になると，人工呼吸器につないでほしいと気持ちが変わる場合もある。本人と家族が現状と予後を十分に理解し，思いをできるだけ表現して，本当に望んでいる ACP を展開できるように介入していく必要がある。

死がまだ遠くにある状況においても，また，生命危機にあり意思決定が迫られている状況にあっても，支援者はその苦しさを深く理解してかかわっていかなければならない。そのなかで，患者の苦しみをいたわる声かけができる。

ACP はいざというときのための事前の合意形成であるため，支援者は患者と家族の状況を想像しなければならず，それは大事なプロセスではあるが，相当に心に負荷のかかる作業である。支援者もそのような負荷を理解しながらかかわる

必要があり，このような場面でのコミュニケーションスキルは重要である。呼吸困難が強い患者，死への恐怖を抱いている患者にどのような声かけをすれば，自身の気持ちを表現してくれるのか。家族も患者自身でさえも気づいていないような，心の奥の小さな思いを引き出すにはどのようなコミュニケーション，どのような介入プロセスが必要なのか。その人その人に合った方法を考え，アプローチしていかなければならない。死へ近づいている患者に寄り添い，小さな気づきを支援者で共有することも重要である。

─────────────────── 【 文 献 】 ───────────────────

1）日本呼吸器学会・編：COPD（慢性閉塞性肺疾患）診断と治療のためのガイドライン 2018. 第 5 版, 日本呼吸器学会, 東京, 2018, p117.

（井関久実）

4 慢性腎臓病のACP

> ACPのポイント

1 慢性腎臓病では療養期間が長期にわたるため，病状の進行（重症度分類のステージ）に応じてACPを計画する。

2 転院や退院の際の情報共有や連携を密にし，ACPの適切なタイミングを見逃さない。

3 治癒が見込めないことなどによる患者・家族の無力感や諦観を理解し，本音を引き出す。

4 どのような死を選択するかに直結している自己管理や生活の再構築とACPとを並行して進める。

5 透析療法や定期的な受診などの機会を生かしてACPを進める。

疾患によるACPの特徴

慢性腎臓病では緩解・悪化を繰り返しながら最終的に末期（透析）に至るが，特に糖尿病性腎症などでは，30〜40代で高血糖を指摘され，幾度も指導・教育を受けながら数十年という長期にわたる療養生活を送っている患者も少なくない[1]。

長期にわたる療養生活では，医療施設や担当者もたびたび変わることがあり，いつ，だれが，何を，どこで行うかなどの判断がより難しくなる。またその間に，家族や経済的基盤を失ったり，代理意思決定者が病気になるなど，人間関係や状況が変化して意向が変わることも少なくない。

慢性腎臓病の重症度分類（**表Ⅳ-4-1**）でみると，慢性腎臓病早期では，自己管理などによって悪化や合併症を防ぐこと，さらには透析導入を遅らせることが

表Ⅳ-4-1　慢性腎臓病の重症度分類

原疾患	蛋白尿区分		A1	A2	A3
糖尿病	尿アルブミン定量 (mg/日) 尿アルブミン/Cr比 (mg/gCr)		正常	微量アルブミン尿	顕性アルブミン尿
			30未満	30〜299	300以上
高血圧・腎炎 多発性囊胞腎 移植腎・不明・その他	尿蛋白定量 (g/日) 尿蛋白/Cr比 (g/gCr)		正常	軽度蛋白尿	高度蛋白尿
			0.15未満	0.15〜0.49	0.50以上
GFR*区分 (mL/分/ 1.73m²)	G1	正常または高値 ≧90	●	●	●
	G2	正常または軽度低下 60〜89	●	●	●
	G3a	軽度〜中等度低下 45〜59	●	●	●
	G3b	中等度〜高度低下 30〜44	●	●	●
	G4	高度低下 15〜29	●	●	●
	G5	末期腎不全 (ESKD) <15	●	●	●

重症度：原疾患・GFR区分・尿蛋白区分を合せたステージにより評価する。
死亡，末期腎不全，心血管死亡の発症リスクは，●を基準に，●⇒●⇒●の順にステージが上昇するほどリスクは上昇する。
＊GFR：糸球体濾過量
（KDIGO CKD guideline 2012. を日本人用に改変）
（日本腎臓学会・編：CKD診療ガイド2012. 東京医学社，東京，2012, p3. より引用）

目標となる。そこで，今後についてインフォームドコンセントを行う際も「透析という方法が残されているが，できるだけ今の生活を続けられるようがんばりましょう」というスタンスでの説明が多くなる。患者・家族にとっては，長い療養期間では先も読みにくく，治癒しないこと，緩解や悪化を繰り返しながら末期に至ることを理解すればするほど明るい未来は描けない。

　透析導入期に入ると，たとえ患者にどのような思いがあっても実際には透析を受けないという選択はない。これが患者・家族の「諦め」や「受け身意識」を強めることもある。「とうとう透析になってしまった」とうつむきがちになる患者・家族を前に，医療者側も，どう前向きに支援していけるかを考え，できるだけ「よりよい透析ライフ」に向けて援助したいという姿勢でケアにあたるため，終末期や死に関する話題は，不安の強いこの段階では意識して避けられたり後回しになりがちである。

また外来維持透析に移行後は, 医療者側には忙しい業務のなか「今でなくても」という思いが, 一方, 患者側には「週3日通院しているからいざとなっても何とかしてくれるのではないか」という漠然とした安心感や, 先のこと (死) はまだ考えたくないという気持ちも手伝って, 放っておけばACPはどんどん後回しになる状況がある。

病状のプロセスと意思決定のタイミング

長期にわたる療養生活を伴う慢性腎不全患者・家族にとっては, 何事も「初回」こそが, ショックを受けつつも健康や治療に関心が高まる重要ポイントである。その後の治療などの受け入れや自己管理にも影響するため, 初診時, 初回導入時, 初めての教室参加時などのタイミングを逃さない適切な支援が重要となる。

症状のプロセスでみると, 自覚症状もなく健康だと思っていた段階で何らかの異常が起こったことを知る健康レベルの高い時点は, 「今後の人生をどう生きたいか」「そのために今何をどう捉え, どう選択していけばよいか」などACPに影響する基本的な価値観等について, 家族や医療者を含めて共に考える好機であり, 指導や説明の際のきめ細やかな対応がその後の人生に大きく影響する。

ステージの進行により, 次の段階の治療の説明や自己管理の具体的な振り返りを行う際もACPを進める好機といえる。しかしステージが進行し, 「がんばってきたのに」と気落ちしたり, ショックを受ける患者・家族も少なくないため, 話し合いの準備ができているかなどの注意が必要である。

退院時や在宅療養への移行時は, 患者・家族はその後の生活に関する手続きや手配・調整などやるべきことも多く, 心身ともにあまり余裕はない。しかし, 外来維持透析も安定し, 徐々に通常の生活を取り戻し, 透析が日々の一部となるような生活の再構築が進むにつれ, 週3回の透析時はACPを含めた話のきっかけづくりの好機となる。

求められるACP支援のあり方

1 慢性腎臓病で求められる意思決定の内容[2]

慢性腎臓病で求められる意思決定には, 自己管理, 役割調整, 悪化に伴う治療の選択や時期, 急変時・終末期への準備など, いくつかポイントがある。

自己管理は, 体液過剰による心不全や高カリウム血症による心停止, 透析不足による尿毒症などに大きく影響し, 死に直結する。どのような死を選択するかに等しい側面をもつ自己管理について, 何をどう具体的に生活に取り込んでいきた

いか，またはどのような生活の再構築が可能かという意思決定支援とACPを並行して進めることが大切である。また自己管理や生活の再構築には，本人だけでなく重要他者を含めた，社会人や家族の一員としての役割変化をどう調整していけるか，または調整していきたいかという意向も重要となる。

さらに，病状が進行すると，血液または腹膜透析療法や腎移植等の医療に対する可否や時期などについての意思決定が求められる。その際にも症状悪化や急変時，誰にどう対処してほしいかということなどの確認がなされるが，ここに至るまでに自己管理や役割調整についての検討が進み，透析開始後を含めた生活の再構築の見通しがある程度たっていることが，その後のACPを進めていくうえで非常に重要となる。

そのうえで維持透析が安定したころを見計らい，最期はどこでどのように誰と過ごしたいか，またどこまで透析（延命処置を含む）を続けるかなど，最期を迎える準備を進めていくこととなる。

② 意思決定支援の現状

ACPを進めるにあたり，最も重要なのは本人の意向（本心）を理解することであるが，慢性腎臓病では，長期療養による状況変化だけでなく，日本的な「死に関する話題」に対するタブー視，「自分の気持ちより周囲に合わせる」文化や，「医療（者）への不信感」などが折り重なって，患者の本心をつかみにくい現状がある。

1）医療者側の思い込みやタブー視

ACPについてよくいわれることだが，日本では特に，病人やその家族に対して死に関する話をすることに抵抗を感じる人は少なくない[3]。それは慢性腎臓病となり死を意識することの多い患者・家族だけでなく，医療スタッフにおいても同様である。

そこには医療者自身の死生観が反映されている場合（終末期になったらもう終わりなどというイメージ）も少なくない。例えば，患者から「来年の今頃はもうこの世にいないかもしれない」などの言葉が聞かれたとき，死に対するタブー視や不安があると，つい「そんなことありませんよ」などと否定しがちである。しかしそれでは，患者はせっかく言葉にしようとした思いを飲み込んでしまう。ACPは改まった場所や時間だけで行われるのではない。このようなときにこそ，「なぜそう思われたのですか」と日常のさり気ない会話のなかで患者の思いを受け止めることが大切なのである。

2）患者の本心に近づく

「自分が本当はどうしたいのかなんて考えたこともなかったです」と話してく

れたのは，透析導入となったAさん（70代・男性）である。そもそも仕事でも
家庭でも自分の役割を第一に考え，自分の希望ややりたいことなどは二の次だっ
たという。慢性腎臓病の悪化で入院となり，家族は在宅を希望していたにもかか
わらず，Aさんは「退院後は施設に入りたい」「最期まで一人のほうが気楽でいい」
と意思が固いようだった。しかしその後，看護師とのACPのやりとりのなかで，
たまたま外来でほかの家族が介護の大変さを話しているのを耳にし，「自分もい
ずれ家族にそんな負担をかけるのか」「あんなふうに言われるのか」とショック
を受けたことや，もともと自己管理不足で透析になり家族に迷惑をかけたと思っ
ていたこともあり，「どうしたいかと聞かれ，家族とは暮らしたくないと答えて
いましたし，それが自分の本心だと思っていた」と述べた。

　そこで看護師からは，家族の負担を減らすためのサービスや費用（ほとんどか
からないこと）について，家族からは，迷惑ではなく親孝行ができるチャンスで
もあることなどについて，時間をかけて話し，Aさんはようやく蓋をしてきた自
分の気持ちに気づいた。後日「家に帰れて家族もうれしいのだとわかり，ホッと
しています」と笑顔を見せた。

　日本では，個人の意思より周りの思いや状況を優先する傾向がある患者も少な
くない。それぞれの文化に適したACPの進め方が重要である。患者には，本心
を話しても誰かに迷惑がかかることはなく，むしろ本心を見つめてもらうことで
何ができるかを皆で話せるようになり，それが皆の安心感や喜びにつながること
を納得できるように話すことが大切である。

3）患者の思い（心の傷）を理解する

　2人の息子の母親である60代のBさんは，30代で高血糖や高血圧が発覚し，
生活指導を受けるも放置した結果50代で末期に至った。糖尿病性腎症を原疾患
とした透析患者では珍しくないパターンである。看護師の声かけにも最初は気が
進まないようであったが，ポツリポツリと話し始めたところ，この間，何十回と
教育・指導を受け，そのたびに，自己管理ができなかった，あるいは誘惑に負け
ただめな自分という自尊感情の低下があったこと，自分のせいで透析になって家
族にも申し訳ないという負い目や，幾度も選択を誤ってきたという後悔など，さ
まざまな思いを抱えてきたことを話してくれた。そして，それに拍車をかけてB
さんの心を深く傷つけたこととして，「患者指導とはできなかった点を指摘する
こと」と思っている医療者や，「だめな人」というレッテルを貼る人たちがいた
ことなどについて話が及んだ。

　幾度も傷ついたBさんの思いを受け止め，できた点は一緒に喜び，できなかっ
た点は一緒に対策を考えているうちに，「だめな母親だからどうせ嫌われている」
と，寄せつけなかった息子にも声をかけ始め，この段階ではどうしたいか，息子
には何を依頼できるかなどの具体的な話を進めることができた。

4）心のバリアをつくらせない

　Cさん（70代・女性）は，ある看護師には「一人で暮らしたい」と言い，あるときは「やはり息子の世話になりたい」と言う。面談中は看護師の意識をほかに向けたいときにだけ質問をし，「看護師さんの説明は本当にわかりやすい」などと感心したように言うが，全く聞いていない。当然，計画は進まない。話を聞きにいくと，「看護師は私（Cさん）のためでなく自分のために来るだけ」「適当に合わせているだけで本心は話せない」と言う。

　Cさんは結局，独居在宅となった。本当は息子の世話になりたかったが嫁と折り合いが悪く，どうせ断られるなら初めから一人暮らしを選択したほうがいやな思いをしないですむと思っていたようだった。

　たとえ笑顔を見せていても，いったん心のバリアをつくらせてしまうと，どの医療者にもなかなか本心を見せなくなる。

5）患者の意思と医療のギャップを把握し，その原因についてアセスメントする

　長期の療養生活を送る患者・家族にとっては生活や生きがいが最優先課題であり，しばしば最適な治療を目指す医療者とギャップが生じる。特に透析療法は死ぬまで続けなければならないため，開始時のインフォームドコンセントは最も重要といえる。

　妻と2人暮らしであった60代のDさんは，「好きなものを好きなだけ食べて飲んで早く死にたい」とよく話していた。「透析など自分は認めていない」「こんな人生は自分らしくない」「死んで楽になりたい」と訴えて，たびたび透析（来院）を拒み，体液過剰で呼吸困難を起こしては緊急入院を繰り返していた。

　Dさんは初回透析時も呼吸困難で倒れ，驚いた妻が救急車を呼び，本人は意識不明のため妻の同意で緊急透析となった経緯があった。

　最初は妻に協力を得て二人三脚でと考えたが，妻が医療者と結託し自分を縛ろうとしているなどの暴言がDさんから増えたため，妻への負担を考慮し医療者中心で対応することとした。

　やがて透析拒否の理由として，開始時の穿刺が怖いこと，透析中に神経麻痺のある下肢が痛むことをはじめ，友人と楽しい時間を過ごすことが生きがいなのに「これは食べていいとか，食べてはいけないとか」考えていては生きている甲斐がないという話から，医療者に対する不信感や「自分は生きる価値がない」という思いに至るまでを知ることとなった。

　Dさんの気持ちを一つひとつ教えてもらいながら解決法を探すと同時に，いかに透析がDさんの身体を楽にするか絵を描いたりなど示しながら説明した。一方，医療者側で解決できないことはDさんに考えてもらった。その結果Dさんは，「今日は（自己管理を）がんばったから3時間でいいよな」などと言いながらも通院するようになった。

Dさんはもともと「太く短く生きる」人生観をもっていたうえ，妻の同意で透析が始まったことがネックとなっており，受け入れに時間が必要であった。最善の医療と患者の思いのギャップが生じた際は，患者（できれば家族も含め）と一緒に，どのようなギャップが生じているのか，その原因は何かを検討したうえで，医療者側が提供できることを明確にしていくことが重要である。そこで大切なのは患者・家族主導で語ることである。自分の言葉が尊重されなければ，どんな医療者側の思いや情報も届かない。

同時に医療者はACPを進めるにあたり，患者・家族にとって医学的判断が最優先にならないことも理解しておく必要がある。

慢性腎臓病では，長期にわたる療養生活でのさまざまな経験や不安から，患者・家族は今何を最優先すべきか，今後はどうなるのかなど，自分自身の思いも含めて揺れ動く。ACPを進めるにあたり，何が障害となっているのか本人すらわからないことも少なくない。サポートする側は，まず自分自身の死生観を見つめ，同時にゆっくり時間をかけて患者・家族の言葉に耳を傾け，患者・家族の人生観・価値観を尊重しつつ，その意向の実現に向けたプロセスを支援することで，タイムリーな介入や真に恩恵をもたらすACPへとつなげることができると考える。さらに慢性腎臓病の最終段階ともいえる透析期は同じクリニックに週3回通院するため，ホームドクターやホームナースのような関係づくりのチャンスでもあり，改まった場ではなく日常のケアをとおしてACPを進める好機となる。

【 文 献 】

1）日本透析医学会統計調査委員会：わが国の慢性透析療法の現況. 2013.
https://docs.jsdt.or.jp/overview/pdf2014/2013all.pdf（2022年6月20日アクセス）
2）NHS：Advance decision. Advance Care Planning；A Guide for Health and Social Care Staff, The University of Nottingham, p4.
https://www.stlukes-hospice.org.uk/wp-content/uploads/2017/06/ACP-Guide-for-Health-and-Social-Care-Staff-.pdf（2022年6月20日アクセス）
3）厚生労働省：人生の最終段階の決定プロセスに関するガイドライン. 2018.
https://www.mhlw.go.jp/file/04-Houdouhappyou-10802000-Iseikyoku-Shidouka/0000197701.pdf（2022年6月2日アクセス）

（宿利真由美）

脳血管障害のACP

疾患によるACPの特徴

　脳血管障害は，ある日突然発症し，生命危機に陥る。そして，運動機能障害や言語障害など多岐にわたる障害が残ることが知られているにもかかわらず，事前に脳血管障害になったらどうするかを考えている人は少なく，発症後に戸惑う患者・家族が多い。また，脳血管障害発症後は，生命の危機に陥るだけでなく，長期にわたるリハビリテーションや療養生活を余儀なくされ，患者・家族の生活は一変する。そのため，脳血管障害患者に対するACPは，患者だけでなく家族も含めて，長い経過のなかで繰り返し実践していくことが求められる。

　本稿では，発症直後の「急性期」，リハビリテーションにより回復や生活の再構築を目指す「回復期」，再発予防に努め生活を維持する「維持期」に分け，脳血管障害を抱える患者のACPの特徴を述べる。

1 急性期

　急性期の ACP の特徴は，突然の発症により患者自身が意思決定にかかわる判断能力を失ってしまうことである。場合によっては，生命の危機に陥り，患者自身での判断が困難となる。そのため，ACP の基本である「事前に患者自身が選択する」ことが困難になる場合が多く，家族が患者の代わりに判断を迫られる。特に，家族による代理意思決定の場合は，判断に迷いが生じやすい。患者が事前に意思を表出していても，危機的状況に陥っている患者の姿や救急現場の慌ただしさを目の当たりにすると，これまでの患者の意思に反して，直感的に選択をしやすい傾向がある。

　また脳血管障害の急性期治療，特に外科的治療においては，時間的な制限を伴うことが多い。そのため時間的な猶予がなく，患者・家族は，限られた情報や時間のなかで判断を求められることが急性期の ACP の特徴といえる。

2 回復期

　急性期を脱した後，患者は失った機能回復を目指し，長期にわたりリハビリテーションに取り組むことになる。患者の日常生活は，生じた障害により一変し，他者の援助が必要となることが多い。また，脳血管障害後に生じる障害の一つである高次脳機能障害は，身体的障害がない，もしくは軽度な場合も多く，「見えない障害」であるといわれ[1]，外見からわかりにくいだけでなく，本人や周囲の人も気づきにくいという特徴がある。そのため，高次脳機能障害が生じると，患者の認識や判断能力が低下するだけでなく，医療者や周囲の人が患者に対して誤った認識をもってしまうこともあり，ACP の実践に難渋しやすい。

　回復期は，生じた障害を患者が受容していく過程にもあたる。障害の受容を考慮し，ライフスタイルの選択だけでなく，再発防止のための生活の見直しや，再発時の治療選択など，多岐にわたり検討を求められるのが回復期の ACP の特徴といえる。

3 維持期

　維持期は，患者が再発予防に努めながら，新しい生活を維持していく時期にあたる。また，維持期は非常に長期にわたる。そのため，脳血管障害の発症時期にもよるが，発達段階の変化とともに，新たな生活の選択をそのつど検討を重ねていくことが維持期の ACP の特徴といえる。

　それだけでなく，脳血管障害は再発を繰り返すことが多く，来たる再発に備えた ACP が求められる。脳血管障害の再発を繰り返すと徐々に判断能力が低下する。そのため，患者の判断能力が保たれているうちに，再発時の治療選択や，延命治療の選択，今後の生活の場など多岐にわたり，患者・家族と医療者において

検討していくことが求められる。

　新たな生活を維持していくうえで，患者の意思は変わることが多い。患者の生活のなかで変化していく価値観を大切に，これまで作成していた ACP を作り直していくことが維持期の特徴といえる。

病状のプロセスと意思決定のタイミング

　脳血管障害における病状のプロセスは，大きく分けて，以下の 3 つとなる。
① 発症直後の治療段階にあたる急性期
② リハビリテーションを受けて機能回復に努める回復期
③ 新たな生活を維持していく維持期

1 急性期

　急性期における病状のプロセスの特徴としては，突然の発症と重篤化があげられる。場合によっては，急激に命の危機に陥ってしまう特徴がある。命の危機を脱した後も，急性期は症状が不安定であり回復や悪化を繰り返し，治療をとおして症状の安定化を図っていくプロセスをたどる。このように脳血管障害の急性期は，患者を取り巻く環境が不安定かつ劇的に変わってしまう時期であるといえる。そのため，急性期における意思決定のタイミングは，まさに突然の発症や急激な症状の悪化に対する，治療方針の決定時である。このタイミングは，生死の境にある患者もおり，延命処置を含めた治療方針の決定も迫られる。

2 回復期

　回復期における病状のプロセスの特徴としては，症状の安定化と専門的なリハビリテーションをとおした機能回復過程であることが挙げられる。また，精神面では，脳血管障害によって患者に生じたさまざまな障害に対して，葛藤を繰り返し受容していく特徴がある。そのため，回復期における意思決定のタイミングは，症状の安定化と障害の受容ができたときであるといえる。患者の障害の程度や回復の見込みによって，今後の生活は大きく異なる。また，生活の再構築の検討には，患者の障害受容が大きく影響する。

　そのため，回復期の意思決定のタイミングは，リハビリテーション開始時から，回復の程度や障害の受容状況に応じて変化する。身体面・精神面の両方を鑑み，意思決定を行うことが必要であり，意思決定を急いではならない。

3 維持期

　維持期における病状のプロセスの特徴としては，長期間にわたり安定した状態

が続くことが挙げられる。この時期は脳血管障害発症後，一番長く落ち着いた時期であるとともに，再発予防のための行動を維持していくことが求められる。そのため，維持期における意思決定のタイミングは，新しい生活の開始時期から，脳血管障害の再発前にかけての長期にわたる。

特に，初発時と違い再発時について患者が考え決定する時間をもつことができるため，新たな生活を維持できるようになったタイミングで，再発に備えた意思決定を行う必要がある。また，この期間は長くなるため，患者の人生における新たな課題に直面したときや，課題克服に向け生活の見直しをするときに，そのつど意思決定が求められる。長い維持期を過ごすうち，人生の課題や価値観の変化によって，患者の意思は変化していく。そのため，維持期では，価値観の変化や新たな課題に直面したときが意思決定のタイミングといえる。

求められるACP支援のあり方

脳血管障害患者のACP支援は，病期や障害の程度によって，対象や支援の内容が大きく異なる。特に脳血管障害では，患者の判断能力が低下することや代理意思決定が求められることが多くなる。家族が代理意思決定をした場合，家族は選択した結果に対して，自責や後悔の念にかられる。また，患者が満足する選択ができないこともあり，もどかしさを感じることも多い。そのため，どの時期においても医療者は，患者・家族の思いを傾聴し寄り添っていくことがACP支援の基本姿勢として求められる。

1 急性期

脳血管障害は，ある日突然に発症し，それまでの生活が一変する。患者・家族は「まさか？」「死んでしまうのか？」という思いが頭の中をかけめぐる。患者が意識障害を呈した場合は，ACPに必要な判断能力を失ってしまい，家族による代理意思決定が余儀なくされる。特に急性期は，治療選択における時間的な余裕は少なく，患者・家族は混乱のさなか限られた時間や情報のなかで命にかかわるさまざまな選択をしなければならず，精神的な負担が大きい。家族によっては，患者が生命の危機的状況にあることの受け入れができていないなかで，重大な選択を迫られることになる。そのため，急性期のACP支援として，患者・家族が限られた時間や情報のなかで，納得のいく選択ができるよう情報提供を行うことが求められる。しかし，情報を過剰に提供することは避けなければならない。人は情報が過剰になると，与えられた情報を正しく判断できなくなるといわれている。危機的状況にあるなかでの過剰な情報はかえって，納得のいく治療の選択の妨げになりかねない。特に看護師は，患者・家族と話をする機会が多く，医師の

説明の補足や情報の整理を患者・家族に行うことがある。患者・家族の気持ちの整理を行いながら，混乱している状況のなかでも理解できる言葉を選択し，情報提供することが重要となる。

また急性期では，刻々と状況が変化していくため，患者・家族は直感的に選択しやすい傾向にあるだけでなく，医療者も合理的な判断からずれてしまいやすい。これは，急性期の意思決定ではよく起こることであるため，医療者は，自分たち自身も合理性を欠きやすいということを認識し，冷静に対応することがACP支援に求められる。

急性期の危機的状況に陥っている患者・家族のACPでは，医療者からの説明内容が理解できても，不安や迷いなどにより，なかなか決断できないことが多い。特に代理意思決定においては，延命治療など命にかかわる選択を求められたときによく起こる。不安や迷いなどにより決断できないことは，誰しも起こりうることである。看護師は，患者・家族の揺れる気持ちを受け止め，患者・家族が決断できるようそっと背中を押すことも，急性期の重要なACP支援といえる。

2 回復期

患者や家族は，機能回復のためのリハビリテーションに取り組みながら，生活の再構築だけでなく，病気の再発や症状の悪化についての不安を抱く。看護師は，患者・家族が今後どのように生きていきたいかについて，多職種で一緒に話し合う必要がある。患者・家族によっては，今の状態を維持したいという思いや，起こりうる新たな危機から目をそらそうとすることもある。看護師は患者が後悔しないよう，生活の再構築や再発時にどうしたいか話し合う場をもつことの必要性について，患者・家族に伝え，互いに向き合えるよう場を整えることが回復期のACP支援の第一歩となる。

回復期のACP支援を行ううえで，障害受容の支援も重要となる。障害受容は障害の背景に加え，個人の信念・期待・態度・経験・価値判断によるところが大きい[2]といわれており，生活の再構築に向けたライフスタイルの選択において大きく影響を及ぼす。患者の発達段階によっては，家庭復帰や社会復帰が重要課題となる。障害の程度によっては，これらの課題克服が困難なこともある。患者には，生じた障害に向き合い，受容し，今後どのように生きていくか検討を重ねることが求められる。そのため，回復期のACP支援では，患者の障害に対する受容の支援を行うことも必要となる。看護師は，患者の社会的な背景を把握し，関係各所との連携や調整を図ることがACP支援として重要となる。

また，高次脳機能障害が生じた場合は，ACP支援において細心の注意を払わなければならない。障害により，患者の認識力や判断力の低下や，意思表出が困難になることが多いためである。場合によっては，患者の判断能力について，患者・家族，医療者で慎重に検討しなければならない。しかし，高次脳機能障害は

回復の見込みのある障害でもある。そのため，高次脳機能障害がある場合の ACP の支援では，根気よく繰り返し情報の提供と説明を行うことが重要となる。さらに，障害に応じたコミュニケーションの工夫などを行い，患者自身が ACP を実践できるよう支援をしていくことが求められる。

③ 維持期

　長い療養生活をとおして，患者・家族は「障害が残った状態でもなんとかなる」ことを実感する。この時期は，病状も安定し生活の再構築も行えており，再発時に備え十分な ACP の時間をもつことができる。患者は，再発予防のための生活の選択だけでなく，再発時にどのような治療・延命処置について選択するのかを検討しなければならない。しかし，この時期は頻繁に通院することは少ない。そのため地域での支援が重要となる。かかりつけの医療機関や訪問看護などをとおして，何度も繰り返し意思の確認をしていくことが必要となる。長い療養生活をとおして，患者はもちろん家族の意思も揺らぐ。この揺らぎは自然なことであり，医療者は繰り返しの意思確認を行う必要がある。患者の発達段階によっても，生き方や再発時の治療選択の検討内容が異なる。患者・家族がいつでも意思を述べられる環境や信頼関係の構築が，維持期の ACP 支援のうえで重要となる。

　また，医療者は患者・家族のよりよい生活を望み，「患者・家族の生活はこうあるべき」という理想が高くなりやすい。医療者の理想とする生活と患者・家族の実生活がかけ離れていると，患者・家族の意思とは関係なく，社会資源の提供の推奨や，生活の見直しを提言してしまいやすい。そのため，特に維持期においては，「こうあるべき」という医療者の理想を捨てることも ACP 支援には欠かせない。生活の主体は患者・家族である。医療者が理想を押しつけると，信頼関係は崩れ，患者がこの時期に行わなければならない選択が十分に検討できず，ACP に支障をきたしかねない。

　維持期は，急性期・回復期以上に，患者の価値観を把握することはもちろん，医療者自身の考え方の傾向を把握し，医療者の意見の押しつけないように注意を払う必要がある。患者・家族の QOL が重要であり，ACP の中心は患者・家族であることを，医療者は忘れてはならない。

─────────────────【 文 献 】─────────────────

1）中村あづさ，徳永愛美：高次脳機能障害；高次脳機能障害の基礎知識を知り，急性期からの積極的なかかわりを．急性・重症患者ケア 3（2）：385，2014．
2）下村晃子，武田保江：脳卒中患者・家族の理解．田村綾子，坂井信幸，橋本洋一郎・編，脳神経ナース必携 新版脳卒中看護実践マニュアル，第 2 版，メディカ出版，大阪，2015，p163．

（大辻　恵）

6 神経難病の ACP

1 患者本人の意向を主軸としながらも，長期にわたり，時には
その方法を変更しながら介護を担い続ける人々も含めた話し
合いを繰り返し実施する。

2 病の進行を予測しながらも，患者や家族の準備性を尊重し「先
取りして備えること」と「先取りを横に置き，患者や家族の念
いに徹底して寄り添うこと」との間で舵を取る。

3 病の進行のさなかでは，患者や家族が想起したり表明するこ
とから遠ざかっている病前から続いている人生の物語を少し
ずつ聴いて紡いで，価値観を知る。

疾患による ACP の特徴

1 疾患や障害の特性

　1950 年代に発生したスモン（亜急性脊髄視神経末梢神経症）に端を発した「難
病」について，近年の動きとしては，2014 年に「難病の患者に対する医療等に
関する法律」（難病法）が成立したことがある。医療費助成の対象とする疾患は
新たに指定難病と呼ばれることとなり，2019 年 7 月現在で 333 疾病がその対象
である。指定難病のうち，神経・筋疾患に含まれる神経系疾患は疾患数が多く，
全体の 1/4 を占める。神経難病は，原因が不明で根治療法がなく進行性であるが，
ここ最近では，遺伝子治療などの研究開発・臨床応用化は，着実な技術進歩を遂
げている。

　神経難病の疾患としては，筋萎縮性側索硬化症（ALS），パーキンソン病，多
系統萎縮症，進行性核上性麻痺，多発性硬化症，脊髄小脳変性症，進行性筋ジス
トロフィーなどがある。これらの疾患では，嚥下障害，コミュニケーション障害，
運動機能障害などが起こり，疾患によっては生命維持に直結した呼吸の障害が起
こるという特性がある。

2 神経難病領域でのACPの特徴

　神経難病の代表的な疾患であるALSは，運動ニューロンに変性が起こる原因不明で進行性の疾患であり，徐々に筋力低下と筋萎縮をきたす。そのため嚥下や発語を含む随意運動が行えなくなり，さらには呼吸筋麻痺が起こるために，人工呼吸器を用いなければ2〜5年以内（平均3.5年）に死に至る[1]。ALSの発症や進行は，患者本人はもちろんのこと，介護を担う家族にも身体的・精神的・社会的・経済的打撃を与える。川村による筋ジストロフィーの家族への調査[2]では，介護を担う家族は，一般主婦の生活必需時間の25%，社会行動時間の50%，自由な行動時間の40%を削って，ケアする時間に当てていることが明らかにされている。

　療養生活のなかで患者や家族は，確立されていた能力や機能が失われていくのを目の当たりにする。その過程において迷いや怒り，抑うつなどさまざまな情緒を経験する。神経難病患者とその家族は，「病者の機能低下と減退化」「"生きることを支える介護"がもたらす障害」「コントロール喪失の脅かし」のなかで生活をしており[3]，主体性を保ち続けながら生活を営むことに困難が生じやすいという状況に置かれている。『人生の最終段階における医療・ケアの決定プロセスに関するガイドライン』[4]では，「時間の経過，心身の状態の変化，医学的評価の変更に応じて本人の意思が変化しうるものであることから…（中略）この際，本人が自らの意思を伝えられない状態になる可能性もあることから，家族等も含めて話し合いが繰り返し行われることも必要である」とされている。ACPは患者を主語に展開されるが，神経難病では上記のように取り巻く環境，特に在宅での介護負担も議題に盛り込むことが，結果的には患者と家族が共にある生活を維持することにつながると考えられる。

病状のプロセスと意思決定のタイミング

1 受診時

　神経難病では，診断にたどり着くまでに数カ月から数年を要していることが決して珍しくない[5]。病名がわからず見通しが立たないことに不安を抱き，今の状況を説明できる医師に出会えるまで訪ね歩いたり，民間療法を試すこともある。診断が確定すると，悩んできた症状にある程度の説明が得られたことに安堵する一方で，難病で慢性進行性であり，治療法が未確立ということに衝撃を受け，混乱をきたし怒りを抱く。神経難病を抱えた者としてのACPが始まる時期であるが，不安定で揺れやすい心理状態にあると考えられる。診断を求める経過のなかでの苦しさや傷つき体験が未消化なままの場合には，ACPを始めること自体が

難しいことも多い。

2 病名告知のとき

『筋萎縮性側索硬化症診療ガイドライン 2013』[6]では、「特段の支障がない限り、患者本人に病名告知をし、患者の同意を得て家族・主介護者も同席することが望ましい」とされているが、過酷な内容であり、告知には高度なコミュニケーションスキルが必要とされている。

立岩[7]によると、本人がどのように病名を知るかについては、医師からのほかに、書類やカルテから、本やインターネットからと情報入手の方法はさまざまであり、またわが国では多くの場合、家族がまず知らされる、家族だけが知らされるという現実がある。家族は情報を隠し、言うか言うまいかで迷い、どのように伝えるかで悩む。現代では、インターネットで検索すれば過多ともいえるほどの情報が掲載されているので、家族が隠していても本人がすでに調べて、ある程度は知っていることもありうる。このように神経難病では、病名告知にまつわる状況がケースによって大きく異なることを念頭に、ACPを進めることが大切である。

3 人工呼吸器の装着

人工呼吸器の装着については、意思決定の最たるものとして多く論じられている。『筋萎縮性側索硬化症診療ガイドライン 2013』[6]では、「気管内挿管や気管切開、気管切開下人工呼吸器など侵襲的な医療処置については、差し控えることができても開始後の中止は困難なことが多いため、選択によるメリットとデメリット、選択しない場合の対処方法について十分な説明が必要」とされている。人工呼吸器装着の意思決定は、それで終わるのではなく、その判断に基づいた療養が続くということである[8]。また、装着すること／しないことを決めるにあたっては、患者本人の価値観、家族の価値観、そして医療者も含めた周囲の人々の価値観が影響し合い、葛藤が起こる。この葛藤を整理して、どちらを選択してもこれまでどおりのケアを受けることができることを保証した環境を提供し、選び取ってもらうことが重要である。

4 病状の進行

例えば、コミュニケーション障害では、意思疎通が立ち行かなくなる患者の不安や恐怖、いらだちや抑うつなどの心情は想像に難くない。また嚥下障害では、「食べる」ということに人としての根源的な価値をもつ患者は多く、医療者側の誤嚥を避けたい思いとの間で倫理的ジレンマが生じることもある。患者は先行きの見えない不確かな状況に置かれていることを理解し、一見すると非効果的な対処（コーピング）であったとしても、いったんは受け止め、徐々にすり合わせをし

表Ⅳ-6-1 ACPを推進するうえで重要となる8つのポイント（PREPARED）

PREPARED	具体的内容
Prepare	できれば話し合いの準備をする
Relate	本人との関係性を構築する
Elicit	患者の意向を聞き出す
Provide	患者と家族両方の個別のニーズに合わせた情報を提供する
Acknowledge	感情と気がかりを受け入れる
Realistic hope	現実的な願い
Encourage	質問と詳しい話し合いを促す
Document	記録に残す

ていくことが課題といえる。

求められるACP支援のあり方

　Claytonら[9]によるEOL（End-of-Life）に関する話し合いに役立つ一般的助言「PREPARED」の枠組みでは，ACPを推進するうえで重要となる8つのポイントを示している（**表Ⅳ-6-1**）。この8つの要素を状況に合わせて取り入れることがACP推進に有用である。

1 受診の経過をねぎらう

　Aさん（70代・女性，ALS）では，かかりつけ医，耳鼻咽喉科，脳神経外科，総合病院の整形外科，内科，神経内科を巡り，確定診断のためにさらに別の病院に検査入院した末にALSの診断・告知に至っていた。この間に，たらい回しにされているという感覚を経験し，不安が助長し，医療への不信感を抱いたとしても不思議ではない。ACPは，確定診断を行った病院で開始されることが多いと思われるが，それまでの傷つき体験や不信感から，医療者に対して心を閉ざしたり，怒りを表出する患者もいるだろう。

　出会ったばかりの患者からそのような感情をぶつけられると医療者は戸惑ってしまうが，病みの軌跡理論[10]（p36〜37，図Ⅲ-7）を参考に，患者は病みの行路を経て今に至っており，出会う以前での軌跡の局面が影響しているかもしれないと思いをはせることができれば，状況を捉え直すことができると考える。そうすることでACPの基盤となる「Relate：本人との関係性を構築する」ことが進んでいくだろう。

Aさんの事例では，いくつもの医療機関を受診しても診断に至らない状況に業を煮やした夫が，総合病院の受付で，半ば直談判の様相で受診したい旨を訴えた。そのただならぬ気配を察知した受診相談担当の看護師が丁寧に対応し，受診の労をねぎらい，神経内科につなげることができた。

② 病名告知後は，少しずつ念(おも)いを引き出す

　前述のようにガイドライン[6]では，「特段の支障がない限り，患者本人に病名告知をし，患者の同意を得て家族・主介護者も同席することが望ましい」とされ，患者が病気とともにありながらも人生を主体的に選びとっていくことを支援するが，患者や家族の準備性はさまざまである。また，家族が先に知らされる場合には，本人と家族とで受け止め状況が違うことを踏まえた支援が必要となる。

　Bさん（70代・男性，ALS）では，一つめの病院で家族のみが病名告知を受けた後に，2つの病院でセカンドオピニオンを受けている。当初，患者本人に病名を告げることをためらっていた妻や子どもたちは二つめ，三つめの病院を受診する過程をとおして，患者本人にも話す決心を固めることができていた。

　「Realistic hope：現実的な願い」では，「患者の願いを後押ししようとして誤解を招くような情報や誤った情報を伝えてはならない」とされている。神経難病の告知は内容が過酷である。医師がどのような言葉を選び，どの程度の内容を伝えるかによっても患者・家族の受け止めは大きく違ってくるが，正確な情報を伝えることは重要である。

　告知後，患者や家族はショックや衝撃を受け，怒り，落胆する。回復への期待を絶たれ，深く悲しみ，生活の見通しが立たなくなり，途方に暮れる。そのときの心理状態や認知機能についても把握しながら，看護師はその揺れる思いに寄り添う。医師の話をどの程度理解できたかを確認しながらも，本人のなかにある「念(おも)い」（心に留めることや気持ち，心の中の考えという意味。「思い」や「想い」より強い意思・信念・願望を表す），例えば，「あと10年は元気で働きたかった」「子どもの成長をそばでみていたい」などを少しずつ引き出していくことが，のちに本人の価値観や希望を知るきっかけとなり，意思決定の最初のステップである意思形成につながっていくと考えられる。

③ 人工呼吸器装着についての話し合いは，1回では終えないこと

　人工呼吸器装着の選択において，装着しない理由としては「家族に迷惑をかけてしまう」「呼吸器をつけて生きることに何の望みがあるのか」「そこまでして生きたくない」というものがあり，装着する理由としては「孫の成長を見守りたい」「生きていたい」「家に帰りたい」[8]とあり，葛藤のなかで揺れ動いていることがわかる。生命に直結する決断となるが，どちらを選択してもその状況での最良の医療・ケアを提供することを保証することが大切である。いったん方針が決定し

ても，疾患の局面が変わった際には再確認する機会が設けられるように働きかけることが重要である。また，このときには「Provide：患者と家族両方の個別のニーズに合わせた情報を提供する」にあるように「専門用語を使わず，理解できる言い回しで話すこと」も大切である。

　Cさん（50代・女性，ALS）では当初，気管切開も人工呼吸器も装着しないという方針であったが，夜間睡眠時から非侵襲的陽圧換気（noninvasive positive pressure ventilation；NPPV）を使用し始めたことで，人工呼吸器に慣れ，装着することを決意するに至っていた。

④ 病状の進行では，タイミングを見計らう

　運動，嚥下，コミュニケーション，呼吸などの機能障害が進行すると，患者と家族は長期にわたって生活を変更し，新たなケア方法を繰り返し習得し続けることが求められる。ともすると，医療者は機能低下に備えて準備することを勧めることがあるが，患者が自身の機能低下を認めるというのはつらいものであり，その抵抗感と現実との間で身動きがとれない状況へと追い込むことになりかねない。「Acknowledge：感情と気がかりを受け入れる」にあるように，「患者と介護者の恐怖心や気がかり，および話し合いに対する感情面の反応を探り，受け入れる」ことをしながら，タイミングを図って話を切り出すことが大切である。

　一方では，病状悪化を認めることはつらいことではあるが，疾患の進行が早いと備えが追いつかず，疾患に圧倒されてしまう状況になりかねない。そうなるとACPをプランニングするどころか，日々の生活自体が立ち行かなくなり，患者本人にとっても家族にとってもつらい時間となってしまう。早い進行が予測される場合には，介護者にそのことを伝え準備性を高めることで，本人の意向に沿える可能性が広がり，意向が叶えられた患者との相互作用により介護者の達成感なども高まると考える。

　Dさん（70代・女性，多発性硬化症）では，本人から長文での発言を聞くことは難しくなっていた。夫は言葉数が少ないほうだったが，看護師は，面会時や医師との面談後の時間などにDさんがどんな人生を歩んできたのかを尋ねることを続けた。「妻は，着物の着付けの先生をしていたんだ。結構，きれいだったんだよ（和服姿の写真を見せてもらう）。この病気はいつ再発するかわからないからそれは心配だけど。僕は若いころ，山登りが趣味でね，体力には自信があるんだ（実際に，Dさんの移動介助を上手に行う）。けれど，最近，初期の膀胱がんがみつかってね。手術すれば大丈夫だろうって言われているけど，わからないでしょ。だから，体が動くうちに，一度はうちに連れて帰りたいんだ。家にある着物を見たら，妻も喜ぶと思うんだ」と語った。人生の物語を少しずつ聞いて紡いでいくことで，Dさん家族が大事にしている価値観を知ることにつながり，夫の介護負担をできるだけ軽減する方法を模索しながら退院支援が進められることに

なった。

────────────────────【 文 献 】────────────────────

1）難病情報センター：筋萎縮性側索硬化症（ALS）（指定難病2）.
　　https://www.nanbyou.or.jp/entry/214（2022年6月20日アクセス）
2）川村佐和子：難病者とともに生きる家族. 家族看護5（1）：6-11, 2005.
3）野嶋佐由美：難病状態にある病者とともに生きる家族を支える看護. 家族看護3（1）：12-20, 2005.
4）厚生労働省：人生の最終段階における医療・ケアの決定プロセスに関するガイドライン. 2018.
　　https://www.mhlw.go.jp/file/04-Houdouhappyou-10802000-Iseikyoku-Shidouka/0000197701.pdf
　　（2022年6月20日アクセス）
5）金子智美, 野嶋佐由美, 長戸和子：筋萎縮性側索硬化症(ALS)病者の主介護者による家族コントロー
　　ルのプロセス. 家族看護学研究14（3）：11-19, 2009.
6）日本神経学会・監：筋萎縮性側索硬化症診療ガイドライン2013.
　　https://www.neurology-jp.org/guidelinem/als2013_index.html（2022年6月20日アクセス）
7）立岩真也：ALS；不動の身体と息する機械. 医学書院, 東京, 2004, pp74-115.
8）本田彰子：患者および家族の意思決定への支援；筋神経系難病患者の人工呼吸器装着決定に焦点を
　　当てて. 家族看護3（1）：40-45, 2005.
9）Clayton JM, Hancock KM, Butow PN, et al：Clinical practice guidelines for communicating
　　prognosis and end-of-life issues with adults in the advanced stages of a life-limiting illness,
　　and their caregivers. Med J Aust 186（12）：S77-S105, 2007.
10）ピエール ウグ・編（黒江ゆり子, 市橋恵子, 宝田穂・訳）：慢性疾患の病みの軌跡；コービンとストラウ
　　スによる看護モデル. 医学書院, 東京, 1995.

（栗田智美）

精神疾患のACP

ACPのポイント

1 精神疾患の当事者は，人生の最終段階のみならず，病状悪化時や，親からの自立などさまざまな発達段階においてACPの支援ニーズが高まりやすい。

2 病状悪化時のACPでは，本人の主体性と対話のプロセスを重視し，判断力が低下しているなかであっても希望する治療やケアが受けられるよう支援する。

3 家族からの自立を支えるACPでは，当事者の内発的な動機を高めることや，具体的な生活設計，家族との関係性の再構築などを支援する。

4 人生の最終段階におけるACPでは，意思決定能力を最大限発揮できるよう包括的支援をしながら話し合いを積み重ね，当事者の訴えの本質を見極めることが求められる。

疾患によるACPの特徴

　近年，精神保健福祉の分野では，当事者のリカバリーを目指して支援していくことが主流となっている。リカバリーとは，「疾病がありながらもその人らしく生きること」を取り戻すプロセスである。

　多くの当事者が，偏見や精神医療による弊害にあい，自己決定の機会を奪われていくなかで，自分らしさが損なわれる体験をしている。さらに，学校（集団）生活や自立，就職，夫婦生活，育児など，さまざまなライフステージでのつまずきは，精神症状の悪化を招き，判断力・意思決定能力の低下をもたらすことが多い。つまり，当事者は，さまざまな発達段階において「自分らしく，自分のことを決断できない」状況に何度も陥るのである。そのため，今後起こりうる変化や危機に備え，自分らしく課題に取り組みやすくなるように，事前に希望する治療・

ケアについて自分の価値感や生き方も含めて考えておくことは非常に意義深い。疾病だけでなく，さまざまな障壁から回復（リカバリー）するための ACP を当事者と共に考えていく。

　人生の最終段階のほかにも，病状の波に伴い繰り返し訪れる病状悪化時（クライシス）や，家族からの自立，親亡き後の生活設計の場面は，特に重大な意思決定を迫られる局面として特徴的である。

　なお，本稿では「患者」という表記はせず，地域で生活している方も内包している「当事者」という表現を用いる。

病状のプロセスと意思決定のタイミング

　本項では統合失調症を例に考察する。

1 病状悪化時（クライシス）

　統合失調症のクライシスでは，自我障害や思考過程の混乱に圧倒され，判断能力や意思決定能力が一時的に低下し，自分自身を守れなかったり，他者との間に軋轢が生じそうになったりする。そのため，自分の希望する治療やケアについて，事前に考え，話し合うプロセスをもつことは重要であり，クライシスの乗り越え方は本人のリカバリーに大きく影響する。

　話し合いをもつタイミングは，ある程度の自己洞察が可能で，かつ他者の存在に余裕をもって意識を向けられる時期をアセスメントし進めていく。具体的には，普段の生活で比較的調子がよいとき，病状が悪くなりかけているとき，病状の波を越えた後と，繰り返し行うとよい。

2 家族からの自立や，親なき後の生活設計

　さまざまなライフイベントのなかでも，とりわけ家族からの自立や親亡き後の生活設計に関する意思決定は，当事者が生き方について重大な決断を問われる場面である。家族関係はさまざまだが，虐待や DV（ドメスティックバイオレンス）が背景にあったり，家族のなかで陰性感情や困り事が長年鎮圧され，固着しているケースが多い。家族の密着が強いと，凝集性という強みの反面，一人ひとりの意思は犠牲になりやすいため，必要に応じて自立に向けた ACP を共に考えていく。

　話し合いのニーズが高まるタイミングは，家族関係が病状に悪影響を及ぼしたり，介護力に問題がある状況，両親が亡くなりそうな（すでに亡くなってしまった）状況などである。ただし，話し合いを開始しても，すぐに計画を立てて実行に移せるとは限らず，長年足踏みをすることも珍しくない。家族との葛藤関係や，

自立への両価的な感情などによって，身動きが取れなくなっている可能性もある。

　本来であれば，当事者の自立の希望を契機に ACP の話し合いを始めるとスムーズであるが，実際は，無気力・自閉といった精神症状や，両親との共依存関係，自信のなさなどさまざまな要因が自立への思いを妨げていることも多い。そのため内発的な動機（報酬や罰則など外的要因に影響されない本人の願い）を高めるところから支援を始めることも少なくない。まずは当事者が "自立に向けた「願いや希望」をもてるだけの精神状態にあるか" という視点が重要である。

③　人生の最終段階

　精神疾患の当事者は，長年の喫煙，飲酒，偏食，ひきこもりなどといった嗜癖や生活の乱れにより生活習慣病を発症し，人生の最終段階において悪化しやすい。また，明言はできないものの，長期にわたる抗精神病薬の内服は，肺がんや乳がんの発症リスクと何らかの関連性が否定できないという報告[1] も散見されている。さらに当事者は，身体の異常に対する認知および表現が少なく，体感幻覚や妄想，不安や恐怖などの精神症状と身体症状が重なって訴えがあいまいになり，真意がつかみにくいという特徴がある。そのため，がんの発見が遅れやすく，診断された時点ですでに余命が数カ月で治療が厳しいケースが多いと報告[1] されている。

　多くの精神科病院では，身体合併症を治療するための整備がされていないため，一般科病棟での治療が必要となるが，それも困難を伴うことが多い。要因としては，慣れない環境による当事者の不適応や，告知や疾患理解の困難さ，治療の局面で不安や抑うつ，怒り，思考過程の混乱など精神症状が悪化し，協力が得られず，安全に治療が継続できなくなること，また家族との関係が希薄なため，治療合意が得られないことなどが挙げられる。こういった対応の難しさを理由に，受け入れを断る治療施設も少なくない[2]。最低限の身体治療を施されもともと入院していた病院へ帰院したり，専門的な治療は受けずに精神科病院で看取りをしたりすることもある。このような背景から，最期の居場所の選択肢が乏しく，終末期医療がこれまでの生活から分断されたり，治療の質が保証されにくい事態に陥る。

　ACP のタイミングとしては，身体が健康なうちから老いや死について対話を重ねられるとよいが，現状では悪化した状態になってから意思決定を支えることも多いと推測される。また，病気の発覚時，治療の場の選択時，治療内容の変遷に伴う決断の場面などでも ACP を求められる。また家族に対しては，健康なうちから後見人や，親亡き後の思いを伝える方法[3][4] について情報を提供し，家族のための「終活」を一緒に考えていく必要がある。

求められるACP支援のあり方

1 病状悪化時（クライシス）

クライシスに陥っても，希望する治療を医療者に伝え，望まない治療を最小限にして，自己決定権を尊重することを目的[5]に欧米で生まれたのが，精神科事前指示（psychiatric advance directives；PAD）[註]である。英国でも，緊急時の速やかな対応と，非自発的入院を繰り返さないよう，協働し合意を得ながら計画を作成することを目的[6]に，PADと類似した共同危機管理計画（Joint Crisis Plan；JCP）が開発され，その概念はクライシスプランと共通している。

わが国のPADの歴史は浅いが，当事者の自己コントロール感や自己効力感を高め，よりよい転帰をもたらす可能性が見いだされ，PAD作成支援ツール（Letter of Intent for Mental Health Emergency；LIME）[7]が開発されている[8]。その内容は，「入院したときに連絡してほしい／ほしくない人」「してほしい／してほしくないこと」「受けてもよい／受けたくない治療」など，病状悪化時の治療やケアについて，事前に考え，記載できる様式となっている。この概念や内容はACPと共通する部分も多いが，本人の価値観や思いまでを共有しながら，治療やケアについて話し合うプロセスを重視するACPのほうが，より広義である。

筆者が訪問看護の立場で当事者とクライシスを支えるACPについて話し合う際には，PADの枠組みに沿って話を進める方法はとらず，「対話」を軸にしている。内容は，過去にクライシスに陥ったときや，治療・ケアに対して感じたこと，これまで困難がありながらもどうやって乗り越えてきたのかなど，当事者の体験や感情に焦点を当て，具体的なプラン〔対処行動（Wellness Recovery Action Plan；WRAP[9]）を含む〕を共に考える。当事者自身が思いや意思を整理して語ることができるようになるプロセスを重視することで，その人だけのクライシスプランが当事者の心の中にも構築される。最終的に，本人や支援チームとその内容を共有するために，PADの枠組みを活用してまとめることもある。

また，病状悪化時にPADの内容を再確認する際は，何かを押しつけたり，結論を迫ったりせず，当事者の主体性を守ることを優先する。たとえ判断力が低下していたとしても "意思決定する権利を奪われない" という体験こそが，回復のプロセスにおいて大きな意味をもつ。事前に考えていたPADの内容に縛られすぎず，目の前にいる当事者の葛藤に共に耐えながら，一貫して寄り添う覚悟が必

註 PAD：精神医療において，当事者の病状に伴い有効な意思表示ができなくなった場面を想定し，事前にその際の医療やケアの要望をまとめておくもの。欧米ではその有効範囲が法律で定められているが，日本ではいまだ制度化されていない。

要である。そのためにも，不調をできるだけ早く察知し，著しい思考過程の混乱に陥る前に支援を厚くすることが鍵となる。

② 家族からの自立や親亡き後の人生設計

　自立に向けた意思決定は，"自分はこうやって生きたい"と躍動する自己実現の欲求である。そして人間は，段階的な欲求が満たされ，心のエネルギーが充足されなければ，「希望をもち自分らしく生きる」という高次の欲求には至らない。そのため，当事者の内発的な動機を支える支援として，生活のなかで心地よさを感じることや，安全な居場所をみつけること，他者からねぎらわれること，承認されることなど，基本的欲求が満たされるような日常の何気ないかかわりの積み重ねを大切にしていく。一人の人間として尊重され，豊かな時間を共有する体験が心のエネルギーを生み，自分らしい生き方を見いだすACPのプロセスに役立つのである。急いで変化を求めようとせず，第三者との間に信頼関係を育み，臨時の安全基地として支援の基盤を築くことが重要である。

　内発的な動機が高まってきた後，家族から自立した生活についてイメージしながら話し合い，計画を立て必要な準備を手伝う。具体的には，家事や金銭管理，移動，公的手続き，余暇の過ごし方などの生活力や，就労，体調管理などさまざまある。生活技能訓練（social skills training；SST）などを行いながら，少しずつできることを増やして自信をつけていく。生活支援においては，介護や福祉など，利用できるサービスを導入し，連携しながら支えていくことが重要となる。

　また，家族を失う（あるいは離れる）という状況においては，対象喪失[10]によって起こる心理的過程を支援することも重要である。自我が脆弱な当事者にとって，重要他者を失うことは，さまざまな感情や心の痛みが行き場を失い，強烈な喪失体験となる。通常では，悲哀の心理的過程をとおして，時間をかけて，故人を穏やかな存在として受け入れられるようになっていく。しかし，この心の営みを中断したり，逃避したりする場合，家族の存在にとらわれ続け，心理的な距離をとることができなくなり，失った対象がその人を脅かすこともある。そのため支援者は，家族を亡くした場合（またはそれに近い別れ）には，当事者の悲哀の過程を見つめ，精神的サポートをしていく。悲哀の過程を続けるためには，内的な世界に心を奪われるだけのゆとりと，失ったものについてありのままに語れる場や聞き手が必要である。

　ACPでは，当事者が決断する内容に注目が集まりがちであるが，意思決定したことで失ったものや，選びとれなかったこととの別れのプロセスも忘れてはならない。

❸ 人生の最終段階

　ACP の内容としては，精神疾患の有無にかかわらず，具体的な治療や，延命措置（心肺蘇生，人工呼吸器，人工栄養），鎮痛・鎮静などについて問われることが多い。ACP を進めるうえで重要なことは，意思決定能力を適切に評価し，最大限発揮できるよう支援[11]をしながら話し合いを積み重ねることである。具体的には，病棟選択や個室病床，医療機器など治療環境の整備や，全人的な痛みの緩和，せん妄との鑑別と精神症状のコントロール，病状説明や告知の際に，可能な限り本人のペースに寄り沿えるようなコミュニケーション技法を活用し対話すること，その人らしさを守ること，最期まで気持ちのよい身なりで過ごすこと，孤立したり困惑している家族へのサポートなどが考えられる。このような包括的支援をしながら，当事者の訴えの本質を見極め意思決定のプロセスを支える。そのなかで築かれる絆こそ，ACP の要であり，意義のある成果といえる。

　一方，長期入院している当事者などでは，家族の高齢化や関係性の希薄さから，本人，家族共に意思決定が困難なことも多い。このような方を看取る場合，長年直接的に寄り添ってきた支援者が家族の役割を担い，本人と家族の代理として最善のケアを考え合意形成を目指す[12]。葛藤しながらも多職種チームカンファレンスで幾度となく意見を出し合い，精神看護専門看護師（リエゾン精神看護）や倫理委員会とも協働していく。「当事者が人生のゴールまでをどのように生きたいと願うのか」をカンファレンスするにあたっては，「これまでどのように生きてきたか」という価値観のうえに構成されるとよい。生きてきた物語への理解をより深めるようなテーマや話し合いの場・空気づくり（本人の写真や作品などを見ながら一緒に過ごしたエピソードを交えて語れるなど）をしたり，参加者（地域で支えてきたキーパーソンがいないか）などを検討するとよいと考える。

　最後に，精神疾患があっても「老い」や「死」を人生の一部として生活から切り離さず，安心して向き合える文化が今後さらに求められている。そのためには，「病人」として病気をどうするかという医療の視点から，「生活者」として，自分が積み重ねてきた ACP の対話（価値観や人となり，治療への希望などが詰まった ACP や自分史のようなもの）を，支援者間でさらに共有しやすくなるようなシステムがあるとよいと考える。

――――――――――――――――――――【 文　献 】――――――――――――――――――――

1）田中秀樹：スタッフだけの静かなる死；終末期に於ける患者の一考察。日本精神科看護学会誌 44（1）：388-392, 2001.
2）齋二美子：精神科病院における身体合併症治療の現状と課題。松本雅彦，浅野弘毅・編，死の臨床；高齢精神障害者の生と死（メンタルヘルス・ライブラリー），批評社，東京，2011, pp52-56.
3）北住映二：入所施設での，重大な医療の方針の検討や，アドバンスケアプランニングの一つとしての予めの御意向確認の，仕方について。日本重症心身障害学会誌 44（1）：127-131, 2019.

4）石井光子：アドバンス・ケア・プランニング「親亡き後の想いを伝えるノート」．飯野順子，大瀧ひとみ・編著，重症心身障害児者の新たな療育活動を求めて；その人らしく，輝く，人生の履歴のために，ジアース教育新社，東京，2020，pp42-50.
5）Joshi KG：Psychiatric advance directives. J Psychiatr Pract 9（4）：303-306, 2003.
6）平林直次：安全・安心を保障する技術；クライシスプランの作り方．精神科臨床サービス 11（3）：393-397, 2011.
7）国立精神・神経医療研究センター 精神保健研究所司法精神医学研究部：LIME；Letter of Intent for Mental Health Emergency.
https://www.ncnp.go.jp/nimh/chiiki/shihou/LIME03.pdf（2022 年 6 月 20 日アクセス）.
8）渡邉理，藤井千代，佐久間啓，他：「精神科事前指示」作成支援ツール開発の試み．精神医学 59（2）：159-167, 2017.
9）メアリー・エレン・コープランド・著（久野恵理・訳）：元気回復行動プラン WRAP．道具箱，2009.
10）小此木啓吾：対象喪失；悲しむということ（中公新書）．中央公論新社，東京，1979，pp44-46, 88-95, 99-102.
11）小川朝生：高齢者のがんと精神科急性期医療．精神医学 61（9）：1049-1056, 2019.
12）厚生労働省:身寄りがない人の入院及び医療に係る意思決定が困難な人への支援に関するガイドライン．
https://www.mhlw.go.jp/content/000516181.pdf（2022 年 6 月 2 日アクセス）

（山下真理子）

8 認知症のACP

ACPのポイント

1 発症から死に至るまで長い支援期間となり，意思決定支援の内容が広範囲である。

2 進行とともに意思決定支援内容が増えていくが，本人の意思決定能力が低下していくため早期からのACP開始が望まれる。

3 ACPの早期スタートには，診断時や早期のかかわりのなかでのインフォームドコンセントが重要である。

4 合併症出現時の支援においては，医療モデルから生活モデルへの視点の転換をもつことも大切である。

5 支援経過のなかでくみ取っていった情報をACP支援にかかわるすべての人が共有し，垣根を越えてつなぎ合わせ，組み立てることが大切である。

疾患によるACPの特徴

1 長い支援期間となる

　軽度認知障害（mild cognitive impairment；MCI）を含めた認知症症状の初期段階から人生の最終段階まで，長い経過期間が対象となる。進行のスピードはさまざまな要素が絡み合うため個人差が大きく，病型によっても異なるが，概ね長く緩やかに進行し，支援期間は10年を超えることもある。

2 進行とともに意思決定能力が低下していく

　認知症の進行に伴い，決めなければならないことが多くなればなるほど，意思形成，意思表明，意思実現が困難となっていく。初期は近時記憶の低下はあるも

のの意思表明は可能であるが，中期に入ると見当識障害，失認・失行・実行機能障害などにより，意思表明することへの支援が必要となってくる。後期においては，失語も加わり意思疎通の困難さが目立つようになり，意思の推定や代理決定のための代理人が必要となる。多くは家族が代理人とならざるを得ないが，長い経過のなかでは家族も機能しなくなることがある。

　仮に軽度の時期に意向が示されていたとしても，認知症の進行とともに本人や周囲の状況も個々に異なっていき複雑に変化するため，その意向は先まで読み切れず，絶対的なものとならない場合もある。

③ 意思決定内容が広範囲である

　治療内容や治療方針，看護や介護ケアの内容にとどまらず，日常生活や社会生活においても本人の意思を尊重した意思決定支援が必要となる。

　　初期：周辺症状出現時の治療方針や療養場所，介護サービスの導入など
　　中期：転倒・骨折，肺炎，そのほかの感染症，合併する疾患に対しての治療方
　　　　　針や治療内容，ショートステイ利用，施設入所など
　　後期：経口摂取困難となった場合の胃瘻造設などの経管栄養や経静脈栄養導入
　　　　　の検討，終末期に向けた医療・療養における具体的な緩和ケアの内容，
　　　　　エンド・オブ・ライフケアの具体的内容など

病状のプロセスと意思決定のタイミング

　多くの疾患ではACP開始のタイミングとして受診や入院が挙げられるが，認知症の場合は早期の受診につながりにくいこと，また長い経過をたどりながら全身状態が緩やかに低下し死に至ることもあるため，ACP開始のタイミングがつかみにくい。

　認知症は進行とともに意思決定能力が低下していくことが特徴で，ACP開始のタイミングがつかめないまま認知症が重度となり，意思決定場面において本人の意思・意向が十分に反映されないケースが実に多い。したがって，以下のような病状のプロセスのなかで，できるだけ早期からACP支援を開始することが望まれる。

① もの忘れ外来などの医療機関への初めての受診時

　本人への告知は悩ましい問題であるが，家族に対しては疾患の経過を正しく伝え，早期ACP開始の必要性を理解してもらうことは最も大切である。認知症となり医療機関に初めてかかる時期であれば，本人の意思表明能力には大きな問題は生じていないケースが多いと思われる。意思表明が可能な時期からACP支援

が開始できれば，さまざまな場面で家族やケアスタッフが本人の望む医療および
ケアについての情報収集を行うことができる。それらは，その後に繰り返される
意思決定支援場面での有効な情報となる。

2 ACPの周辺症状，困り事の出現時

　物忘れの進行程度は，概ね穏やかに経過する認知症もあるが，多くは何らかの
周辺症状が合併し，社会生活への支障や家族の困り事へと発展していく。認知症
の経過説明を受けていない家族が，目の前で起こる周辺症状や理解しがたい行動
に振り回され，先の見えない介護に疲弊していく。このような困り事をきっかけ
に今後予測される病状経過を説明しACP支援を開始できれば，ある程度は将来
の見通しが立てられ，社会資源の活用や療養環境の検討を準備することができる。
また家族にとっては視野が広がり，心理的負担の軽減にもつながる。

3 転倒・骨折や受傷を伴うアクシデントの出現時，および摂食嚥下機能低下，食思低下，摂食量低下，脱水がみられたとき

　認知症の進行とともにアクシデントの出現や食事にかかわる機能低下がみられ
るようになる。この時期になってもACP支援が開始されていないのであれば，
これらのタイミングを絶対に逃してはならない。症状の改善だけをゴールとせず，
どのような経過を辿ってきたのか，そして今後どのような状態が予測されるのか
を踏まえ，本人の最善を導き出せるようACP支援を開始する。

4 肺炎，誤嚥性肺炎，そのほかの感染症の発症時，またその繰り返し時，および基礎疾患の悪化，合併症，認知症進行による体力低下や衰弱時

　認知症が中度～重度になると肺炎や合併症がみられるようになり，難しい意思
決定が連続する時期となる。たとえ残された時間がわずかとなっても，可能な限
り本人の意思が尊重されるケアが行われるようACP支援に努めなければならな
い。

求められるACP支援のあり方

1 ACPを早期にスタートさせるためのインフォームドコンセント

　本人や家族は診断時に十分な説明を受けておらず，経過とともに出現する周辺
症状や失語・失認・失行などからくるさまざまな状態像に戸惑いながら，先の見
えないトンネルの中に置かれていることが多い。介護負担が大きくなるなかでは，
その場その場の問題解決に精一杯であり，ACPを考える余裕さえないのが現実
である。

本人や家族が，経過中に起こりうる認知症の状態像や，長い経過の先にある末期の状態や死を見通せないのであれば，ACPのスタートにつながらないのは無理もないことであろう。まずは，診断時に認知症という疾患，進行とともに起こりうる状態像や合併症，死に至るまでの経過について，本人と家族が理解できるよう丁寧に説明することである。医師に時間的な余裕がないのであれば，看護師，ソーシャルワーカー，ケアマネジャーなど認知症の経過をよく知る者からの説明でもよい。かかわりのなかでタイミングをみながら，少しずつでも説明をしていくことである。大切なのは，認知症を理解したうえでACPの必要性の理解へとつなげ，ACPを早期にスタートできるよう支援することである。

　認知症疾患の本人への告知については，さまざまな議論がなされているところではあるが，「告知をするか／しないか」という論点ではなく，「本人にとって告知をする意味は何か」という点に着目し，本人と家族に真摯に向き合い共に考えていく姿勢が大切である。本人への告知がなくとも，家族に対してACPを早期にスタートするための支援を行うことは非常に重要である。

② 本人の意思のくみ取り

　認知症があるからと本人をACP支援の対象者から外してはならない。本人に意思決定能力があることを前提に，必要な情報を理解力に合わせて繰り返し説明したり手段を変えたりしながら，自分で決定できるよう支援を継続する。

　「あのときにもっと聞いておけばよかった」という思いや後悔は，家族にも医療者にもよくある。理解・判断および言語によるコミュニケーションなどの能力が失われていくなかで，本人の意思を可能な限り引き出し，本人の意向，価値観や人生観，大切にしているものなど，断片的なものであっても，どんな些細な情報であってもくみ取っていくことが大切である。また，意思のくみ取りは，本人・家族だけではなく，本人をよく知る人，共に時間を過ごしてきた人たちすべてが対象者となる。これらの情報は，その後に続く本人の視点を中心とするパーソンセンタードケア[註1]の実践に生かせるとともに，ACP支援のなかで重要な情報源となることを忘れてはならない。意思表明が難しい場合，その人自身を理解するという原点から始めることも求められる。

③ 代弁者となる家族へのケア

　認知症の進行とともに意思決定能力が低下していくことは避けられず，最終的には家族が代理意思決定者とならざるを得ない状況となる。認知症の末期には，

註1　パーソンセンタードケア（Person-Centred Care）：認知症をもつ一人の「人」として尊重し，その人の立場に立って考え，ケアを行おうとする認知症ケアの一つの考え方で，トム・キットウッドが1980年代末の英国で提唱した。

終末期に向けた医療・療養における具体的な緩和ケアの内容，エンド・オブ・ライフケアの具体的内容などを決めなければならず，このような場面では代理人となった家族にさまざまな葛藤が生じる。

　いまだ多くの家族は，長い認知症ケアを経てきたものの，早期からのACP支援を受けられずに経過し，情報がきわめて少ないなかで「本人の最善」を導き出す選択を請け負うことになり，心身の消耗を感じたり，喪失感や不安感を抱いている。このような場合，決定者ではなく代弁者を意識した「もしもこの状況なら，ご本人はどのように考えられると思いますか？」というような問いかけとし，家族の心の変化に寄り添いながら，グリーフケアも視野に入れて，精神的負担軽減へのサポートを行うことが大切である。本人だけではなく，家族も当事者であることを忘れてはならない。

4 合併症出現時の支援における視点；医療モデルから生活モデルへ

　認知症が重度になってくると，入院加療において，治療の理解が得られないことでやむを得ず身体拘束を受けたり，非協力的で治療を継続できないことから退院を余儀なくされることもある。また，入院生活でさらに認知症が悪化したというのはよく聞く話である。医療現場での意思決定は主に「生命の長さ」に視点が当てられたものとなるが，認知症においては，その時々の治療・処置の意味や見通しを「生命の質」からの視点で考えていくことが求められる。つまり，医療モデルから生活モデルへの視点の変換である。

1）繰り返す肺炎治療のなかで考えなければならないこと

　病院での肺炎治療においては，一時的な食事中止やベッド上での安静臥床，行動制限などが行われ，さまざまな機能低下につながることがある。昨今，肺炎治療については，「救命」よりも「QOL」を尊重する考えに移行しつつある。

　筆者が勤務する施設では，施設内で肺炎の治療を行っているが，治療期間中に禁飲食にすることはない。食べられるときに食べられる量を食べられる形態で提供している。肺炎や誤嚥性肺炎を起こす患者は，もともと体力や嚥下機能の低下があり，禁飲食の期間が長くなればなるほど機能低下はさらに進んでいくからである。

　意思決定支援者となる私たちが高齢者の肺炎治療をとおして経験してきた英知を多職種で結集させ，よりよい予後と生活モデルの実践を視点に置いたケアのあり方を本人・家族と共に導き出し，意思決定していくことが大切である。

2）口から食べられなくなったときに考えなければならないこと

　経口摂取が困難となった場合，本人の意思確認が困難な時期となっていることがほとんどであり，代理での意思決定を家族や関係者が行うことになる。このよ

うな場面における代理意思決定をする者の苦悩は計りしれない。認知症の経過の
なかで，遅かれ早かれ多くの人に経口摂取に何らかの支障が出てくることは，医
療者であれば予測できることである。だからこそ前述したように，できるだけ早
期からの ACP 支援を開始し，予測される病態像についてはあらかじめ本人の意
思確認をしておくことが重要となる。

　日本神経学会による『認知症疾患診療ガイドライン 2017』[1] は，嚥下障害へ
の対応として「進行期の認知症への胃瘻造設が誤嚥性肺炎の予防や日常生活動作
（ADL），生命予後の改善に有用であるというデータはない」と記載し，重度の
認知症の摂食嚥下障害には経管栄養よりも「介助者による少量ずつの経口摂取と
口腔ケアが望ましい」としている。

　スウェーデンでは，高齢者が終末期を迎えると食べられなくなるのは当たり前
で，経管栄養や点滴などの人工栄養で延命を図ることは非倫理的であると，国民
が認識しており，逆にそのようなことをするのは，高齢者虐待という考え方さえ
あるという。筆者も介護視察でフィンランドを訪問した際，病院のベッドで細く
痩せた老女が横たわっており，目の前にブリックパックの栄養補助飲料が置かれ
ていたが，それを手にすることができなくなっても介助をしないという説明を受
けた。欧米諸国では，人工的栄養水分補給を選択しないことが主流となっており，
寝たきりの高齢者がいないという。筆者の経験でも，胃瘻となった認知症末期の
患者が長い月日の経過とともに身体が拘縮し，表情もなくなり，最終的にはいわ
ゆる植物状態となっていく姿をみて，果たしてこのような生き方が本人にとって
の最善なのであろうかと考えさせられる。

　肺炎や経口摂取困難に限ったことではなく，認知症の人それぞれの「よりよい
予後を考慮した治療・ケアのあるべき姿」を，訪れるポイントごとに本人や家族
が理解できるように丁寧に説明することが大切である。そして，生命の質を重視
した生活モデルの視点をとおして，「本人の最善」となる意思決定を本人や家族
を支援しながら繰り返し話し合い，共につくり上げていく。この最善を導き出す
支援の繰り返しが，認知症高齢者への新しい医療・介護のあり方の歴史を変えて
いくものと考える。

5　垣根を越えてつなぎ合わせ，組み立てる意思決定支援

1）ACPの理解と共感的視点

　まず，支援者の ACP の理解を深めることが最も重要である。ACP はまだ一般
的ではなく，家族だけではなく医療福祉関係者においてもその限りである。超高
齢社会となり，認知症に限らず多くの高齢者の支援にあたる時代であり，医療・
在宅・施設などで，ACP の理解を深められる場を設ける必要がある。そのうえで，
それぞれの場の多職種の ACP 過程を共有し，継続性をもって支援することであ
る。

また ACP 支援にあたって，私たちは日々のケアのなかで，「私だったら」や「こうあるべき」などと個人の考えからの視点や，これまでの知識や経験からの視点で考えがちである。しかしそうではなく，「この人だったら」「この人は何を大切にするのだろう」など，その人を中心とした柔軟でかつ共感的な視点で最善を導き出す必要がある。そのために，医療倫理の 4 原則[註2] からの視点をもち合わせることも大切と考える。

2) 地域包括ケアシステムのなかでの支援

認知症の長い経過のなかでは，医療情報や看護・介護情報だけにとどまらず，療養経過中にかかわってきた人々からの情報やエピソードも大切な ACP 支援の情報となる。医療・在宅・施設など，それぞれのかかわりのなかでどのような ACP 支援が行われ，どのような意思決定がなされたのかを共有する必要がある。意思決定支援はチームプレイが大切であるといわれるが，それは，医療・在宅・施設などのそれぞれの場でのチームプレイではなく，それぞれの場で行われた「意思を引き出し丁寧にくみ取る作業」から集められた情報を共有し，かかわり合った人たちで垣根を越えてつなぎ合わせ，組み立てるチームプレイである。

これからの地域包括ケアシステムのなかで，このチームプレイがスムーズに行えるようなシステムの構築が大きな課題である。筆者の施設では，退所先に意思決定支援につながる情報を提供することを始めている。施設内で知り得たナラティブ情報や ACP にかかわる情報を，サマリーとは別紙で記入し提供している。提供先でどのように生かされているかの検証はできていないが，今後は地域包括ケアシステムのなかで，多くの医療・在宅・施設との間で，ACP にかかわる情報が共有できるよう連携構築を目指していく必要がある。支援者である私たちは，本人の最善を導き出せるよう意思決定支援チームを牽引していく役割も担っていることを忘れてはならない。

────────────────【 文 献 】────────────────

1）日本神経学会・監，「認知症疾患診療ガイドライン」作成委員会・編：認知症疾患診療ガイドライン 2017. 医学書院, 東京, 2017.

（宮本芳惠）

註 2　医療倫理の 4 原則：①自律尊重（自己決定を尊重する），②善行（利益になることをせよ，善をもたらせ），③無危害（害を為すな，害を避けよ），④公平・平等（正義）（公平な配分，公正な決め方）。

9 虚弱など要介護状態に向かう時期のACP

ACPのポイント

1. 支援者自身の価値観，人生の最終段階における医療およびケアに関する意向を自覚したうえでかかわる
2. 本人主体であることを常に念頭に置く
3. 本人・家族とだけでなく，支援チーム間でも対話を重視して取り組む
4. 医療・介護・福祉・住民同士で日常的に話し合う仕組みを整える
5. それぞれの場（行政・医療・介護・福祉）をとおした個別支援と普及啓発活動の連動によって地域包括ケアシステムの構築を推進する

虚弱など要介護状態に向かう時期のACPの特徴

1 いつどうなるかは誰にもわからない

人は誰しも加齢に伴う変化を経験していくが，加齢による虚弱・機能低下など介護が必要になる一歩手前の期間については個人によって大きな幅がある。持病の有無にかかわらず，誰にとっても突然の事故や突発的な発病，あるいは自分自身が気づかないうちに病が進行していることもあるかもしれない。それによって機能回復が見込めるのか不可逆的なのかも千差万別である。持病に慢性疾患をもつ人は症状の増悪予防・対処・状態維持など，長年にわたってセルフケアを行っていく必要がある。

「先のことはわからないので，なったときに考える」という考え方もあるが，

実際に何かあったときには本人にとっても家族にとっても大きな危機を迎える事態となっているため，そのときに本人が自ら真の意向について考えることができたり，意思を表明することができたりするとは限らない。わが国では「年をとったら人の世話になりたくない，迷惑をかけたくない」と考える文化が根強くあるのではないだろうか。また，家族のこと，お金のことなどさまざまな状況を踏まえたときに，「このまま積極的な治療やケアはしなくてよい」と考える人は少なくないと考える。

2 意向を固めている人であっても一側面の知識や経験で判断している可能性がある

　高齢者の個別支援や，サロン・体操教室などの地域の通いの場，地域住民を対象とした ACP 講座などにおいて，自らの意向をはっきりともっている人に出会うことは少なくない。その意思決定のプロセスを尋ねると，友人・知人の経験談や家族としての体験，さまざまな自己学習などから情報を得たうえで導かれたものであることが多い。支援者としては，その判断に大きな影響を与えた情報が真実に基づくものであるのか，あるいは，最新の医療・介護・福祉の情報を踏まえたうえでの意向であるのかについて，その人の価値観や信念を尊重しつつ，丁寧に情報収集し，アセスメントしてかかわっていくことが重要である。

3 家族・友人・知人の状況変化を経験するたびに自分に置き換えて考えることができる

　虚弱・機能低下など要介護状態になる前の時期は，自分がこの先どうなるかについては誰にもわからない一方で，心身の加齢に伴う変化の自覚だけでなく，配偶者やきょうだい，友人・知人，近隣住民など，周りの人々の健康状態の変化にも接する機会が多くなる。そのため，その折々で実際に見聞きする実在する人の経験を自分事として捉え，あるいは相手の立場になって考え，その時々で他者（配偶者やきょうだい，友人・知人，主治医，看護師，相談員らの支援者たち）との対話を重ねていき，自分自身の今後の状況を想定して備えていくことができる時期であるともいえる。

要介護状態に向かうプロセスと意思決定のタイミング

　虚弱・機能低下など要介護状態に向かうプロセスは大きく分けると，突発的・急激な変化の場合と，徐々に変化する場合と 2 通りあるといえる。何らかの病気を患った場合はその疾患に応じた ACP のポイントやタイミングに沿って ACP を進める必要がある。本項では，一般的な虚弱・機能低下など要介護状態に向かっ

ている段階での意思決定のタイミングを考える。

令和元年版高齢社会白書[1]によると，平成29（2017）年においては65歳以上の者のいる世帯のうち夫婦のみの世帯が32.5％と最も多く，次いで単独世帯26.4％であり，約6割が独居または夫婦のみの世帯である。

都市部であっても子世代が近隣在住であるとは限らず，孫世代が自立するころには子世代と顔を合わせる機会が年数回というケースも少なくない。本人（親世代）は子どもたちに心配や迷惑をかけたくない気持ちが強く，日々の生活で自覚する心身の変化についてあまり多くを語らない傾向がある。一方，子世代からすると，時折の電話で聴く声ははつらつとしていて，親はいつまでも元気で自立した生活を送ることができていると思うことも多いかもしれない。

突発的・急激な変化によって要介護状態になった場合，その変化があったときに初めて子世代が親の暮らしの状況を見聞きして，「もっと早く話してくれれば…」と思うことは決して珍しいことではない。その時点で本人が意思疎通できる状態であればまだ十分な対話によって本人の意思を尊重できる可能性があるが，心身に大きな変化を受けた段階ではなにより迷惑をかけたくないということが優先されがちであり，子世代と対等に本音で話すことはなかなか難しい面がある。きょうだい間においても疎遠であったり，込み入った話をしていない人は間々あるのではないだろうか。あらかじめ将来起こりうることについての話し合いをもつ機会がなかった場合，意思疎通が困難な状況であれば本人の意向が全くわからないまま，この先の本人の生命に関する意思決定を家族がせざるを得ない場面がやってくることになる。

要介護状態が徐々に変化していく場合，暮らし方の選択には居宅サービスの活用，遠距離介護や呼び寄せ介護，施設等への入所など，さまざまな方法がある。家族間では状態や状況の変化に応じて医療・介護のケアの選択をしていくが，同じ地域で本人と共に日々の暮らしを営んできた友人・知人からすると，ある日突然，本人との関係が途切れてしまうような経験をすることが少なくない。

この要介護状態に向かう時期の意思決定のタイミングとしては，本人が要介護状態でないうちに，家族に自身の医療・介護のケアの選択に関する意向だけでなく，暮らしの様子（普段の生活リズム，交友関係，主治医やかかわりのある相談機関，行動範囲，日々の生活で楽しみにしていることや大切にしていることなど）をしっかりと伝えることが重要である。できるならば，家族は近隣住民や友人，主治医，相談機関など，本人とかかわりのある人や機関とつながりをもてるとよい。本人が日々の暮らしのなかで大切にしている思いや大切にしている人，大切にしている時間，また，本人の暮らしをさまざまな立場から見守ったり支えたり，あるいは本人が誰かを見守ったり支えたりしている生活のありようを家族が知ることは，本人の価値観を理解することにも大きな意味をもつ。そのうえで，要介護の状態に応じたケアの希望についても折々に話し合うことが重要である。

求められるACP支援のあり方

1 大前提は「生きることを支えること」

　虚弱・機能低下など要介護状態に向かう時期のACP支援において最も大切なことは，その人の「生きることを支えること」である。『「高齢者の終末期の医療およびケア」に関する日本老年医学会の「立場表明」』[2]において，年齢に対する差別（エイジズム）に反対するとして，いかなる要介護状態や認知症であっても高齢者には本人にとって「最善の医療およびケア」を受ける権利があると表明している。本人にとっての「最善の医療およびケア」については，本人の意向を中心としたうえでその時々の状況に応じて判断せざるを得ない場合もあるが，大前提として生きることへの消極的な意思決定とならないように，支援者側の十分な注意と配慮が必要である。

　意思決定を求められる段階になってからACPを開始した場合，すでに生活面において何らかの手助けを必要としている状況が多くみられるため，本人が自身の心身の状態変化を目の当たりにし，また周囲への負担を感じたりすることにより，真の意向を表出しにくいことが考えられる。そのためにも，さまざまな支援者が本人の暮らしの場で日常的にかかわりをもちながら対話ができる，要介護状態になる前のACPが果たす役割は大きい。

　この時期のACPにおいて本人が獲得すべき力は，以下と考える。

① 価値観や人生の最終段階における意思決定に関する意向はそのときのさまざまな状況によって変化したり揺れ動いたりしていくものであることを実感できるようになること

② この先の人生を自分らしく生きるための備えとしてACPの取り組みが重要であることを理解することができること

③ 人生における価値観の変遷を振り返りながら，自分の価値観と向き合い，今後の生き方（暮らし方）について前向きに考えていくことができるようになること

④ 医療や介護に関する意向について他者との対話の機会を継続してもつことができること

⑤ 医療や介護に関する地域の情報を継続的に収集していくことができること

⑥ 生活の場，受けたい医療や介護の具体的なイメージについて自分の希望を最優先にして描いていくことができること

　この時期のACP支援ではすでに本人が人生の最終段階における医療の選択について意思決定している場合もあるが，その意思決定が生きることの諦めからくる選択にならないように折々で継続的に話し合いを行うことが大切である。

そのためには，本人の意向を尊重しつつ，意思決定の判断に大きくかかわる医療・介護・福祉の情報について，事実かつ最新の情報を得たうえでの意思決定となっているか注意深く確認していくことや，本人と他者との関係性から周囲の意向をくみ取ってしまう可能性，社会的な背景の影響を受けて判断する可能性があることを念頭に置き，本人の真のニーズに基づいた主体的な選択を尊重するよう十分に留意して支援にあたることが重要である。

　また支援者は，本人，家族，支援チーム，住民らと対話を継続的に行ううえにおいて，支援者自身の価値観の自認，職業倫理の再確認，自分自身の意向に対する自覚について常に自問自答していく姿勢が求められる。

② さまざまな立場からの重層的なACP支援

　虚弱・機能低下など要介護状態に向かう時期のACP支援は，本人の暮らしにかかわるさまざまな立場の支援者がさまざまな場をとおして展開できることが特徴的である。本人が先のことはわからないながらもACPに主体的に取り組むことで，自分の将来の状態変化に備えることができるということを実感できるようになるためには，人生の最終段階における意思決定に関連する医療・介護の最新情報を得たうえで，関係する人々（家族，友人，主治医，看護師，地域包括支援センターなどの相談員，介護支援専門員ら）と折々に対話しながら，その時々の状況に応じて考えていくことができるようになることが重要である。

　主治医であれば日頃からの診察場面での継続的な対話に加え，半年ごとや健康診断時期・病状変化時などの節目に際した意向の確認，地域包括支援センターではさまざまな場でのACP講座などの啓発活動，個別支援における意思決定支援，介護支援専門員においてはモニタリング訪問時やケアプラン作成における支援チームでの共有など，各サービス事業所であれば本人および支援チーム間との継続的な対話，利用者間の対話の醸成などが考えられる。

　また，どの立場からでも家族と積極的につながりをもっておくこと，特に本人と家族の橋渡しの役割は非常に重要となる。本人は，元気なうちは今後起こりうることへの予測をもちにくかったり，考えたくなかったりするため，この時期にかかわることができる支援者は，それぞれの立場から家族のキーパーソンの確認および可能な範囲での家族との日常的な対話を継続的に促していくことも求められる。特に，緊急時の連絡先の確認，日頃の暮らし方について（例：外出範囲，移動手段，食材の入手方法，金銭管理など），心身の状況について（例：持病，心身の変化への気づき），地域の交流関係について〔例：近隣住民，習い事，主治医，地域包括支援センターなど関係のある医療・介護・福祉の専門職（関係性に応じて連絡先を共有できることが望ましい）〕などは，この時期にしっかりと把握できるように働きかけることが，その後の住み慣れた地域で暮らし続けるための支援へとつながる。また，支援者はこのプロセスをとおして本人および家族

との信頼関係を構築していくことができる。家族とのかかわりをもつ際には，どのような状況であっても本人の代弁者であり続けることを肝に銘じ，あくまでも本人中心の意思決定支援を支える姿勢をもつことが大切である。

③ 地域包括ケアシステム構築の推進

この時期のACP支援は主治医，看護師，地域包括支援センターなどの相談員，介護支援専門員らが行う個別の支援だけでなく，今後の人生の生き方の備え（現実的な検討ができるための準備）としてのACPの普及に向けた地域包括ケアシステムの構築と推進が急務であるといえる。

この要介護状態に向かう時期の段階では，今後起こりうることの予測は期間も状況も幅広く多岐にわたるため，支援者はそれぞれの立場で家族関係，経済状況，地域資源を踏まえつつ，本人の希望（大切にしたいこと）を中心に据え，元気なうちから一歩踏み込んで話し合っておくことが鍵となる。そして，そのプロセスにおいては既存の選択肢から現実的な検討をしつつも，既存の仕組みで工夫できることがないか，あるいは地域課題として取り組むべきものであれば地域ケア会議等をとおして政策提言していくなどの役割が求められる。

これらのさまざまな支援者との対話をとおして，住民一人ひとりが自分に何かあったときには相談できる支援者がいること，そして，本人が住み慣れた地域でさまざまなサービスを利用しながら自分らしい生活を人生の最期まで送ることができる地域であることを実感できるように支援することが大切である。

その際，支援者は各々の立場で本人の真のニーズに基づいた意向かどうかの見極めを常に念頭に置き，支援チームにおいてそれぞれの立場で捉えているアセスメントを共有し，本人の希望を最優先として実現可能な方法を検討していくことが求められる。

この段階では支援者間でも十分な対話を行うことで，支援チーム間の信頼関係を構築していく。具体的には，行政の立場としては自治体，地域包括支援センター，福祉事務所など，医療の立場としては病院，クリニック，訪問看護ステーションなど，介護の立場としては訪問介護や通所介護等各事業所・施設など，福祉の立場としては社会福祉協議会など，そして地域住民と連携を図りながら，個別支援および地域課題の共有を密に行っていくことが重要である。

ACPの普及啓発活動を展開する際には，特に住まい・医療・介護・予防・生活支援のそれぞれの機関と連携することで，関係機関間や関係機関と住民をつなぎ，地域課題を共有し，地域におけるさらなる一体的なケアの提供体制の構築を推進する役割も果たすことができると考える。

──────────────【 文 献 】──────────────

1）内閣府：高齢化の状況. 令和元年版高齢社会白書（全体版）.
　　https://www8.cao.go.jp/kourei/whitepaper/w-2019/html/zenbun/s1_1_1.html（2022 年 6
　　月 2 日アクセス）
2）日本老年医学会：「高齢者の終末期の医療およびケア」に関する日本老年医学会の「立場表明」
　　2012.
　　https://www.jpn-geriat-soc.or.jp/tachiba/jgs-tachiba2012.pdf（2022 年 6 月 2 日アクセス）

（榎本晃子）

Ⅳ

代表的な疾患・状態におけるＡＣＰの実践

MEMO

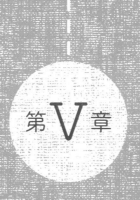

第V章

ACP実践事例

がん・緩和

入退院を繰り返しながら抗がん薬治療を受ける患者の病期ごとの ACP 支援

┌─ 患者プロフィール ─┐

鈴木成美さん（69 歳・女性）

　元来健康で，5 年前に夫が他界した後も友人らと趣味を満喫しながら一人で暮らしていた。
疾 患 名：右上葉肺腺がん（stage Ⅲ B）
家族構成：長男・長女はそれぞれ独立し家庭があり，長男は同じ市内に，長女は沖縄に在住。長男は自営業者で，妻も多忙。長女は，3 人の子どもの育児と自身の仕事で忙しい。

経過の概要

1 診断期～治療期

　3 年前の 4 月，声のかすれがあり病院を受診した結果，右上葉肺腺がんと診断された。縦隔リンパ節にも転移していたため，入院で放射線化学療法を約 1 カ月間行った。その 1 カ月後からは，入退院を繰り返しながら抗がん薬治療を 3 コース行った。しかし，白血球の減少と放射線による肺炎が生じたため，4 コース目は中止となった。

　がんの告知は，長男と共に受けた。その際，鈴木さんは「治療は自分で決めて一人でがんばる。子どもたちには迷惑はかけない」と話し，入退院にあたっても一人で行い，治療の説明も一人で聞き，計画された治療を積極的に受けていた。治療による副作用もコントロールされ，自立した生活を送りながら治療のための入退院を繰り返していた。

② 再発治療期

2年前の1月に右副腎に転移が認められ，入院して1次治療を4コース行った。しかし，副腎への転移が増大したことから，1次治療の効果がないと評価され，外来で2次治療を13コース行った。

主治医が「再発したこと」「治療が効いていないこと」を鈴木さんに伝えると，「まだ治療があるのならがんばりたい。子どもたちには迷惑をかけたくない。治療や今後のことは自分で決める。再発や治療が効いていないことなどの現状は自分から子どもたちに伝えておく」と話し，一人で説明を受け，治療を選択した。約1年間，治療による副作用やがんによる症状の悪化はなく，入院や外来で抗がん薬治療を受けながら，自立した生活を送っていた。

③ ギアチェンジ期

1年前の3月，両側副腎に転移が広がるなどがんが進行したため，入院して3次治療を6コース行った。しかし，治療の効果が得られず，4次治療として抗がん薬の内服を開始した。

消化器症状などの副作用は多少あったが，近所の友人たちの援助を受けながら一人暮らしを続けた。しかし，治療が進むにつれ体力が低下し外出機会も減っていった。看護師は，長男や長女の援助を受けることや地域支援者の導入を鈴木さんに提案したが，「まだ大丈夫よ」と気丈に答え，治療を続けた。

④ 終末期

1年前の9月，治療や検査結果の経過から予後1年以内の可能性が高いと判断した主治医は，4次治療を継続しながらも，鈴木さんと長男に「病状の進行が早く，抗がん剤の選択肢が少なくなった」ことと「今後の生活の場の調整が必要である」ことを伝えた。そして12月の検査の結果，さらに病状が進行したことから，5次治療の抗がん薬点滴，または抗がん薬を終了して症状緩和治療のいずれかの治療に変更することを提示した。鈴木さんは5次治療を選択し入院した。

鈴木さんはこれまで「家族に迷惑をかけたくない。最期はホスピス病院に入る」と言っていたが，入院中に「家族に迷惑をかけたくないけど。できる限り家にいたい」という思いに変化していた。そこで，その思いを看護師から長男に伝え，長男・長女や訪問看護・ホームヘルパーの支援を受けながら，自宅で生活を続け5次治療を受けた。

⑤ 看取り期

5次治療を開始してから3カ月後，病状の進行と抗がん薬治療による副作用が増悪したため治療を中止し，苦痛緩和の目的で入院となった。

長男・長女から，鈴木さんの「可能なら家で最期を迎えたい」という思いに沿いたいと医療者に相談があった。鈴木さんも「家族がいいと言ってくれるなら家で最期までがんばる」と話され，訪問診療・訪問看護を調整した。それから1カ月後，長男・長女が見守るなか自宅で苦しむことなく静かに息を引き取った。

解　説

1　どの時点で，どのような意思決定が必要になったのか

　診断期から再発治療期には，自身の病気や病状，提示された治療による効果や副作用を理解したうえで，どのように治療を受けていきたいかの意思決定が必要となった。鈴木さんの「これまでの生活を続けながら，周りに迷惑をかけないで治療を受けたい」という思いを確認し，医療ケアチームで情報を共有しACP導入の準備を始めた。

　ギアチェンジ期では，病気の進行と治療の効果が乏しくなっていくことを受け止めながら，残された治療の効果や副作用を理解したうえで，どのような治療を選択し，どのように生きていきたいかの意思決定が必要となった。鈴木さんの「友人に助けてもらいながら，可能な抗がん剤治療を受け，生きていきたい」という意思を確認し，医療・ケアを提供した。

　終末期では，治療の効果が期待できなくなり，病勢がコントロールできないことを受け止め，そのなかでどのような治療を受け，どのような人生の最終段階を望むかの意思決定が必要となった。鈴木さんは，抗がん薬治療を受けることを選択しながら最期を迎える場所は「家」という思いを示した。これまでの「一人でがんばる」ことから「家族の支援を受けながら生きていく」ことを希望した。そこで，鈴木さんと家族，医療ケアチームでACPを行い，鈴木さんが望む医療とケアを提供した。

　看取り期では，治療の効果が得られず，むしろ副作用が生じていることから，治療のメリットはないことを理解し治療を終了する，という意思決定をした。そして，人生の最終段階の生活の場を選択することが必要となった。ホスピス病院を予約しながらも，鈴木さんと家族，病院・地域医療機関の医療ケアチームでACPを行い，自宅での生活に向けた支援を行った。

2　どのような意思決定支援を行ったのか

1）診断期〜再発治療期

　看護師は，ACP導入の準備として，入院のたびに鈴木さんに「一緒にがんばりましょう」と声をかけることを心がけ，これまでの生活・人生や病気・治療に対する思いを安心して語れるようにかかわった。長男には，面会のときに看護師

から声をかけ，鈴木さんの病状をどのように理解しているか，鈴木さんが長男に思いを話すことができているかなどを確認した。また主治医と共に，鈴木さんの病態や治療計画を共有し，鈴木さんが医療者から提供された情報を正しく理解したうえで意思を決定できているかを注視しながらかかわった。そして，鈴木さんの意思を主治医や外来化学療法室看護師，退院調整看護師とカンファレンスや看護記録を通じて共有した。

2）ギアチェンジ期〜看取り期

　鈴木さんは「やれる治療があるなら，がんばって受けたい」と言い，残された治療を前向きに受けていた。一方では「最期をどこで迎えるかも考えないといけない状態であることはわかった。長男も病状は理解しているし，"母さんの好きなようにすればいい"と言ってくれた。家族には迷惑をかけたくないので最期はホスピス病院に入る」という思いがあった。この思いをがん看護外来で語ったことを機に ACP を始めた。

　5次治療のために入院したとき，外来での ACP を鈴木さん・主治医・病棟看護師・退院調整看護師と共有すると，鈴木さんの表情がこれまでとは違うことが気になり，病棟看護師は「鈴木さん，これまで一人でよくがんばってきましたね。今回も治療を一緒にがんばりましょう」とねぎらいながら，今の気持ちを語ってもらう場面を意図的に設けた。抗がん薬の点滴が終了し，副作用が生じていないことを確認したうえで，看護師もゆっくりと傾聴できる態勢を整えるなどの配慮に努め，ベッドサイドで話を聞いた。すると鈴木さんは，「これまでがんばってきたのよ。わかってくれる人がいてうれしい。今回で治療は終わり。これからは…」と今の気持ちを語り，「できるなら最期まで家で過ごしたい」という思いに変化していることがわかった。そして看護師から「この大事な思いを記録に残し，長男・長女や医療ケアチームと共有しませんか」と伝えると，鈴木さんは「きちんと私の思いを残しておいたほうがいいわね」と積極的に ACP 用紙に記入し，がん看護外来で行った ACP をアップデートした。ホスピス病院の予約を手続きしながらも，これをもとに，鈴木さん・家族と，主治医・退院調整看護師・外来化学療法室看護師・外来看護師・地域医療機関の支援者など多くの医療ケアチームで ACP を繰り返し行い，鈴木さんの思いを実現するために協働した。その結果，鈴木さんは抗がん薬治療を終了し，自身が望んだ「家で最期を迎える」ことができた。

3 ACP のポイント

1）診断期〜再発治療期

　この時期は，ACP 導入の準備期間として，医療者から提供された病気や治療の情報を鈴木さんが正しく理解しているかを把握し，そのうえで鈴木さんがどの

ようなことを大事にしているのか，何を希望しているのか，逆に「これだけはいやだ」ということを確認し，医療ケアチームで共有することに取り組んだ。この時期の患者は，自立した生活を送っており，治療に期待もしているがゆえに，終末期や看取り期の人生の最終段階における治療選択や終の棲家についての話題を医療者から積極的にすることは難しい。加えて医療者は，鈴木さんを傷つけてしまうのではないかと ACP を行うことを躊躇していた。そこで，予後 1 年の目安となるギアチェンジ期～終末期に ACP 支援が円滑に行われるように鈴木さんとの信頼関係を築くことに努めた。

入退院を繰り返しながら抗がん薬治療を受ける鈴木さんのケアとして，抗がん薬を安全・確実に投与することだけではなく，ACP 導入の準備として大切な期間であると捉え，入院時には語りの場面を意図的に設け，鈴木さんの価値観を知ることに努めた。

2）ギアチェンジ期～看取り期

がん治療が進歩したことで，この時期でも提示される抗がん薬治療は存在する。そのため，鈴木さんのように患者が「治療があるならば受けたい」と治療の効果を期待しながら意思決定をすることがある。看護師は ACP を進めるうえで大切な「最善に期待し，最悪に備える」ということに基づいて，この時期に抗がん薬治療を選択した鈴木さんに「治療に期待しましょう」という姿勢を示しながら，「最悪に備えていく時期でもある」ことを伝え，意図的に今後の生き方や最後の望みを確認する場面を設け ACP に取り組んだ。また，患者の思いは変化するものであることを考慮し，鈴木さんの様子の変化に注目しながら意思決定支援を行った。そして，診断期～再発治療期に築いてきた鈴木さんとの信頼関係をもとに，関連部署の医療ケアチームと鈴木さん・家族とで ACP を繰り返し行い，鈴木さんの望む生き方を実現できた。

入退院を繰り返しながら抗がん薬治療を受ける患者の看護では，安全・確実に抗がん薬を投与することや副作用マネジメントを重要視するが，入院時は ACP 支援のための大切な時間と捉え，患者との信頼関係を構築することや病期ごとにACP をアップデートすることも重要なケアとなる。入院のたびに患者が語ることができる場面を意図的に設け，診断期～看取り期まですべての病期で「今」の患者の思いや価値観を知り，医療ケアチームで繰り返し ACP を行い，患者の望む医療ケアを提供することが必要である。

（古澤恭子）

がん・緩和

最期の場所を決められない
がん終末期患者への ACP 支援

患者プロフィール

砂山孝志さん（60 歳・男性）

　教師になることを目標に，農業を継いでほしいと希望している親と縁を切るようにして宮崎の家を出た。希望どおり国語科の教員となったが，5年前に脳梗塞を患い退職している。何事も真面目で自分に厳しい面があり，結婚後も仕事と家庭の両立ができず，仕事一辺倒になり離婚している。

疾　患　名：S 状結腸がん
家族構成：独居

経過の概要

　2 年前，頸部リンパ節腫大により，精査の結果 S 状結腸がんが見つかった。積極的な治療は希望せず，自然の力でがんと闘いたいと決め，近医で丸山ワクチンによる治療を行い，太極拳を始めながら独居生活を送っていた。しかし病状が進むにつれ，何かにすがりたい気持ちが強くなっていた。別れた妻子へ，何度か手紙を出したが返事は来ず，家族との連絡は途絶えていた。宮崎の父親は独居で 93 歳と高齢であり，支援を期待するのは難しいと思われた。ほかに身寄りはなく，宗教的背景のあるホスピスで最期を迎えたいとぼんやり思い描いていた。特に信徒ではないが，神父の話を聞きたいと望んでいた。

　その後，緩和ケア外来を 1 年半にわたり定期受診していた。やがて頸部リンパ節の転移病巣が増大し，これにより両上肢の神経障害性疼痛が出現，徐々に衰弱が進行し，緩和ケア病棟へ入院となった。入院後点滴を行い，やや元気を取り戻すと，7 日間の入院ののち自宅退院となった。その際砂山さんは，主治医から病状の説明をすべて受け，余命が月単位との告知も受け止めていた。そして「父

親に病状を伝えるために宮崎に帰る」と決心していた。発病した当初は，生活の拠点を故郷へと考えていたようだが，なかなか言い出せないまま今になってしまった。

　徐々に疼痛増強に加え筋力の低下も出現し，独居生活が困難となり，1カ月後緩和ケア病棟に再入院となった。両上肢の神経障害性疼痛により，握力が低下し，自力でペットボトルの蓋の開け閉めができなくなり，寝たり起きたりの動作も不自由となっていた。病状の進行により気力も湧かなかったのかもしれないが，宮崎へ帰ることもせず，また医師から紹介状をもらっていたが，キリスト教のホスピスを予約することもせず，1カ月が過ぎた。父親に電話はしたようだが，「もっと治療をがんばれ」と叱咤され，穏やかに静かに過ごしたいと思っている本人にとっては，その言葉に気持ちも萎え，すっかり自律性を失っていた。

解　説

1 どの時点で，どのような意思決定が必要になったのか

　緩和ケア外来や緩和ケア病棟初回入院時には，今後の療養場所や家族関係について，砂山さんなりの意思決定ができているように見えた。しかし緩和ケア病棟に再入院時，最期の療養場所を，故郷やキリスト教系のホスピスと考えながらも，行動に移すことができずにいた。キーパーソンとなる人も決まっておらず，あらためてACP支援を行う必要があった。

2 どのような意思決定支援を行ったのか

1）医療者との信頼関係の構築

　キーパーソンや療養場所を決められないままの砂山さんに対しては，単に意思決定を促すのではなく，ACPを考慮した話し合いが必要と考えた。まずは砂山さんの今までのがんばりを聞きながら，ねぎらいの言葉をかけた。2度目の入院で病棟にも慣れ始めていたので，砂山さんと向き合えるように，時間と場所を設けた。本当は一番何がしたいのか，看護師よりじっくりと話を聞くことで，砂山さんは心を開き始めた。「別れた妻と成人した子どもに会いたい」と泣きながら思いを語った。別れた当初の連絡先しかわからなかったが，看護師に連絡してみてほしいと依頼され，電話をしてみたが音信不通であった。砂山さんに事実を伝えると，「ひと目でも会いたかった」と落胆し泣き崩れた。

　砂山さんとの対話により，看護師は，砂山さん自身が頼る人がいない寂しさを抱えていることに気がついた。そこでカンファレンスを開き，砂山さんへのACP支援について話し合った。カンファレンスでは，ACPのプロセスの一つとして，砂山さんの趣味や職業など今までの歴史について情報を共有し，毎日少し

でもこれらのことに触れた話題を投げかけ，砂山さんの生き方に関心を寄せていくことになった。砂山さんは教師時代の話をすると，目を輝かせ饒舌になった。生まれ育った故郷の情景は，看護師も目に浮かぶように語ってくれた。看護師は傾聴し，そのひと時が楽しかったと伝えた。

2）家族の間をつなぐ支援

　砂山さんには，キーパーソンとなる人がいない状態であり，亡くなった際の対応についても話し合う必要があった。宮崎の父親は高齢であり，また遠方でもあり，叱咤激励されたことで砂山さんの気持ちもすっかり萎えていた。しかし連絡先を知っている唯一の身内でもあり，看護師から父親へ連絡を取ってみた。かなりの難聴であり，どの程度理解したか定かではなかったが，病状を説明し電話を切った。

　2日後の夕方，その父親が突然病院に現れた。父親は病状を電話で聞いて，居ても立っても居られなかったそうだ。その日から父親は，砂山さんのベッドサイドに簡易ベッドを設置し，付き添いを始めた。自力で起き上がることが不自由な砂山さんの肩にさっと手を差し込み，起き上がりの介助をした。薬を飲むときも，開封を手伝いコップを支えた。その身のこなしは，とても93歳とは思えないほどに軽やかで，「妻を介護していたから」と話され，それはよく気が利いた。

　父親の元気さにつられ，砂山さんも徐々に元気を回復し，笑顔が増えた。父親に気合いを入れられ，食事も随分と摂取できるようになった。父親は砂山さんに「宮崎に帰ろう」ともちかけた。

　砂山さんと父親，医師，看護師で，これまでのACP支援をもとに話し合いの時間を設けた。その内容は，余命が1カ月であろうこと，これから病状がどう進行していくのかなどを説明したうえで，これからどうしたいのか，それぞれの意思を確認することにした。父親は「宮崎に連れて帰りたい。そこで穏やかに過ごさせたい」と話した。砂山さんは「父が精を尽くしてくれたのでそれに答えたい，最期まで頼む」と話した。砂山さんは父親の熱意に答えたいと考えるようになり，故郷に帰る決心をした。

3）退院支援

　宮崎に帰ることが決定し，どのように移動したらよいか，何が必要か，医師，看護師，MSW（医療ソーシャルワーカー）とで話し合い，砂山さんに伝え準備をした。医師は現地の緩和ケア病棟を調べ，連絡を取り，到着後入院できるよう手配をした。飛行機は苦手ということで10時間にも及ぶ道のりとなるため，看護師の同行を提案し，民間の事業所に依頼した。出発の日は西から台風が迫ってきている強風の日であったが，陸路の計画を立てたおかげで，変更することなく出発できた。そして長時間の道のりを無事乗り越え到着したと，同行した看護師

より連絡があった。ちょうど1カ月後，砂山さんは故郷の地で永眠された。

3 ACPのポイント

1) 砂山さんがなぜ「決められない人」になってしまったのか

砂山さんは，今までの人生において，親にも妻子にも医師にも，自分の意思を貫き通してきた。そんな厳格な砂山さんが「決められない人」になっていた。次第に弱っていく身体を感じ，今までわがままを通してしまったことへの後悔があったのか，誰にも頼れない心細さから自分の生き方に自信をなくしてしまったのか，すっかり自律性を喪失していた。妻子は音信不通で，父親からも期待した支援が受けられず，キリスト教系のホスピスへの行動は起こせず，不安だけが強くなっていったのかもしれない。

また砂山さんは，適応障害や抑うつ状態を呈していた可能性を念頭に置く必要がある。背景に，痛みや倦怠感などの身体症状，厳格な性格，家族からの支援の欠如，孤独などが考えられる。適応障害やうつ状態になると気分が沈みがちになり，物事に集中できず決断もできなくなる。このことから砂山さんは「決められない人」になってしまったのかもしれない。

2) 砂山さんの価値観

今まで国語科の教師としてがんばってきたことは，砂山さんにとっての大きな誇りである。縁を切るようにして家を飛び出し，父親には自分の生き方を認めてもらえていないとずっと思っていた。しかし突然，父親が病棟に現れ，自分のために精を尽くしてくれたことで，自分のわがままを許してもらえたという思いになったのだろう。そして父親との時間を過ごし会話をするなかで，教師生活や闘病生活を肯定してもらい，あらためて自分の生きてきた道のりに誇りを取り戻し，そこに価値観を見いだせたのではないだろうか。

3) レジリエンスを高める支援

砂山さんの意思決定の自律性を高めるには，レジリエンスを高める支援が必要であった。医療者は，砂山さんの今まで生きてきたがんばりをねぎらい，肯定し，信頼関係を構築しながら，砂山さんの内的能力を発揮できるようなかかわりを行った。入院時のつらい症状が回復したこともレジリエンスを高める要因の一つであった。また，周囲との関係性も重要となる。背中を押してくれる誰かがいることは，本人のレジリエンスを高める要素となる。予期しなかった父親の登場により，支援の道が開けた。そして徐々に砂山さんは，自身の価値観に気づき始め，意思決定する力が回復していったと思われる。

4）砂山さんのACP

　ACP は，患者と家族間で繰り返し話し合いをする機会をもつことが大切であるが，独居の患者や身寄りがない患者は，そのような機会が少なく，医療者の役割は大きい。砂山さんと話し合いの場をもち，共に考える機会を設けたことは非常に意味があったと考える。妻子との再会は叶わなかったが，次の選択肢へ進むステップとなったことは間違いない。砂山さんが自身のことを自由に話すことで，自己と向き合うことができ，考えを整理することができた。このことからも，終末期の ACP は結果ではなく，プロセスに意味を求めるものであり，入院後に砂山さんの心を開く対話ができたことが ACP 支援であったと考える。

5）がん患者のACPにおける支援型分類による評価

　佐野は，がん患者の ACP 支援ツールとして，医療への信頼度と意思決定の自律度から 4 つの支援型に分類する方法を提案しており（p90，図Ⅳ-1-1 参照），本事例をこのツールを用いて評価する。

　砂山さんは，医療への信頼度は高く，意思決定の自律度は低い状態であり，誘導型に分類される。誘導型の場合には，なかなか決められない患者に対し，療養場所はどこなのか，代理意思決定者は誰なのか，医療者は焦る思いが募る場面が多く，提案が医療者の理想への誘導になってしまうおそれがある。砂山さんの支援者はたまたま現れたが，どこに本人の意思決定に影響する要素が隠れているかわからないのであり，あらゆる可能性をもって対応していくことが必要である。そして医療者は，患者の潜在能力を信じ諦めないことが大切である。誘導型であった砂山さんへの ACP 支援は，自身の生き方への誇りという価値観の気づきにより，意思決定の自律度を高める支援となった。

（佐藤静子）

がん・緩和

家族の意向に従い本心が言えない
終末期がん患者の ACP 支援

患者プロフィール

温水玲子さん（75 歳・女性）

　専業主婦として夫を立て，夫と娘の意向に沿いながら家族をまとめてきた。絵を描くことを得意としており，元気なときには美術館巡りが趣味であった。娘は精神疾患で入院歴がある。仕事には就いておらず，家事手伝いをしていた。

疾　患　名：子宮体がん

家族構成：夫と 40 歳になる娘との 3 人暮らし。娘は，身体によいことや悪いこと，薬の副作用などをいろいろと調べ家族に伝授し，サプリメントを母親に服用させてきた。夫も娘の言うことは絶対として妻に勧めていた。

経過の概要

　温水さんは 7 年前に子宮体がんを発症し，子宮全摘出術を施行，放射線療法や化学療法は希望しなかった。特に経過フォローは行わず 5 年が経過し，左下肢の浮腫により病院を受診，骨盤内リンパ節転移，肺転移を指摘されるが，主治医と折り合いが悪く，また別の病院を受診した。しかし意向に沿う主治医とは出会えず，在宅で過ごしていた。訪問看護も，何度かの訪問の後に断っていた。そのなかで緩和ケア外来には 1 年間通い続け，緩和ケア病棟にもエントリーしていた。

　ADL の低下があり，いよいよ温水さん自身で緩和ケア外来に通うことが困難になると，緩和ケア病棟に夫が電話をかけてくるようになった。「妻は"入院したい"と言っているが，温熱療法の機械を持ち込んでもよいか」「病院のベッド

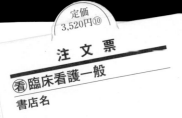

や携帯電話□□□□□□□□□□□か」と連日，心配事を質問してきた。よう□□□□□□□□□□□□の朝「まだできることがあるので入院は□□□□□□□□□□□あった。

その2週□□□□□□□□□□□□た。肺転移により呼吸困難が強く，また右□□□□□□□□□□□□パ漏が悪化し皮膚潰瘍を形成していた。外□□□□□□□□□□ンチン® 錠は一度しか内服しておらず，□□□□□□□□□□のみ就寝前に内服していた。眉間にしわを□□□□□□□□□□様子であった。

1 どの時点□□□□□□□□□になったのか

緩和ケア病棟入□□□□□□□□□□も，内服薬や日常のケアについて娘の方針□□□□□□□□□□あった。また，余命1カ月程度と考えら□□□□□□□□□相談はされていなかった。そこで，治療□□□□□□□□□□温水さん自身が意思決定できるような ACP□□□□□□□

2 どのような意思□

1）オピオイドを使用す□□

ACP の過程において，□□□□□□□□□ろから始めた。温水さんは痛みに耐えながらも□□□□□□□□□臣んでいた。本人は言葉数が少なかったため，□□□□□□□□□□たくないのかを尋ねてみたところ，「娘が "麻□□□□□□□，がんが悪化する" と言っている。便秘にもなったので、やっぱり怖いと思った」ということであった。しかし「つらい，痛みを取りたい」とも話していた。そこで，温水さんへ麻薬についての正しい知識を説明し，正しく使用すれば決して怖くはないこと，痛みを取るために必要であることを伝えると，「試してみないとわからないわよね」と自己決定する言葉が聞かれた。便秘の不安が強かったため，温水さんと相談しながらフェントス® テープを貼付し，オキノーム® 散をつらいときにいつでも飲めることを説明した。そして，不都合があればいつでもやめることができることも伝えた。温水さんの意向を聞きながら，清潔ケア，リンパ浮腫のケアにあたった。処置前に内服することで楽に実施することができることを話し，本人の同意のもと使用した。温水さんは最初，遠慮がちであったが，症状改善を実感できると，徐々に心を開き，自分の気持ちを話すことができるようになっていった。

2）療養場所の意思決定①

　次第に温水さんは，ケアを受けながら医療者に，家族や趣味の話をするようになった。温水さんは娘の精神疾患について，自分の育て方に問題があったのではないかと責任を感じていた。一時期は母娘の関係もよくなかったが，子宮体がん再発を機に，娘が熱心にいろいろと世話をしてくれるので，すべてを任せるようになった。夫と娘も家では喧嘩ばかりしているが，温水さんのことになると，2人で一生懸命治療法を調べ結束するので，安心できたと話していた。

　看護師にも慣れてきたところで，ACP支援を考慮しながら温水さん自身に希望することを尋ねた。「家族は私によくなってほしいと思って言っているのはわかるんだけど，もうそんなにがんばれない，楽が一番よね。1日に1回座って過ごしなさいと言われるけど，無理しないほうがいいですよね，このままでお願いします」と話し，家族には「家には帰らない」とはっきりと自分の気持ちを伝えた。

3）家族支援

　夫と娘から，医師と話がしたいと申し出があり，1時間ほど面談を行った。内容は「フェントス®テープは副作用が怖いのでやめてほしい」「看護師はオキノーム®散を無理に勧め，必要以上に飲ませている」「動けなくなるので起こしてほしい」などで，医療者として説明した内容には納得してもらえなかった。さらに翌日も同じ内容を訴えてきた。夫と娘，医師，看護師でまた1時間かけて面談を行った。医療者は本人の意向に沿って行っており，無理強いは絶対にしていないと伝えたが，「本人は時々変なことを言っていて，正常な判断ができなくなっている」と言って，多く飲むことを拒んだ。医療者は温水さんのつらさを取ってあげたいと願い，オキノーム®散を減らすわけにはいかないことを伝え続けたが，理解を得ることはできず，この時点で十分な家族支援には至らなかった。

4）療養場所の意思決定②

　毎日1時間以上，医師や看護師と話し合いを続けている家族の姿に温水さんは「ご迷惑をかけてすいません」と謝った。温水さんは，娘に毎日飲んだ薬の量を聞かれるので，自分からはなかなか薬を使おうとしなくなっていった。

　やがて温水さんは，「自宅に帰る」と言い出した。「家には帰らない」と断言していただけに，本人の真意を再確認する必要があった。温水さんに「なぜ，家に帰ろうと思ったのですか」と尋ねると，「このままだとみなさんにご迷惑をかけます」と答えた。「迷惑だなんて思わないでください。温水さんが快適に過ごせることが何よりも一番だと思っています。本当にいいのですか」と尋ねると，「家も心配ですし」と言葉を濁した。「家がやっぱり一番ですかね」と尋ねると，「どうだかね，娘はここのようには何もできないし。でもしょうがないです。家でが

んばります。みなさんと話ができてよかったです」と答えた。

5）退院支援

　退院に向け，娘とおむつ交換やリンパ浮腫のケアを一緒に行い，彼女のこだわりの部分も尊重しながら声をかけていった。すると娘の表情も和らぎ，看護師に対して笑顔がみられるようになった。本人，家族，地域の医療・介護スタッフ，病院スタッフが集まり退院前カンファレンスを行い，これからの生活について話をした。それ以外にもケアマネジャーや訪問診療医と電話連絡をしながら，病棟での出来事を伝え，情報を共有した。退院日は民間救急のストレッチャーで帰宅し，1カ月後自宅で永眠された。

3　ACP のポイント

1）温水さんの価値観

　温水さんは，これまでは漠然と娘の言いなりにサプリメントを内服し，つらくても我慢するような状況であった。入院して看護師主導のケアを受けたことで，身体の安楽が保てるようになった。そして看護師が真摯に対応することで，温水さんは心を開いて話ができ，これまで医療者に心を閉ざしてきたものが氷解し，自己主張できるようになっていた。

　しかしその反面，夫や娘が医療者に迷惑をかけるほどの状況に，つらい思いがあった。精神的な病気をもっている娘の母親としての苦悩もあったのだろう。娘を尊重してあげなければ誰が守るのかという親心，人に迷惑をかけたくないという思慮深さは,温水さん自身が下した「退院」という意思決定に変化していった。毎日，家族が医療者と討論している姿から，自分が我慢すればすべて収まるという考えに至った温水さんには「母として，妻として，家族の調和を大切にする」という価値観がみえていた。

2）本人と家族で意向が異なる場合

　ACP 支援としてまず，温水さんが入院してきたときに家族主導であることを感じ，温水さんの意向を確認するところから始めた。温水さんは，家族の前ではほとんど自己主張することがなかったため，面談も家族とは別に行った。その結果,温水さんが家族と意向が違うことがわかり，医療者は自律尊重の原則（p140,註 2 参照）から，本人の意向を優先することに集中してしまった。本来，本人のみならず，麻薬をできる限り使いたくないという家族の価値観も十分に踏まえた対応が必要であった。退院が決定してからは，娘のこだわりを尊重する言葉かけを行い，一緒に退院に向けたプランを作成することで，医療者が温水さんに寄り添い看護していた姿が家族に届き，家族の表情も和んでいったと思われる。

3）反省点とジレンマ

本事例では以下の 2 点で，反省点とジレンマが残った。

第一に，温水さんの「楽に過ごしたい」という気持ちを尊重するあまり，家族と対立してしまった点である。つらい思いに耐えている温水さんを見るのは非常に心が痛み，何とかしてあげたいという思いであったが，連日の話し合いは本当に重要であったのか，逆に本人を追い詰めることになってしまったのではないかという反省もある。

第二に，温水さんが自宅を選択することが本当に幸せだったのかという点である。最期は住み慣れた自宅で過ごすことに，医療者は安易な達成感を得る傾向がある。ましてや，自己決定できたとなれば ACP においての成功例に値する。しかし，在宅では娘の意向に沿いオピオイドは限られた量しか使われなかったと聞いており，本当にそれが温水さんにとって幸せだったのかというと，非常に悩ましく，もやもやする。家族には見せられない医療者だけに見せた温水さんの本心は，そのまま在宅療養を続けていたら気づくことができなかったかもしれない価値観であり，入院したことも温水さんにとって意味があったと思われる。ACP支援は，医療者が結果の良し悪しを評価するものではなく，過程のなかで変化していくものであること，そして，本人の価値観の重要性を再認識させられた事例であった。

4）がん患者のACPにおける支援型分類による評価

温水さんの意思決定の自律度は低下しており，医療への信頼度は家族の陰に隠れているが，高い状態ではなかった。支援型分類（p90，図Ⅳ-1-1 参照）では惰性型に入る。しかし温水家全体では，娘の意思決定の自律度が医療者を寄せつけない形で発展しており，本人の意向もそれに引っ張られるため，独走型に分類されるとも考えられる。このように家族の意思決定が先行している場合には，本人の意向を引き出すきっかけとして，入院という環境が効果的な場合がある。家族から離れた環境での心身のケアの結果，温水さんは医療への信頼度，意思決定の自律度を回復し，自分は病院で静かに過ごさせてもらいたいという意向をもちながらも，その上位にある「母親として」の価値観に気づき，娘中心となる自宅を選択した。ACP 支援の結果として，惰性型や独走型の患者が協調型に近づけた事例であるといえる。

（佐藤静子）

心不全

自宅退院を希望しながら入院治療を継続し, 緩和ケア介入した患者と家族への ACP 支援

> ┊ 患者プロフィール ┊
>
> **田辺敏郎さん（80代・男性）**
>
> 　建築業に会社員として勤務し, 発病前までは, アウトドアや旅行が趣味だった。
> **疾　患　名**：心不全, 拡張型心筋症（LVEF20%, 心室頻拍の既往で ICD 植込み後）, 慢性腎機能障害
> **家族構成**：妻と同居。近くに住む長女は自身の仕事が休みの日に手伝いに来ている。

経過の概要

1 診断から最初の入院

　田辺さんは, 60代で検診により拡張型心筋症〔LVEF（left ventricular ejection fraction；左室駆出率）20%〕と診断され, 外来フォロー中に心室頻拍があり植込み型除細動器（implantable cardioverter defibrillator；ICD）の植込み手術をした。しばらくは自覚症状はなく社会生活を送ることができており, 定年退職を迎え, 自宅の庭で野菜栽培を楽しんでいた。70代になり坂道や階段昇降で息切れを生じ, 次第に NYHA（New York Heart Association；ニューヨーク心臓協会）心機能分類がⅡ度からⅢ度と重症度が上がった。家の周りの30分の散歩をきつく感じ始めたため, 活動範囲は主に屋内となったが, 排泄や入浴は自立していた。市内にある病院までは, バスか長女の車で通い, 受診の外出中はゆっくり杖歩行ができた。

　75歳で初めて心不全のために入院した際, 疾患について生活指導をすると,「自分では心がけていたつもり。体重を毎日測って書いているし, 減塩もしていた」

と答え，心不全の発症予防に努めていた。しかし「疲れやすいのは歳をとったせいかと思っていた。心臓が悪いからなの？」と知らない点もあり，特徴的な症状と増悪徴候について説明をした。また認知機能低下が軽度にみられたため，妻と長女に服薬管理や飲水量を見守ってもらうようにした。薬は確実に飲めているが，食べることが好きで，妻が「漬物はだめよ。お茶も多いでしょ」とたしなめると，「うるさいな。このくらい平気だ」と自由に振る舞っている。

② 心不全の増悪

　80代で心不全の増悪を繰り返し，年に数回は緊急入院するようになった。田辺さんは「家で過ごしたい」との希望が強く，カテコラミンや利尿薬で治療し，うっ血が改善するたびに自宅療養を選択した。安静時にも息苦しさや倦怠感を生じるようになると，身の回りの介助を要し，高齢の妻が日々を支えるのは困難であった。そこで長女に介護保険の申請を提案し，訪問診療と訪問看護を利用し始めた。

　1カ月ほど在宅で経過した後，食思不振をきたし再入院となった。低灌流所見が著明であったためカテコラミンの点滴となったが，坐位保持や会話はできていた。腎機能障害がさらに悪化し，尿流出を得られなくなると，呼吸困難感が持続し酸素投与だけでは苦痛が緩和せず，緩和ケアチームの介入によりモルヒネ投与の開始となった。モルヒネの効果で一時的に息切れが落ち着き，数日間は「食べたい」というニーズを満たすことができた。呼吸状態を慎重に観察しながら，症状が強い場合はモルヒネの量を調整した。それでも顔をしかめて身の置きどころがないような姿が多くなり，「ここにいて」「さすって」と言われ，家族や看護師が交代で付き添った。

③ 代理意思決定

　治療をどこまで望むかの話し合いでは，「生きたいから，なるべくがんばる」という本人と，侵襲的な面を心配し躊躇する家族の間で葛藤があった。徐々に本人と会話での意思疎通を図れなくなり，「本人がつらくないように」と願う代理意思決定者の妻や長女とDNAR（do not attempt resuscitation）をどうするか相談を重ねた。結果的に点滴と非侵襲的陽圧換気（noninvasive positive pressure ventilation；NPPV）まで使用する方針で，緩和ケアを強化していった。ICDの作動停止については，検討中に心室頻拍で適切作動を一度認め，あえて行わないと合意した。最期は家族に手を握られて永眠され，のちに長女は「苦しくなさそうに逝けたのが救いです」と語っていた。

解　説

1　どの時点で，どのような意思決定が必要になったのか

　年に数回，心不全のため入院をしていたころ，田辺さんは「できるだけ家にいたい，悪くなったら病院に来る」と言っていた。再入院時，何が増悪契機だったかを振り返るとともに，今後どのように生きていきたいか，終末期も見据えてさらなる病態進行に備える意思決定が必要となった。慢性心不全は，急性増悪による入退院を繰り返しながら，最期は急速に悪化するため，終末期の判断がしばしば困難である[1]。したがって予後予測を明確に伝えられず，「次は回復しての退院ができないかもしれない」という説明は幾度かに及んだ。身体機能の低下を認め，自宅での療養環境を整える過程で，医療者は終末期が遠くないと感じていた。その見立てを実際に患者・家族と共有し，詳しく話し合いをもてたのは退院後1カ月での再入院がきっかけであった。

　心不全ステージC（p94，表Ⅳ-2-1参照）の患者では，疾病管理が強化され，看護師が実施するセルフケア支援や症状緩和は重要な役割を果たす[2]。こうしてかかわるうちに，田辺さんは次第に治療抵抗性の心不全ステージDとなっていった。

　患者や家族の望む治療と生き方を医療者が共有し，事前に対話しながら計画するACPにおいて，初めは心不全の増悪予防が主な要点だった。動くことや食べることが好きな田辺さんが，療養上の制限がある生活でどのように折り合いをつけていくか相談を重ねるなかで，本人の価値観も語られた。

　心不全のステージが変わると，治療してほしい／ほしくない内容の選択や，最善を期待しつつ「もしものとき」に備えた準備が重要となる。田辺さんは家族と普段そうした話をしておらず，医療者と接したなかでも死生観がうかがい知れる機会はなかった。そこで，自覚症状が治療により軽減しない場面で，本人へあらためて思いを尋ねた。

2　どのような意思決定支援を行ったのか

1）年に2回以上の入院時

　以前から妻と長女がサポートしており，田辺さんは介護保険や在宅医療を「僕は必要ないと思う，できるだけ頼りたくない，他人が家に入るのを好まない」という意向があった。家族は本人の思いを尊重し，なるべく長女が見にいく頻度を増やし対応していた。しかし，常に付き添う妻は高齢であり，家事をしながら本人の様子を気にかける負担感が大きかった。長女は仕事をしており，電話をかける以外に直接訪問できるのは平日夜と休みの週末が限度だった。そこで田辺さん

に，進行が予測される病態と家族の都合を伝え，在宅療養には訪問診療と訪問看護でこまめにフォローしてもらうのが必要であることを伝え，話し合った。長年かかりつけの病院との関係が切れるわけでなく，家で過ごしたい思いを安全に叶える方策と捉えられるようかかわった。何度か説明するうちに，田辺さんは「それならいい」と了承し，退院できる日を心待ちにしていた。

リハビリテーションで身体機能の回復を目指しながら，自宅での看取りまでを視野に入れ，対応可能な往診医をソーシャルワーカーと探した。そして，今後も容易に増悪をきたす病態であることや，運動耐容能が低下し屋内生活の軽労作で苦痛症状が出やすいためケアを依頼したいことを申し送りした。また，退院前カンファレンスを開催し，患者特性と家族背景についてクリニックの医師，訪問看護師，ケアマネジャーへと引き継いだ。

2）退院後1カ月での再入院直後

カテコラミンを離脱できない状態になると予測され，「家に帰りたい」という思いを詳しく確認した。すると，今までのように「よくなること」をイメージしていた。ベッドサイドで点滴を一緒に見ながら，これを付けたままでも自宅で過ごしたいかを尋ねると，しばらく考える仕草ののちに首をかしげ沈黙した。おそらく初めての質問内容だと推察され，「すぐには答えが出ないですかね？」と聞くと，うなずいた。最期を自宅で迎えたいという意思とは異なることがわかり，病院での治療継続となった。一方で，よくなって退院したら家でやりたいことは「特にないけど，とにかく一度は帰りたい」とはっきりと言った。この気持ちを受け止めながらも，患者・家族・医療者間で考えうる予後にギャップがあり，話し合いはなかなか進まなかった。

薬物療法が奏功しなくなった際，機械的補助をどこまで行うかのインフォームドコンセントでは，「助かる見込みが高いならお願いしたいけど…」と気管挿管，人工呼吸器，大動脈内バルーンパンピング（intra-aortic balloon pumping；IABP），血液透析に対して心が揺れ動いていた。いずれも侵襲度が高く，リスクやデメリットを把握したうえでの患者の本意なのかどうかはわからず，医療者はジレンマを感じていた。

状態が少し落ち着いていたときに，自宅で生活できた約1カ月の様子を尋ねた。「食事があまり喉を通らなくなり，もともと好きだった果物ばかり食べていた。たまに，お煎餅もつまんだかな。お茶は飲めていたから，水分が多すぎたのが原因だと思う。帰れたら，もうこんなことはしないよ」と話した。短い会話のなかでも，田辺さんにとって「家へ帰りたい」は切実な願いであると感じられた。妻は「ずっと気をつけて，出す量を調整していたのに…，急に食べられなくなったのが心配で，本人が欲しがるものは渡すようになってしまった」と後悔していた。低灌流とうっ血から生じる症状が混在し，疾患管理が難しくなっていたと推察さ

れた。塩分・水分制限に注意し体重測定していた習慣をねぎらい，栄養を摂れるようにするのも大切であることを伝えた。カテコラミン投与開始後は食思不振や倦怠感が軽減してきたと自覚しており，低心機能の影響および強心薬による治療効果と解釈できるよう説明した。しかし，心不全を発症した若いころに聞いた特徴的な症状が息苦しさと浮腫だったため，「体重は増えてないのに，なんで調子が悪いんだろう」と重篤な状態を理解できずにいた。

3）再入院中の症状増悪時

　呼吸困難感に対して緩和ケアチームが介入し，モルヒネ投与の開始について本人や家族と話し合った。本人は最初，説明しても想像がつかない様子だったが，「食べたいのに息が切れてしんどいこと」を和らげるため，まず経口摂取できるようになることを目標とした。モルヒネ投与の効果を感じられると，ベッドに寝ているだけであっても苦しいと眉間にしわを寄せる表情や，タッチングで変わらない努力呼吸をサインに，モルヒネの増量を検討した。互いにリズムがつかめてくると，少し外の空気を吸いたいときには家族が車いすで散歩に連れていったり，疲れたから眠って休みたいときには応じたりとコントロールできるようになった。

③ ACP ポイント

1）心不全の「病みの軌跡」を患者と確認

　低心機能であり，年2回以上の心不全による入院を繰り返すようになり，医療者からはエンドステージと判断された。田辺さんは過去に，入院して利尿薬の点滴などで治療すると症状が改善してよくなることを経験しており，「苦しいのは一時的で，いつものこと。動きにくくなったのは歳だから」と言っていた。心不全の「繰り返すたびにだんだん悪くなり，命を縮める病気」という"病みの軌跡"（p36〜37，図Ⅲ-7参照）をわかりやすく伝え，患者自身が今どのあたりにいると捉えているかを知ることが重要である。このようにアプローチすると，この先どう生きていきたいか，もしものときはどのようにしたいかを備える話し合いに発展していく。

2）心不全の終末期；積極的治療と緩和ケアのバランス

　田辺さんにとって「自宅に帰りたい」の具体的なイメージは「よくなっている状態」であり，回復が望めない先を想定してのACPがわかりにくかった。そこで，病状の改善に努める積極的治療を主軸に進めつつ，残存する苦痛症状に対して緩和ケアを取り入れた。循環器領域の特徴として，侵襲的な治療選択が最後まで残る。「生きたいからがんばる」と言う患者が，本当に人工呼吸器装着を望んでいるのか，正しく想像できているかを見極める必要がある。強心薬投与は最期まで続き，だんだんと緩和ケアの要素が増していった。日々の清潔ケアにおいても，

苦痛を伴う口腔ケアや褥瘡処置ではモルヒネのボーラス投与後に行うといった調整をした。本人が意思表示できなくなり積極的治療を控える方針のなかで，患者に最も近い存在の妻はICD作動停止について理解できなかったため，長女が代理意思決定者となった。

3）どのように最期を迎えたいか

　田辺さんには「家に帰りたい」や「食べたい」と一貫した望みがあった。心不全の増悪を繰り返す闘病生活で，認知機能の低下や病状進行を認めると，田辺さんから語られる希望は限られ，どのような最期を迎えたいのかを本人に教えてもらうことは困難となった。早い時期から本人や家族と会話をもっと重ねられていたら，残された時間で何をやりたいかなどを聞くことができていたのではないかと振り返る。特に，どのような治療を希望するか，過ごしたい場所はどこか，周囲に期待することや望まないことは何かを具体的に家族や医療者が知ることにより，より患者に寄り添ったケアが可能となる。

　もし強心薬依存の状態で在宅療養を選択した場合，支える家族には薬剤管理や経済面で負担がかかる。実現可能な環境かを確認し，移行するタイミングを考慮しての準備が求められる。

　さらに，重度心不全の病態だけでなくACPに関して，地域のケアギバー[註]と互いに情報共有していくのも課題である。患者や家族は，病状などによって気持ちが容易に揺れ動く。普段の生活で湧く心情は，在宅で対面するスタッフが気づく場合も多い。それらを医療・介護・福祉に携わる多職種チームで把握し，状況に応じて連絡を取り合うことで必要な支援につながると考える。

─────────────────【 文 献 】─────────────────

1）日本循環器学会, 日本心不全学会, 日本胸部外科学会, 他：急性・慢性心不全診療ガイドライン（2017年改訂版）. 2018, p112.
　https://www.j-circ.or.jp/cms/wp-content/uploads/2017/06/JCS2017_tsutsuid.pdf（2022年6月3日アクセス）
2）眞茅みゆき・編：進展ステージ別に理解する心不全看護. 医学書院, 東京, 2020, p12.

（千木良寛子）

註　ケアギバー（caregiver）：身の回りの世話をしたり，生活を手助けしたりする人のこと，介護に携わる者。地域包括支援センターの担当やケアマネジャー，介護士，また利用中の通所あるいは入所サービスのスタッフなどがいる。

 心不全

心不全の急性増悪を繰り返すなかで，積極的治療を望まず，生きがいを重視した治療を選択した患者へのACP支援

> **患者プロフィール**
>
> **亀山藤雄さん（69歳・男性）**
>
> 　長年の友人と同居している。元フルートの演奏家。音楽団にも所属していた。60歳で退団後は音楽教室を開き，講師として仕事を続けていた。
> **疾　患　名**：肥大型心筋症，末期心不全，高尿酸血症，高血圧，脂質異常症，前立腺肥大
> **家族構成**：両親は他界しており，きょうだいもいない。

経過の概要

　66歳のときに狭心症を発症し，カテーテルによる経皮的冠動脈形成術を施行した。肥大型心筋症も指摘され，外来で内服調整をしながら経過をみていた。外来の予約を変更したときに内服の残数が合わず怠薬が判明した。仕事の日は利尿薬によりトイレが近くなって困るという理由で自己調整したり，飲み忘れることも多かった。そのため，外来看護師は，内服管理ができているか，生活で困っていることはないかを確認しながら療養支援していた。

　68歳ころから徐々に心機能低下を認め，脳性ナトリウム利尿ペプチド（BNP）680pg/mL，LVEF（left ventricular ejection fraction；左室駆出率）36％，労作時の呼吸困難感が頻繁に出現するようになり，精査目的で心臓カテーテル検査のために入院となった。カテーテル検査で冠動脈の再狭窄は認めなかったが，検査時に使用する補液と造影剤使用による体液量増加に伴ううっ血の予防として利尿薬を投与したところ，血圧低下，冷汗が出現し低心拍出症候群となった。ドブタミン静注により低心拍出の症状は改善した。ドブタミンは経口強心薬の投与へ

と移行できたが，2剤の内服が必要な状態であった。心不全ステージ分類ではステージD（p94，図Ⅳ-2-1参照）の段階と判断された。

　亀山さんは仕事でフルートを吹きながら指導も行うため，心臓に強い負荷をかけてしまっていた。そのため，主治医は，現在の心機能で仕事を継続すると容易に心不全増悪を繰り返すため，仕事を辞めることが心不全増悪をさせないために重要であり，療養上必要であると考えていた。亀山さんはフルートの魅力，講師としてのやりがいをよく看護師に話していて，会話から仕事が生きがいであることが伝わってきた。看護師が亀山さんにどのように今後生活していきたいかを確認すると，「生きがいである仕事を続けたい」と言われた。そこで，今後の治療方針については本人の思いに沿えるよう，主治医，看護師，本人と話し合いを行い，自宅退院した（ACP導入）【場面①】。

　退院後1週間で亀山さんは心不全増悪で再入院し，その後も入退院を繰り返すようになった。救急車で搬送されるときもあった。緊急入院を繰り返したため，その後，心不全増悪予防にドブタミン投与の定期的な入院をすることとなった。夜間咳が止まらず眠れないことが苦痛となっていたため，緩和ケアチームに相談し，リン酸コデイン投与を開始した【場面②】。

　定期入院を開始し，緊急入院することなく経過した。しかし，LVEF29％，ドブタミン定期投与をしていてもBNP1,300〜2,800pg/mLと高値で推移し，心機能はさらに低下し，心電図上QT間隔も徐々に延長し，致死性不整脈出現のリスクも高くなっている【場面③】。

解　説

1 どの時点で，どのような意思決定が必要になったのか

1）最初の入院の時点【場面①】

　亀山さんの心不全ステージ分類はステージDに移行しており，今後は入退院を繰り返していくことが予想された。主治医は仕事を辞めて療養したほうがよいという方針だったが，本人は生きがいである仕事を続けていきたいという思いがあり，方向性が違っていた。そのため，亀山さんが病状を理解したうえで今後どのような治療を選択するかの意向を確認し，亀山さんやキーパーソン，医療者と共に治療方針を定める必要があり，ACPを開始した。

2）新たな治療方針の転換時期【場面②】

　亀山さんは低心拍出の症状が増悪し，強心薬の点滴投与で症状が改善するといった入退院を繰り返し，カテコラミン依存性重症心不全となっていた。主治医から，心不全が急性増悪してから入院するのではなく，予防のためドブタミン静

注の定期的な入院をするのはどうかと提案があり，亀山さんの希望と意思の確認を行った。

3）致死性不整脈出現のリスクが高くなってから【場面③】

　今後，致死性不整脈が出現するリスクが高くなり，以前から侵襲的な治療を望んでいない亀山さんに，致死性不整脈の出現が自宅で起こったときの対応をどうしてほしいと思っているのか，医療者と代理意思決定者を交えて，再度亀山さんの希望と意思の確認を行った。

② どのような意思決定支援を行ったのか

1）患者本人と医療者との間の今後の治療・生活の希望のズレの修正

　心身ともに余裕がないときのACP実施は患者の負担になるため，ドブタミン静注が終了しても低心拍出の症状が出現しないことを確認してから開始した。まず主治医から，肥大型心筋症が原因の心不全であり，内服治療が重要であることについての病状説明を行った。心不全の辿る経過を「病みの軌跡」（p36〜37，図III−7参照）を使用しながら説明し，亀山さんの現在の位置と今後予測される経過も具体的に示し医療者と共通認識をもった。医師より，仕事を辞め，安静にしておくことも必要であることも伝えられた。そして，今後の急変リスクに備えて事前に，もしものときのことについて話し合いを行いたいことを伝え，今後の治療，生活への希望，大切にしている思い，代理意思決定者の選定などを記す意思決定支援用紙を渡した。後日，用紙を記載された後，看護師は亀山さんと話し合いの場をもった。筆者は，ACPの話し合いの際，記載された内容をただ確認するだけでなく，本人の病に対する思いやこれまでの経験を語ってもらい，その語りのなかから本人の大切にしたい思いや苦境を知るように努めている。

　病状説明を受けて亀山さんは，「あまり動かないようにといわれていたけれど，こんなに悪かったんだな，と思った」と言われた。「本当は（怠薬して）いつ死んでもいいと思っていた。母は自宅で急に倒れて，訳もわからないまま管につながれて死んで，見ていてつらかった。自分のことが自分でできるうちに死にたい。長生きするためっていうより，息が苦しいのはいやだし，入院したくないから薬をちゃんと飲もうと思った」と，投薬を含めた治療は延命が目的ではなく，苦痛緩和のためという考えであること，心不全の呼吸困難感が亀山さんの一番の苦痛であることがわかった。大切にしていることは，『仕事を続けることとペットと暮らすこと』と記載され，「仕事一筋でやってきました。仕事がなくなったら何のために生きているのかわからなくなる。楽しいと思えるのは，仕事をしているときだけです。先生の説明を聞いて，（心不全増悪の）リスクがあるのは承知で，できる限り仕事は内容を変えながらでも続けていきたい」と話した。将来の治療に対する希望は「苦痛や痛みを和らげる症状緩和を目指した処置や治療を受けた

い」と選択され，もしものときの療養先については「まだ深く考えたことはないけれど，病院は母が死んだことを思い出すからあまり好きじゃない。今回も検査といわれて入院しただけ」と自宅を希望した。代理意思決定者については同居人を希望した。

これらを聴取し，意思決定支援用紙に記述した内容はいつでも変更可能であることを伝えた。亀山さんの意思を看護記録に残し，ACPの内容を多職種で共有できるようにした。

主治医と亀山さんの意思を検討し，仕事を辞めて活動制限を強いることで，生命予後は延びるかもしれないが，それを亀山さん自身が望んでおらず，生きがいである仕事を失うことは死と同等であり，本人の意思を尊重し最期までその人らしく生きるために，医療者は，生きがいである仕事をできる限り続けられるような治療・ケアを支援していく方針を提案することとした。具体的には，体調変化を早めに察知できるよう外来受診期間を短くしてフォローすることで，本人も了承した。また，MSW（医療ソーシャルワーカー）と連携して介護保険を申請し，夜間の呼吸困難出現予防のためリクライニングベッドをレンタルすることとし在宅調整を行った。外来看護師にも，継続してACPを行えるよう情報共有をした。

2）治療の変化のタイミング，病状の変化ごとのACPの更新

外来受診期間を短くしたが，緊急入院を繰り返した。ドブタミンを投与すると毎回，徐々に低心拍出の症状が主の心不全症状は緩和された。月1回程度の緊急入院が3カ月ほど続いた。このころ，仕事の内容は講師の仕事を減らし，コンクールや教室の試験の審査員の仕事を増やして心負荷がかからない内容に変更するように工夫していた。定期的なドブタミン静注の入院が提案された際，亀山さんは「点滴をしてもらうと体のつらいのがよくなるんです。苦しいのをとってくれる点滴だから続けたい。以前よりすぐ疲れるから，心臓が悪くなっているのは自覚しています。それでも仕事は続けたい。定期的な入院のほうが仕事の調整もしやすいし，そのようにしてほしい」と定期入院に同意した。定期的な入院の際，看護師は受け持つチームを固定して担当するようにした。日々の何気ない会話からでもACPにかかわる発言があったときは記録に残して情報共有を行った。亀山さんのなかで最期の療養先に対しての思いの変化が表れた。「先生も看護師さんも本当によくしてくれて，亡くなるなら最期は病院がいいです」と言われたため，意思決定支援用紙の内容の更新を行った。

場面③の時期は，自宅で致死性不整脈による心肺停止の可能性が高くなっていた。亀山さんは，以前から「母が自宅で意識がなくなって救急車で心臓マッサージをされながら，病院でたくさんの管につながれたまま死んだ。心臓マッサージされている母を見るのはすごくかわいそうでつらかった。自分は望んでない。ICD（植込み型除細動器）も入れてほしいと思わない」と看護師に意思表明して

いた。東京都では心肺蘇生を望まない傷病者への対応について，傷病者本人の「心肺蘇生を望まない意思」があるときは意思に沿った対応を行う，としている。最期まで亀山さんの意思を尊重できるよう，心肺停止になった際に蘇生を望まない意思が強固で明確であることを再度確認し，意思決定支援用紙の更新も行った。そして，代理意思決定者にその意思を伝えるとともに，外出先で倒れたときのために持ち歩けるよう用紙のコピーを渡した。

③ ACPのポイント

　慢性心不全は，がんとは異なる「病みの軌跡」をたどり，急性増悪による入退院を繰り返しながら，最期は急速に悪化するため，終末期の判断がしばしば困難である[1]。欧米の調査[2]でも，心不全患者が終末期，あるいは急激な状態悪化に至るまでACPについて議論されず，遅れがちであることが報告されている。そのため，終末期の判断がしばしば困難な状況にあっても，できる限り，病状が悪化した際にどこまでの治療を施すのかをあらかじめ相談していくことが推奨されている[3]。

　本事例は，患者の生きがいや価値観を確認しながら，病状や病期に合わせた治療とケアの目標を患者本人と話し合いながら明確にしていった。場面③の時期の意思決定の話し合いは，患者に具体的に「死」を感じさせることになるため，一部からためらいもあった。そこで，以前患者が心肺蘇生を望まないという意思を看護師に表明していたことを踏まえ，これまでの患者の意思決定の過程を多職種で協議したうえで，具体的に心肺停止時の対応について話し合う場をもつことにつながった。心不全患者は予後が予測しにくいからこそ，病状が悪化して患者の意思決定能力が低下した時点で介入するのではなく，早期から患者と何度も話し合いを重ねながら，患者の価値観や生きがいを尊重した意思決定支援を行っていくことが求められる。

──────────────── 【 文 献 】 ────────────────

1）日本循環器学会, 日本心不全学会, 日本胸部外科学会, 他：急性・慢性心不全診療ガイドライン（2017年改訂版）. 2018.
　https://www.j-circ.or.jp/cms/wp-content/uploads/2017/06/JCS2017_tsutsui_d.pdf（2022年6月3日アクセス）
2）大石醒悟, 高田弥寿子, 竹原歩, 他：心不全の緩和ケア；心不全患者の人生に寄り添う医療. 南山堂, 東京, 2014, pp113-129.
3）角田ますみ・編著：患者・家族に寄り添うアドバンス・ケア・プランニング；医療・介護・福祉・地域みんなで支える意思決定のための実践ガイド. メヂカルフレンド社, 東京, 2019, pp119-125.

（川原百絵）

呼吸不全

慢性呼吸器疾患患者の NPPV 装着における ACP 支援

経過の概要

　浅田さんは，3 年前より在宅酸素療法を行っている。Ⅱ型呼吸不全のため，PCO_2 が貯留しやすく，いずれ在宅 NPPV（noninvasive positive pressure ventilation；非侵襲的陽圧換気）が必要であることは以前より本人と夫へ説明されている。

1　救急外来受診から入院

　2020 年 1 月に自宅にて意識レベルの低下を認め，救急外来を受診し，入院時の血液ガス検査の結果は，pH 7.28，PCO_2 83.9mmHg，PO_2 63.0mmHg，HCO_3^- 32.7mmHg と異常値があり，高二酸化炭素血症の診断を受け，緊急入院となった。入院時，呼吸状態の悪化と急変リスクを家族へ説明し，DNAR（do not resuscitation order）の方針となった。呼吸状態の悪化に対しては，心臓マッサージ，気管挿管，人工呼吸器の装着は行わないこととなったが，NPPV やハイフローセラピーを装着することで家族の同意を得た。

　高二酸化炭素血症の改善目的にて NPPV を装着した。意識レベルが回復すると，NPPV のマスク装着による圧迫感，不快感を訴え，装着の拒否が続いたが，

NPPV 使用の必要性を繰り返し説明し，使用を継続した。

入院 3 日目に血液ガス検査の結果が改善したため，日中は経鼻酸素の投与に切り替え，夜間のみ NPPV を使用したが，NPPV の装着拒否は続いた。日中は経鼻酸素のため，食事も開始となったが，むせ込みが時々あり，発熱も持続していた。誤嚥性肺炎と診断され，再び禁食，点滴管理となった。喀痰量も増え，自己喀出が困難なため，喀痰吸引が必要となった。PCO_2 は 70mmHg 台で推移したため，夜間の NPPV の装着は継続した。

2 本人・家族からの自宅退院の希望

栄養不良や長期臥床による衰弱，不眠，認知機能の低下を認めた。高二酸化炭素血症に関しては今後も NPPV の継続使用が必要であると判断され，今後の方針について医師より説明を行ったところ，本人，夫，長女より自宅退院の希望があった。自宅へ帰るには，今までも使用していた在宅酸素とともに，夜間は在宅の NPPV の装着が必要であることを説明し，了承を得た。

しかし，そのころより夜間の NPPV 装着の拒否が強くなり，マスクを自分で外してしまうという行為が多くなった。認知症の進行もあり，夜間大声を出してマスクを外したりすることもあった。自宅へ帰るには NPPV の使用が必須であることを本人へ説明したが，拒否があった。

毎日，夜間の NPPV マスク装着の際に浅田さんへ使用の必要性を説明するが，次第に暴力的になり，装着困難となった。喀痰量も次第に増え，吸引では十分に気道浄化が図れず，SpO_2 が 70% 台へ低下することがあったため，数日に一度は気管支鏡下で吸痰を行った。NPPV を使用せず，終日，経鼻酸素を投与していると PCO_2 は徐々に上昇し 90% 台となることもあったため，ハイフローセラピーへ切り替えた。気道のウォッシュアウトにより PCO_2 は 60mmHg 台まで改善したが，家族と相談した結果，ハイフローセラピーを使用したままの自宅退院は困難であるという結論となった。

その後 PCO_2 が上昇するにつれて，意識状態が悪化し，傾眠傾向となった。覚醒時は会話ができたが，会話中にそのまま眠ってしまうこともあった。

3 自宅退院の再検討

自宅退院について，夫，長女と繰り返し話し合いの場をもった。家に帰りたいという希望は強かったが，昏睡状態へ移行しつつある浅田さんの様子を見て，自宅退院の困難さを感じた様子があり，夫からは「このまま眠るように亡くなることができればよい」との発言がみられるようになった。

PCO_2 は 70 〜 80mmHg 台で経過し，傾眠は続いたが昏睡状態になることもなく，小康状態が続いた。再度主治医より夫と長女へインフォームドコンセントを行い，現在の家族の心境などを確認した。

夫は最近，自身が体調を崩しており，自宅退院における介護への不安が強いと訴えた。長女も同様に介護への不安を口にした。浅田さんは意識レベルが低下しているため，意思決定は困難と思われたが，退院について聞くと，「家に帰りたい」と一言だけ発言があった。

夫と長女へ本人の意向を伝えたが，2人で考え込み，「このまま病院で安らかに眠るように亡くなることができれば」という発言を繰り返した。

数日後 JCS III-200 となった。依然，喀痰は多いため，適宜吸引を行った。家族で過ごせる時間を確保できるよう配慮した。夫からは「急に目が開いて話し出すんじゃないかな。すやすやしてるだけかな。僕は苦しまなければいいと思っているけど，生きてほしいとも思う。このまま本当に戻らないのかな」と，妻のそばで訴えた。看護師は，眠っているように見えるが，身体に二酸化炭素がたまっており，このまま呼吸が停止していくことを伝えた。夫は考え込んで，うなずいていた。

3日後に夫と長女が見守るなか，永眠となった。

解　説

1 どの時点で，どのような意思決定が必要になったのか

慢性呼吸器疾患における ACP の特徴として，呼吸状態が悪化したときにどこまで人工呼吸器装着などの治療を行うのかを意思決定しなければならないという点が挙げられる。慢性呼吸不全では呼吸状態が急変するリスクが常にあり，病状によっては自立できる状態まで回復できない可能性もあり，本人はもちろん，家族も医療者も決断に迷うことがある。本事例でも，入院時，生命危機リスクが高い時点で，人工呼吸器を使用するかなどの急変時の治療方針を決定しなければならない。原疾患である間質性肺炎は進行しており，人工呼吸器の装着を行ったとしても，回復して元気に歩いて帰宅できる可能性は低いことを伝え，それでも少しでも長く生きていることを望むかどうか，という ACP が必要である。家族は浅田さんの急激な状態悪化について受け止めきれていないため，家族が状況を受け入れ，納得して判断ができるよう援助者が導きながら ACP を行う。

その後，CO_2 ナルコーシスをきたしたため，NPPV を装着する方針となったが，本人が装着を強く拒否したため，NPPV の装着による効果について繰り返し説明する必要があった。浅田さんは呼吸困難があるなかでも，意識レベルは維持できていたため，おそらく必要性は理解していたと思われる。拒否をしながらも，しぶしぶ NPPV を装着している。NPPV の必要性を理解しながらも，マスク装着の違和感や，送気による圧迫感，それらに伴う呼吸のしづらさなどが強く，拒否をしてしまう状態である。装着の必要性をわかってもらうことと，マスクの

フィッティングや送気圧など呼吸器の設定調整を行い，より苦痛の少ない装着方法を考えていかなければならない。

NPPVの装着により呼吸状態がいったん落ち着いた際に，今後も呼吸状態の悪化リスクがあることを前提に，自宅へ帰るかどうかのACPを行う必要がある。誤嚥を起こしたため，経口摂取ができなくなった際に，代替栄養はどうしていくか，自宅へ帰るとすると胃瘻や中心静脈栄養法（total parenteral nutrition；TPN）などを患者や家族は希望するか，技術的な面で自宅で実行できるかどうかを協議しなければならない。

また衰弱が進み，誤嚥により呼吸状態も悪化したときに，自宅退院を行っていくかについて再度本人と家族の意思を確認するためのACPが必要である。自宅でもNPPVの装着を継続しなければ，CO_2が貯留し再び生命の危機に陥ること，また呼吸状態の悪化に伴い，全身状態も悪化しており，回復の見込みは少ないことを前提に，看取りを含めた自宅退院を本当に希望するかという意思の確認をしなければならない。

せん妄に陥り，NPPVからハイフローセラピーへ切り替えた際に，PCO_2が上昇し意識レベルが徐々に低下したが，このときに再度，看取りを見据えたACPを行う必要がある。また，最後に意識が低下してきた際，浅田さんが家に帰りたいと再度訴えたことについて，死の直前における在宅での看取りに関する家族の意思を確認するためのACPを行うことが重要である。

② どのような意思決定支援を行ったのか

まず，入院時の呼吸状態の悪化に対してACPを行っている。今後起こりうるリスクを伝え，施すことができる可能な限りの治療と，本人と家族が希望する治療，希望しない治療について話し合い，できるだけ本人・家族の希望に沿った意思決定ができるように働きかけた。このときに重要なのは，CO_2ナルコーシスは可逆性で，NPPVの装着により症状の改善が見込めること，しかし，気胸などを起こすリスクがあることも十分に説明することである。また，気管挿管や人工呼吸器装着については，もともとの肺の機能の状態から，挿管や人工呼吸器を一度装着すると抜管ができず，気管切開や永久に呼吸器が必要な状態に陥る可能性があることについて十分に説明をすることが重要である。

NPPVに対しては当初から強い拒否があった。NPPVの効果を十分に説明しながら，NPPVの何がどのように苦痛なのかを確認し，フィッティングやデバイス，圧設定を工夫すれば苦痛が緩和されるのかどうかを確かめていく必要がある。デバイスや圧設定の変更で装着が継続されるとCO_2ナルコーシスの改善が見込めることを伝えながらACPを行っていく。

状態が少し安定した時期に，退院支援も必要である。自宅へ戻る気持ちが本人と家族にあるかどうか，医療機器は何が必要か，介護者の負担はどうか，各種サー

ビスの介入は必要かなど，一つひとつ確かめながら方向性を決める必要がある。

誤嚥リスクにより経口摂取が困難となったため，栄養の代替について考える必要があった。予後を考慮しながら，胃瘻やTPNなどの選択肢を提示し，希望に沿ったデバイスを提供できるようACPを行う必要がある。

全身の衰弱が目立ち始めたときに，自宅退院について再確認が必要となった。家族の身体的・精神的疲労もあり，浅田さんも寝たきりの状態となったため，家族が自宅へ帰らせることをためらい始めた。浅田さん本人は自宅へ帰りたいとの希望が最後まで強かったが，家族の思いと乖離が生じた。ここでは，なぜ家族が自宅退院に対して消極的になったのか，本人と家族は十分に話ができたのか，家族の疲労感は援助者の介入によって軽減されることがあるかなど，本人と家族の意向を再度深く探り，死が近づいていることを理解したうえで意思決定がなされているかを確認するためのACPが重要である。

NPPVはCO_2ナルコーシスに最も有効な治療であり，この患者の場合も夜間のみ継続して使用することができれば，呼吸状態も改善し，もとの歩ける状態に回復できた可能性もある。誤嚥性肺炎も重なって発症したため，全身の状態は悪化したが，NPPVの不装着によって確実に余命は短縮した。しかし，浅田さんが苦痛を強く訴えるデバイスを装着し続けることは，仮に余命が延長されたとしても本人と家族にとって価値があるものなのかどうか，その価値観の部分を十分に協議し，結論を出す必要があり，家族にとってはそのプロセスがのちに患者が亡くなった際に非常に重要となる。「患者が拒否してデバイスが装着できない」という単純な理由ではなく，本人と家族にとって装着を継続する意味を深く考えることが大切である。NPPVを装着する価値，NPPVを装着しない価値，それは本人と家族，援助者で新たに価値をつくっていくことで意味づけることができる。いやがっているものを付けなくてよかったと考える人，延命ができても苦しいだけの毎日に価値がないと感じる人，苦しくてもとにかく長く生きていくことに価値を見いだす人など，本人・家族それぞれの気持ちをくんで，その人らしい意思決定を行えるようにACPを行うことが重要である。

CO_2ナルコーシスが進行し，意識レベルが低下して浅田さんの意思決定が困難であるかと思われたときに，思いがけずに本人から家に帰りたいと最後の希望があった。訪問診療などを導入することで実現できる内容であるが，実際は夫，長女共に身体的・精神的な疲労が強く，自宅での看取りを望まず，本人の希望と家族の希望が乖離していた。この家族のこれまでの経緯や互いの価値観が影響しており，最期は病院でよい，というものはこの家族における一つの価値観である。援助者は本人と家族，双方の希望を把握し，どちらも納得ができる方向性を選択できるようACPを行う必要がある。

③ ACP のポイント

　慢性呼吸不全のような慢性進行性疾患の場合，その経過が長期にわたるため，①心身にかかわる意思決定を「何度も」行わなければならない，②病状の進行によって本人の意向や代理判断者が変化する可能性がある，③完治ではなく悪化を遅らせるための治療や生活管理でストレスが強い，④病状によって強く「死」をイメージしてしまう，などの特徴がある。また長期的であるがゆえに，将来予測がつかず現実味に乏しいため ACP を考えるのが難しい。そのため，ACP を開始するタイミングが見極めにくい。

　慢性呼吸器疾患と診断されたときに，同時に ACP を行うことができればよいが，なかなか ACP を開始することができなかった場合，本事例のような患者では在宅酸素を導入したときが好機といえる。在宅酸素を好んで使用したいという患者はまれで，大半は仕方がないという思いで導入しているため，導入時に前向きな気持ちでいる患者は少ない。そのなかでの ACP としては，病状が悪化したときに「どうしていこうと思うか」などとストレートに尋ねるのではなく，今後の人生について考えたことがあるか，酸素を使用しながらの今後の生活をどのように思うかなど，病気を大きく捉え，今までの生き方を振り返りつつ，これからの病気とともに生きる人生をどうしていきたいかという意識をもてるようなかかわりが必要がある。患者が ACP に取り組みやすいように，伝え方に十分留意しながら介入していく。

　また前述したように，ACP の好機であると思われる時期がたびたびあるため，そのタイミングを逃さずに意思決定を行う必要がある。

　慢性呼吸器疾患でのエンド・オブ・ライフケアは悪性疾患のそれのように，医療者のなかでもまだまだメジャーではなく，なかなか ACP に取り組めないことも多い。浅田さんは CO_2 ナルコーシスのため徐々に意識レベルが低下していたので，呼吸困難による苦痛は比較的少ないように思われた。しかし意識がはっきりしたなかでは，死を目の前にした際の呼吸困難による苦しみは他者には理解しがたいものであると考えられる。呼吸困難に対する薬物療法としてはオピオイド（モルヒネ）がその有効性は実証されているが，スケールとして苦痛を表現することは難しく，そのコントロールは容易でない。呼吸器疾患のエンド・オブ・ライフケアでは呼吸困難のコントロールが鍵を握ることが多い。

（井関久実）

慢性腎臓病

シャント造設困難により，透析の導入から保存的腎臓療法に意思決定を変更した患者・家族へのACP支援

> 患者プロフィール
>
> **遠田美子さん（78歳・女性）**
>
> 　25年前から糖尿病のため，近医にて加療中であった。
> **疾 患 名**：糖尿病性腎症
> **家族構成**：夫，長男，次男と4人暮らし。夫は無職。長男は会社員で離
> 　　　　　　婚歴あり。次男は知的障害があり，作業所へ通所中。

経過の概要

　遠田さんは，6カ月前に腎機能障害の進行により，A病院腎臓内科を紹介され通院を開始している。初診時の推算糸球体濾過量（estimated glomerular filtration rate；eGFR）は7.7mL/min/1.73 ㎡で，すでに慢性腎臓病のステージG5A3（p108，表IV-4-1参照）の末期腎不全（end-stage kidney disease；ESKD）であった。身体所見・検査所見からは尿毒素の蓄積，腎性貧血，下肢浮腫を認めるも，ADLは自立していて生活活動強度の低下は認められなかった。

　外来受診時には夫が付き添っていたため，病状や腎代替療法（renal replacement therapy；RRT）が必要となることも家族間で情報共有はされていた。遠田さんは医師からの説明に対して，初診時より透析はしないと意思表示をしていた。主治医より，半年が経過しても患者の言動に変化はなく，RRTに対する理解度や思いを聴取し，正しい知識や認識のもとに意思決定ができているのかを確認することを目的に看護介入の依頼があった。

　看護介入時には，顔色蒼白と眼瞼アネミアがあり，下肢浮腫は増強していた。採血の結果は，BUN 87mg/dL，Cr 6.59mg/dL，K 5.1mEq/L，Hb 8.9g/dL，eGFR 5.1mL/min/1.73 ㎡と腎機能障害の進行を認めた。日常生活でも何らかの

障害が生じていると予測されたが，「体調は悪くない。何も変わっていない」という返答であった。遠田さんが病気とどのように向き合い生活をしてきたのか，これからの生き方をどう考えているのかを，ナラティブアプローチ^{註)}により発病時から振り返りながら語ってもらった。それにより，RRTを希望しないのは次男の世話があり生活を変えられないという思いからであることがわかった。そこで，今後の生活を再考できるように，RRTと保存的腎臓療法（conservative kidney management；CKM）の場合の経過について説明を行った。その結果，血液透析をしながら次男の世話ができることを理解し，計画的な透析導入に向けて準備をしたいという意思表示があった。

　3カ月後，透析の事前準備であるシャント造設に難渋していて，遠田さんより「もう透析をしたくない」という言動があり，これ以上痛いことをしたくないという本人の思いと，本人の意思を尊重したいという家族の思いにより，CKMに方針が変更となった。

　さらに6カ月後，遠田さんが自宅で転倒し，A病院に緊急搬送された。遠田さんからは「早く帰りたいのよ」と帰宅願望は聞かれたが，透析に関する思いは語られなかった。夫は「本当に死ぬなんてことは考えていなかった。今できることはしてあげたいから，早く帰してやりたい」と流涙しながら，思いを話された。

　退院1カ月後，往診医より自宅で亡くなったことの連絡があり，幸いにして呼吸困難感などの苦痛はなく，家族に見守られながら最期を迎えることができたとのことであった。

解　説

1 どの時点で，どのような意思決定が必要になったのか

　遠田さんは，A病院を紹介受診されたときにはすでにESKDの状態であり，さらに腎機能障害が進行し尿毒症が増強した場合にはRRTが必要となる段階であった。主治医からの病状説明に対して，「透析はしない」という意思表示であったが，遠田さんが望む生き方を実現するためのRRTの選択が必要であった。さらに，血液透析導入に備えバスキュラーアクセス造設を試みるもうまくいかず，繰り返される苦痛からCKMを選択した場面では，延命治療である透析をしないことの意味や，療養の経過や在宅医療の内容を患者・家族が理解したうえで意思決定が行われる必要があった。看護介入を起点にACPの実践を開始した。

註　ナラティブアプローチ：ナラティブ（narrative）とは日本語で「語り，物語，声」などを意味する。患者や家族を支援する際に，相手の語る「物語」に耳を傾けて，相手を理解することで解決法を探るアプローチ手法である。

2 どのような意思決定支援を行ったのか

1）ACP実践のための看護介入の目的

① 病状やRRTをどのように理解しているかを確認し，正しい知識で療法選択できる

② 透析をしない（CKM）ということは死を選択していることであり，その場合に出現が予測される症状や生活状況の変化を理解できる

③ 家族間で話し合いが行われ，意思決定ができる

④ 意思決定の変更は可能であり，継続的に医療や看護が実施されることを理解できる

2）初回の看護介入

ACPのプロセスにおいて，患者が本音（意思表明）を語ることのできる関係性や環境づくりが第1段階である。

信頼関係を築くために，まず自分（看護師）の役割を明確に伝えることで安心感を与える。「面談目的は透析を勧めるものではなく，遠田さんの望むライフスタイルが実現できるようにサポートすることです。思っていることや医師や家族にも話せていないことがあれば話してほしい」と伝える。そうすることで患者は，看護師に対してやりたくない治療の聞きたくない話をされるのではなく，思いを伝えてよい相手で支持的存在と認識する。

次に，遠田さんの病識を確認し，現状をどのように捉えているかを確認するために，現在までの経過を問いかけた。遠田さんは，発病時の状況や家族との生活史を自分の言葉で語り始めた。「物が見えにくくなって，近くの眼科で糖尿病と言われた。症状はなかったけど，ちゃんと薬は飲んでたよ。そのころに長男が結婚して弟の世話があるからって一緒に住んでくれた。お嫁さんが食事の準備もしてくれてたけど離婚しちゃってね。次男は作業所に行ってたけど，主人は退職してたから家事もあるし自分のことは二の次だったね」「子どもが心配だから，家から離れたことは一度もないよ。今のまま生活しないといけないから，透析なんてできないのよ」，そして現在は「体調は悪くない。何も変わっていない」と話した。

そこで，正しい知識を提供するためにRRTの治療内容と導入後の生活変化，CKM選択後の経過を説明した。まず夫に思いを確認すると，「ずっと，家も子どもも全部妻に任せっきりだったから，自分にできることは協力したい。できること（透析）があるならしてほしい」と話した。遠田さんからは，「透析をしたらつらくて一日何もできないと思っていたけど，お昼過ぎに帰ってこられるんだね。次男が帰ってくる前に家に居られるなら…してもいいね」と透析導入に前向きな発言があった。ACPの第2段階である意思決定に至った理由として，①透

析生活の正しい知識を得たことで次男の世話に影響がないことを理解できた，②夫の言動が支えとなった，③実は尿毒症を自覚していて透析の必要性を感じていた，などが考えられる。看護介入の結果を主治医に報告し，ACP の第 3 段階である意思実現に向けて，血液透析の計画的導入のためにバスキュラーアクセス準備の方針となった。

3）2回目の看護介入

3 カ月後，主治医よりシャント造設に難渋していて，「もう透析をしたくない」と言っているので，別の治療方法を説明する際に同席し，遠田さんの思いを聞いてほしいという依頼があった。経緯として内シャント造設術が 2 回，人工血管造設術が 1 回行われたが，いずれも閉塞している。面談当日，主治医からの説明前に，看護師だけで患者・家族（夫，長男，次男）と話をする場面を設けた。遠田さんは席に着くなり，「最初の手術はそれほど痛みがなくてよかったのに，2 回目からは涙が出るくらい痛くて…，我慢して手術してもうまくいかないし，透析も始まってないのにもうこんなにつらいことしたくない」と流涙しながら心境を吐露した。家族からは「手術した後もしばらく痛がっていて本当につらそうだった…，本人の思いを尊重したい」と夫と長男は同意見であった。主治医からは，カテーテル留置による血液透析または腹膜透析が提案され，CKM の経過や緩和ケアについて説明があった。患者・家族の意思に変化はなく，CKM に向けて在宅医療スタッフとの連携の準備を進めることとなった。説明後に遠田さんは看護師に「透析をしないことがどういうことなのか，前にあなたが話してくれたからわかってますよ」と声をかけた。意思の変更はいつでもできることを再確認して面談を終えた。

4）CKM 選択後の継続看護

日本透析医学会では，透析見合わせの申し出を受けた場合に，「意思決定能力を有する患者には，人生の最終段階にあるかどうかにかかわらず，わかりやすい適切な説明を受け，自らの意思に基づき医療を受ける権利と拒否する権利がある」，さらに，「医療チームは患者の意思が変わる可能性を常に認識し，透析を受け入れるための対応を続ける」[1] としている。

今後の自宅療養中に尿毒症が進行し，遠田さんが透析療法について再考する可能性があり，在宅看護スタッフにこれまでと今後予測される経過について申し送りを行い，患者・家族の意思が常に尊重される環境調整を行った。

さらに 6 カ月後，自宅で転倒し A 病院に緊急搬送された際，遠田さんからは帰宅願望は聞かれたが，透析に関する思いは語られなかった。夫は「本当に死ぬなんてことは考えていなかった。今できることはしてあげたいから，早く帰してやりたい」と流涙しながら思いを話していた。夫は，尿毒症が徐々に進行してい

る妻の様子から，CKM を決断した時点では現実感のなかった死期が迫っていると実感していると思われた。意思決定したことに後悔をしている言動はなく，夫の言葉は妻の死と向き合い，自分の役割を全うしたいという願いであると理解できた。

退院 1 カ月後，往診医より，遠田さんが自宅で亡くなったとの連絡があり，家族に見守られ穏かに最期を迎えることができたとのことであった。本人が希望する生き方のために家族が役割を担い，苦痛のない最期を迎える支援ができたことは家族が死を受容する一助となると考えられた。

③ ACP のポイント

まず，初回の看護介入時の心理状況を理解する必要がある。透析療法は開始すると生涯継続する治療であるため，治療をしたくないという思いは当然であり，単に知識不足による言動だけではなく，療法選択の説明を聞きたくないという受容段階であることも考慮する。さらに，自覚症状が乏しく身体的変化を感じていない場合にその傾向が強くなる。次に，面識がなく信頼関係を築けていない看護師が，限られた時間で患者・家族の思いや病識を把握し，療法選択ができるように情報提供することは難しく，総合的なコミュニケーションスキルが必要である。

患者が病気とどのように向き合い生活をしてきたのか，これからの生き方をどう考えているのかを発病時からナラティブアプローチすることで把握することができ，患者・家族が望む生き方の方向性と課題が明確にできる。下山[2] は「慢性腎臓病者あるいは透析者とその家族がどのように病気とともに生活してきたのかを理解し，患者の立場に立ったアプローチ，さらには今後の方向性をその人自らが見いだせるように支援をするうえで，この "病みの軌跡" をたどることは重要な意味がある」と述べている。本事例でも患者自身の言葉で語ることで，患者にとって子育てが最優先であることや透析療法の知識不足が治療拒否の原因であることが明らかになった。慢性疾患患者の ACP 支援において，全人的に患者を理解し，尊厳のある生き方を実現するためには，今日までの疾患とのかかわり方や生活背景を理解することが必要不可欠である。

日本老年医学会は，ACP を「将来の医療・ケアについて，本人を人として尊重した意思決定の実現を支援するプロセスである」と定義し，本人の意向に沿った，人生の最終段階における医療・ケアを実現し，最期まで尊厳をもって人生を全うすることができるよう支援することを目標とする[3] と述べている。ACP における看護師の役割は，患者の気持ちや考えを傾聴し，日々の生活や生きがいを理解することで，患者・家族の望む生き方を把握し，さらに，個別性のある医療を提供するチームの調整役となり，患者を継続的に支援することである。

『エビデンスに基づく CKD 診療ガイドライン 2018』[4] では，CKD ステージ G3b 以降（少なくとも G4）は腎臓専門医への受診・他職種による患者指導を推

奨している。その理由として，バスキュラーアクセス成功率上昇やRRT選択の幅が広がり準備が進められることとしている。本事例においては，専門医療機関への紹介や他職種による患者指導のタイミングがより早期に行われることが望ましかったと考える。

──────────────【 文 献 】──────────────

1）日本透析医学会：透析の開始と継続に関する意思決定プロセスについての提言. 日本透析医学会雑誌 53（4）：188, 2020.
2）下山節子：病みの軌跡. 日本腎不全看護学会誌 12（1）：39-42, 2010.
3）日本老年医学会：ACP推進に関する提言. 2019.
　 https://www.jpn-geriat-soc.or.jp/press_seminar/pdf/ACP_proposal.pdf（2022年6月3日アクセス）
4）日本腎臓学会・編：エビデンスに基づくCKD診療ガイドライン2018. 東京医学社, 東京, 2018, pp88-89.

（高野　実）

8 脳血管障害

脳出血により判断能力が
低下した患者の ACP 支援

┊ 患者プロフィール ┊

山田太郎さん（63 歳・男性）

　タクシー運転手として働いている。独居であり，親戚付き合いもない。
疾 患 名：視床出血
家族構成：両親は他界しており，きょうだいはなし

経過の概要

　某日，山田さんが出勤してこないため，上司が自宅を訪ねたところ，倒れている山田さんを発見し，緊急搬送された。検査の結果，視床出血と診断された。入院時の意識レベルは JCS にて II-30 と意識障害があり，右半身の運動麻痺を認めた。

　視床は，脳出血が起こりやすい部位といわれている。視床出血が生じると，意識障害や，病巣と反対側の片麻痺，感覚障害，失語様症状，構音障害，記憶障害など多岐にわたる症状が出現する。意識障害は，意識がある程度戻ってきた場合でも，注意障害が残ることが多い[1]。

　入院時，山田さんの意識障害は著明であり，治療に関する意思表出が難しい状態であった。そのため，親族へ連絡を試みたが，連絡は取れなかった。患者の診療に対する意思が明確でなかったため，積極的に治療を行うこととなった。頭部CT 上，出血量は少なく，保存的治療とした。その後，山田さんの意識障害は徐々に改善し，JCS I-2 まで改善したが，半側空間無視，失語様症状，運動麻痺，感覚障害，構音障害，記憶障害，注意障害が残っていた。山田さんは復職の希望が強くあり，病状の安定化を図りながら，日々リハビリテーションに取り組んでいた。病状が安定し，本人が看護師に対して，今後について話すようになってき

た。話した内容は，もとの生活に戻れるのか，復職は無理かもしれない，どう生きていけばよいか，内服は面倒だ，つらいことが増えるなら治療はしたくない，寝たきりにはなりたくないなどである。そのため看護師は，山田さんの今後に対する意思決定支援が必要であると考えた。看護師は医師へ，山田さんの意思を伝え，医師が本人へ今後について確認した。しかし，山田さんの反応は，説明内容を忘れることや，病状理解が難しく，医師は本人による意思決定が難しいのではないかと考えた。その後も，何度か医師が話をしたが，同様の状況が続いたため，医師は本人による意思決定はできないと判断し，今後についても，そのつど対応すると方針を決めてしまった。看護師は，医師の判断や今後についてどうするのか疑問を感じ，カンファレンスを行ったが，支援方法が決まらないまま，適宜山田さんの意思を看護師も確認するといった曖昧な内容となってしまった。その後も，本人に何を確認し，何を決めたらよいかわからず，看護師は今後について山田さんと話すことを避けてしまった。

　その後，山田さん自身も，今後について話すことが少なくなった。心配した看護師が今後について話をしようと声をかけても，「話しても意味がないでしょ。自分は一人だし，リハビリをしても，もとに戻れない。どうでもよくなった」と，医療者と距離を置くようになり，何も話せないまま転院を迎えることになった。

解　説

1　どの時点で，どのような意思決定が必要になったのか

　脳血管障害患者の ACP は，急性期から回復期，維持期と長期にわたり繰り返し行う必要がある。本事例で扱う回復期の ACP は，機能回復のためのリハビリテーションに取り組むだけでなく，自身に生じた障害を受容し，新たなライフスタイルの選択，再発防止のための生活の見直し，再発時の治療選択など検討すべき事柄が多岐にわたる。そのため，医療者は患者が今後，社会復帰を含め，どのように生きていきたいか価値観を共有することや，ACP に必要な判断能力の有無を慎重に判断することが求められる。

　本事例は，山田さんが療養生活をとおして，今後の治療や生活の再構築に向けて検討する，回復期の ACP 支援を試みた場面である。今回は，看護師が山田さんの意思を治療やリハビリテーションに反映させたいと，ACP に取り組もうとしたが，価値観の共有や判断能力の捉え方に苦慮した事例である。

2　どのような意思決定支援を行ったのか

　本事例では，脳血管障害により判断能力がないと判断された患者に対して，意思決定支援を試みた。結果として，今回の意思決定支援は，失敗に終わった。そ

の原因はいくつか考えられ，看護師が患者や多職種と何をすればよかったのか振り返ってみる。

1）価値観の共有は ACP の最重要課題

　まず初めに，障害を抱えた状態の患者が自分自身の今後について検討するためには，障害の受容が欠かせない。脳血管障害により生じた障害には，回復の見込みが難しい場合や回復が可能な場合がある。山田さんを理解するうえで，山田さんに生じた障害が回復可能なものであるか，残存する障害に対する思いや，患者がどの程度受容しているのかについて，患者に確認が取れていなかった。また，山田さんの人生において，何を大切にしているのか，今後何を大切にしていきたいかなど，価値観を共有することが必要であったと考える。

　ACP における意思決定は，何かを「決定する」ことだけでなく，意思を意味づけている本人の "価値観" を知ること，それを意思決定支援者と共有することから始まる[2] といわれている。本事例では，医療者は山田さんの今後について，何か決めなければならないと考えすぎ，ACP の前提である価値観の共有ができていなかった。看護師が，山田さんの言動から，山田さんが最も大切にしていることは何かを，本人も交えて多職種で共有できる機会をつくることがもてていたら，山田さんの意思に基づいた支援を行えていたのではないかと考える。

　患者の価値観を知るうえで，患者の「人となり」を知っている家族や重要他者から聴取することも可能である。しかし山田さんは，家族が他界しており，親戚付き合いもなかった。山田さんが信頼をしている人がいて，医療者が把握していたならば，重要他者として，価値観の共有や意思決定において，支援を求めることもできたかもしれない。

2）判断能力の捉え方

　患者の判断能力の有無の捉え方について振り返る。山田さんの判断能力の有無について，今回，多職種で十分に検討できなかったことは，本事例における失敗の最大の原因であると考える。脳血管障害は，意思決定における判断能力に甚大な影響を及ぼす。ACP は，患者が主体となり，治療の意向や今後の生活について検討・決定していくプロセスであることから，脳血管障害患者では，その判断能力の有無が焦点となる。そのため，判断能力については，本人や重要他者も含め，多職種で十分に検討を重ねる必要があった。山田さんの場合，家族背景も影響し，医師が山田さんとの話し合いの結果，単独で ACP を行うだけの判断能力はないとの考えに至った。医師がなぜ，そのように判断したのか，その過程や根拠について十分に議論をする必要があった。

　看護師は今回，医師の判断や山田さんの今後について疑問を感じていたが，問題提起をしなかった。問題提起をしなかった理由は，「医師が判断したことである」

というものであった。このような理由は，臨床の場においてよく耳にする。しかし，ACP のプロセスでは，患者が主体であるため，「医師任せ」になってはならない。今回は，看護師が医師任せにしたことから，山田さんが本当に，今後の検討や決定を行う判断ができないのか，多角的に評価する機会を失ってしまった。脳血管障害患者は往々にして，意識障害やそのほかの障害を抱え，発症前と比べると判断能力が低下することが多い。ただし，判断能力が低下した状態であっても，コミュニケーション方法の工夫により理解や認識・判断が可能となることもある。そのため，医師がなぜ，患者が判断することは難しいと考えたのか，看護師も協議する必要があった。また，判断能力については障害の程度や回復について，医師や看護師だけでなく，リハビリテーションセラピストら多職種で検討を重ねる必要があった。看護師は療養上の世話を通じ，患者と多くの時間を過ごす。患者の入院生活をとおして，判断能力の有無について考える材料をもち合わせていることが多い。そのため，山田さんの今後の生活について検討する過程において，多職種カンファレンスなどの場を看護師が中心となり設定することや，ある程度判断能力が低下した状態でも，患者が判断できるよう多角的に支援することが必要となる。

3) コミュニケーションの工夫の必要性

　判断能力が低下している状態であったとしても，患者が自分自身の今後について意思を表出できるような，看護師のコミュニケーションスキルが必要である。

　脳血管障害患者は，入院中の治療やリハビリテーションをとおして，今後についてさまざまな思いを抱く。山田さんも，復職に対する強い希望を抱いていたが，再発や障害に対する不安などさまざま思いを表出していた。しかし，看護師は医師の「判断能力はない」という決定事項もあったことから，山田さんの ACP 支援に対して，どのように話をしたらよいのか迷い，諦めてしまった。これも失敗の一因となったといえる。患者の意思表出やそれを他者に伝わるよう形に表すことは，ACP のプロセスでは重要となる。しかし，アプローチ方法がわからず悩む看護師も多い。特に，治療方針など命にかかわるような ACP では，患者からの質問に正しく返答できなければならないと考えてしまい，支援の必要性はわかっていても，支援を躊躇したり，避けてしまう看護師は少なからずいる。しかし，ACP 支援において，正しい唯一の答えはない。本事例の場合も，唯一の答えを求めず，山田さんの今後について一緒に考え支援したいという気持ちを伝え，コミュニケーションを取り続け信頼形成に努めることが必要であった。患者の意思が何より重要であることを念頭に置き，まずは，患者を支援したいという気持ちを伝え，患者の意思を共有できるようなコミュニケーションスキルを身につけることが ACP 支援には必要である。

　特に脳血管障害患者は，運動障害や言語障害以外にも，発症した部位により高

次脳機能障害などさまざまな障害が生じ，コミュニケーションに難渋することが多い。それにより，本事例のような判断能力の捉え方などにおいて医療者にも迷いが生じる。山田さんも，運動麻痺，構音障害，半側空間無視，失語様症状，感覚障害，記憶障害などが認められ，判断能力について見解に相違が生じた。医師が指摘したように記憶障害や，失語様症状について，看護師は認識していた。これに対して看護師は，山田さんが意思表出できるよう，簡単な文章で会話することや，忘れないよう紙面に残すことにより対応は可能であり，判断能力はあると捉えていた。このようなコミュニケーションの工夫をACP支援時，特に判断能力の有無について検討するときに生かすことができていれば，山田さんの結果は違っていたと思われる。特に高次脳機能障害がある場合や，判断能力が低下している場合のACP支援では，医師にすべてを任せるのではなく，療養上の世話をとおして気づいたコミュニケーションの工夫を生かし，多職種で支援に望むことが成功につながると考える。

3 ACPのポイント

脳血管障害患者にかかわらず，ACP支援において最も重要なことは，相手の価値観を知ることである。医療者は，患者にとっての理想を追求するあまり，患者のこれからについて，何か一つに決めようとしやすい傾向がある。医療者は，何かを決めることにこだわらず，患者の価値観を共有することが重要であり，それがACPの成功につながる。

脳血管障害患者のACP支援は，急性期・回復期・維持期と長期にわたり必要となる。また，時期により支援内容が異なるため，時期を考慮した支援が求められる。

特に，脳血管障害患者のACP支援において重要となる点は，「判断能力の有無」である。脳血管障害は疾患の特性上，判断能力に影響を及ぼしやすい。一見，患者の判断能力が低下していると思われる状態であっても，コミュニケーションの工夫により可能となることも多い。そのため，判断能力については，多職種で十分に検討を重ねることが必要になる。場合によっては，代理意思決定が必要となる。代理意思決定となった場合，代理者はさまざまな葛藤のなか，意思決定を求められる。そのため，代理者が後悔しないよう支援を行うことが必要となる。

また，脳血管障害により，意識障害や高次脳機能障害が残った患者では障害の特性上，ACPの実践が難渋しやすい。しかし，このような状況であっても，医療者はACP支援を諦めてはならない。医療者は，患者が残された機能で可能な，意思表出や意思形成ができるような，コミュニケーションスキルの向上を図ることが求められる。それに加え，多職種で，脳血管障害により生じた障害に合ったコミュニケーション方法について検討し，繰り返しACP支援を実践することが重要となる。一度や二度の失敗で，患者は判断能力がなく，自分自身で意思決定

ができないと諦めるのではなく，アプローチ方法を多角的に検討・修正し，継続的に支援を行っていくことが，ACP の成功につながるポイントとなる。

──────────────【 文 献 】──────────────

1）酒井保次郎・監，小宮桂治・著：よくわかる脳の障害とケア；解剖・病態・画像と症状がつながる！．南江堂，東京，2013．
2）角田ますみ・編著：患者・家族に寄り添うアドバンス・ケア・プランニング；医療・介護・福祉・地域みんなで支える意思決定のための実践ガイド．メヂカルフレンド社，東京，2019．

（大辻　恵）

V

ACP 実践事例

神経難病

ALSとの告知を受けた患者の病状の進行に合わせたACP支援

患者プロフィール

芦屋　悟さん（56歳・男性）

総合電機メーカーで管理職として働いている。
疾 患 名：筋萎縮性側索硬化症（ALS）
家族構成：妻（専業主婦）と次女（大学生）と同居，長女は社会人で，他県で一人暮らし

経過の概要

　芦屋さんは56歳の春，繁忙期を終え友人と趣味のゴルフに行く機会があった。ゴルフ場で歩いていると，なんとなく足がもつれてうまく歩けない感じがしていたが，疲労と加齢による症状だと思っていた。

　しかし，その後，下肢の力の入りにくさを自覚し，職場の階段を上手に上れなくなった。当初は，加齢による筋力低下と疲労だと思っていたが，次第に違和感と不安が強くなり，大学病院を受診した。大学病院では，座骨神経痛と診断された。芦屋さんは，診断がついたことで少し安心した。近所の整形外科クリニックや整骨院に熱心に通院していたが，症状の改善はなく，むしろ少しずつ進行しているように感じ始めていた。そこで，再度，大学病院に検査入院した。検査の結果，筋萎縮性側索硬化症（amyotrophic lateral sclerosis；ALS）と診断された。初期症状が出始めてから，約半年が経過しようとしていた。

　ALSは，運動ニューロンが変性・脱落することによる進行性の筋萎縮によって全身の筋力低下をきたし，嚥下や呼吸も障害されてしまう特徴をもつ神経難病である。薬物療法として，リルゾール（リルテック®）が認可されているが，進行を遅らせる効果にとどまっている。

病名は，病院の慣習にしたがい，初めに妻と次女に伝えられた。芦屋さんへの告知は，家族の承諾を得てから行われた。告知を受けた芦屋さんは「仕事を続けられるのですか？ いつまで生きられるのですか？ 治療法はいつか確立されるのですか？」と涙を浮かべながら質問をした。医師からは，現時点では完治する治療法は確立していないことや，今後全身の筋力が衰えて自分の意思で動かせなくなること，呼吸器という機械を使う必要が出てくることなども説明された。

芦屋さんはすぐに受け止めきれず，日を改めて病状説明を受けたいと希望した。後日，妻・長女・次女と芦屋さんの4人で病状説明を受けた。

芦屋さんの希望もあり，週に3回通勤することで会社と合意ができたため，自宅療養を医師に伝えた。呼吸器が必要になることや気管切開のこと，管を使った栄養方法に関してはイメージがつかみきれず，意思決定は保留となった。

それから5カ月後，自宅での生活が困難になったため，療養病院を探して入院となった。入院時に，医師から予後について説明があった。芦屋さんは，ALSに関して自分でいろいろと調べてはいたが，「呼吸苦が出現したとき」と「口から栄養が摂れなくなったとき」について選択できずにいた。

解　説

1 どの時点で，どのような意思決定が必要になったのか

1）病名告知後に，在宅療養に必要な環境を獲得する

芦屋さんは病名の告知を受け，医師が退室後，しばらく面談室に残り，家族と沈黙の時間を共有した。芦屋さんは「こんな病気になってごめん。これから，どうしたらよいのか全く考えられない…」とうつむきながらか細い声で話し始め，家族は泣きながら芦屋さんの身体をさすっていた。家族のつらさや悲しみの時間に寄り添うことは，意思形成を促すタイミングを計ることにつながるので，ACPの第一歩として非常に重要であると考える。ACPは，患者本人を交えて本人の意思を尊重しながら，今後の治療や療養生活について医療者を含めてあらかじめ話し合う自発的なプロセスである。

そこで芦屋さんは，家族に介護を受けることを申し訳なく思っていたが，幾度かの話し合いを重ねて，自宅療養を決意した。また，夫・父として経済的役割を継続し社会的な役割を果たすことを希望し，会社に週3回通って仕事をする意思決定をした。支援として将来，往診も可能な近所のクリニックを探して，連携を依頼し，退院前カンファレンスを実施した。

2）病状進行を受けて，療養場所を変更する

自宅で生活をしていたが，次第に筋力低下が進行し，家族の介護負担が増えて

きた。特に入浴や排泄動作の介助や，食事介助に要する時間も増え始めた。また，通勤が困難になり退職届を提出した。この時期は，自宅で療養を継続するのか，もしくは障害者施設等一般病棟または特殊疾患病棟がある医療施設に移るのか，生活場所を意思決定することが必要となる。ACPでは，患者の健康状態や生活状況が変化するごとに繰り返し意思を確認する必要がある。なぜなら，身体状況の低下に伴う不安など自己概念が変化することや，生活環境が大きく変わる不安，退職に伴う経済的な不安が生じるからである。この時期は経済的支援について情報提供をしながら，生活する方法の意思決定支援が必要になる。

3）本人の療養方針について，病状の進行に合わせて確認し続ける

　ACPでは治療の決定において医療者と共に，法令に基づいて予後を共通理解する必要がある。そのため，芦屋さんが現状をどのように捉えているのかを確認しながら，『筋萎縮性側索硬化症診療ガイドライン2013（以下，ガイドライン）』[1]に沿って，医師は必要な情報を伝える必要があり，コメディカルにはそのサポートが求められる。またACPは，医療における意思決定を進める基盤になっていく可能性が高く，この時点では「呼吸筋障害による呼吸苦を緩和する方法」と「栄養摂取方法の変更」が最重要課題である。特に呼吸苦を緩和する方法として「気管切開下陽圧人工呼吸（tracheostomy positive pressure ventilation；TPPV）」か「非侵襲的陽圧換気療法（non-invasive positive pressure ventilation；NPPV）」を選択する，もしくは選択しないということになる。TPPVとNPPVの適応や利点および欠点に関して繰り返し説明をしなければならない。ウィーデンバック[2]は「生きているということは，とりもなおさず自分のニードを満たすために絶えざる努力を続けていることを意味する。人は自分で自分のニードを満たすことができなくなったとき，はじめて他の人々のサービスを必要とするようになる」と述べている。介護が必要な状況にあっても芦屋さんの意思を柱として，寄り添いながら意思決定支援を援助することが医療者には求められる。

2 どのような意思決定支援を行ったのか

1）在宅療養に向けて，本人と家族の自己効力感を高める支援

　患者が安心して自宅で療養生活を継続できるように，社会資源についての情報提供が必要である。芦屋さんは，ALSの診断が確定した後，治療法が確立されていない進行性の難病にかかっていることを，まだ受容できておらず，症状進行や予後，家族にかける負担などさまざまな不安を抱える時期である。ACPでは，ガイドライン[1]に基づきながら標準化された治療の説明をして，患者の精神面もサポートする必要がある。

　そこで，患者および家族の不安軽減とQOL向上を図るため，①主治医と地域でのチームケア体制の確立，②訪問看護などサービスが十分に提供され相談がで

きる環境，③家族に必要な休息（レスパイト）を確保するシステム，などの情報を細やかに伝えて，自宅療養に関する意思決定支援を行う必要がある。例えば，③に関しては，在宅難病患者受入れ病床確保事業協力病院などに申し込みをするメリットを伝えて，短期入院を患者自身で決定できる援助も重要な役割である。

2）難病患者の就労支援により経済的な不安を緩和する支援

　芦屋さんは 56 歳で，成人期から老年期に向かう時期である。会社のなかでも重要なポストに就き，部下の育成を行っていた。ALS により，今後の雇用や家族の経済的な問題などに関する課題を抱えてしまうことになる。

　厚生労働省は，難病患者の就労支援として各種雇用支援策[3]を打ち出している。雇用する障害者に対して，特性に応じた雇用管理・雇用形態の見直しや柔軟な働き方の工夫などを講じる事業主に対して助成を行っている。例えば，①短時間勤務，②職場支援員の配置，などがあげられる。また，特定医療費（指定難病）受給者証の交付によって月額の医療費に上限が設定される。さらに市区町村では，タクシーの割引などの割引サービスがある。このような情報を提供しながら，芦屋さんが社会とつながりをもち続けられる意思決定支援の援助が必要になる。

3）呼吸困難と嚥下障害の症状コントロールをする方法の選択への支援

　呼吸筋麻痺と球麻痺は同時に出現しやすい。呼吸不全はエネルギー消費の増大をきたし，嚥下障害と呼吸障害は誤嚥と窒息の危険性があることから，呼吸補助と栄養療法は同時に進める場合が多い[4]。ACP では，疾患について患者・家族に今後の具体的な治療の説明が重要である。

　芦屋さんは，呼吸困難の症状緩和に「気管切開は行わず NPPV と，モルヒネの服用」の意向を示していた。ガイドライン[1]では，「呼吸筋障害のために呼吸苦を生じている状態で用いる」と記載されている。芦屋さんは，自分でいろいろと調べた結果から「NPPV とモルヒネ使用」と意見を述べたが，実際にモルヒネを使用することへの不安は大きかった。そこで，薬物療法を開始する場合には，医師を中心として薬剤師や臨床工学技士などのスタッフが，専門的アプローチをすることが重要である。この時期は，病期の進行に伴い医療機器や薬物療法といったケアをどのように受けるのか考える機会である。そのために，NPPV などの初回導入時は 1 回の使用時間を短めに設定しながら，装着を受け入れられる支援が必要になる。そして，家族の心の準備ができる支援も重要である。「進行する機能低下は誰の目にも明らかであるけれども，それがどのように予後の短縮につながるのかを家族の人たちは理解していないかもしれない」と Sykes[5]は述べている。

　また，栄養療法（経鼻栄養方法，胃瘻からの栄養）を選択するためにきわめて重要な時期になる。入院当初「口から食べられなくなったら経管栄養は希望しな

い。末梢点滴に変更してほしい」と意思決定していたが，実際は「経口摂取を続けたい」という意思に変わっていた。そこで，経口摂取を続けるリスクや，栄養摂取が困難になると生命に及ぼす影響など医学的判断を踏まえながら，医師が説明をして「経鼻栄養」を勧めた。何度かトライするが，経鼻管の苦痛が強く，芦屋さんの意思は「経口摂取」から変わらなかった。このとき「経口摂取から末梢点滴に変更する」意思決定に大きく影響した支援者は，家族であった。家族が「少しでもリスクを最小限にした生活を送ってほしい」と希望したためである。このように意思決定支援には家族の意向も重要になる。

③ ACP ポイント

　告知後の患者・家族のさまざまな心理的葛藤に寄り添いながら，先を見据えたかかわりを続ける必要がある。告知後に，あらためて病気の予後について正しい情報を提供する。患者・家族は病気に関して多くの不安が生じるため，正しい情報を提供することが ACP を進めるうえで重要である。また，患者と家族が各々を気遣い，本音の表出が難しい状態に陥った場合は，医療者は答えを急がずタイミングを計って介入するなど臨機応変な役割が求められる。ALS は，呼吸機能低下の状態が病期を判断する指標になる。そのためケアチームは，患者の病状進行を細やかに把握しながら，患者・家族へ突然死の可能性があることを説明し，そのつど ACP を進めていくとよい。

　医師をはじめコメディカルらは，日頃のコミュニケーションが大切であり，必要な情報を共有し，患者の理解を深め，患者の意思を尊重することが重要である。ACP を進めるうえでのポイントは，患者が現時点でどの程度までの情報を知りたいと思っているかを理解することである。ALS の患者は発話が困難になっていくため，医療者や家族は効果的なコミュニケーション手段を学び実践する責任がある。特に呼吸機能が低下し発声量が減少すると，コミュニケーションがさらに難しくなってしまうため，代替の機器を適切なタイミングで導入する必要がある。そのためには，事前に練習することも提案していく。

　また家族のライフサイクルに関する問題はデリケートな情報のため，患者・家族の価値観を理解することが患者の意思を尊重した支援となる。つまり，患者が語った価値観につながる情報を大切に扱いながら，ケアチームが共有することで互いの齟齬を最小限にし，関係性を構築していくことが求められる。

　エンド・オブ・ライフケアにおいて家族支援を行うには，家族に心の準備をしてもらえるようかかわる必要がある。患者と家族は，その関係性・相互作用のなかで意思決定を行うことが多い。心理的葛藤や不安，死への恐怖，罪悪感などつらい感情を乗り越えて決めた意思決定に対して肯定的なフィードバックを行い，労をねぎらい，コミュニケーションを図り橋渡しをする必要がある。

──────── 【 文 献 】 ────────

1）日本神経学会・監：筋萎縮性側索硬化症診療ガイドライン 2013. 2013.
　https://www.neurology-jp.org/guidelinem/als2013_index.html（2022 年 6 月 3 日アクセス）
2）アーネスティン・ウィーデンバック（外口玉子，池田明子・訳）：患者および患者の〈援助へのニード〉.
　臨床看護の本質；患者援助の技術，改訳第 2 版，現代社，東京，1984，p17.
3）厚生労働省：難病患者の就労支援.
　https://www.mhlw.go.jp/stf/seisakunitsuite/bunya/0000146556.html（2022 年 6 月 3 日ア
　クセス）
4）成田有吾：ALS の介護・呼吸器管理・栄養管理. 辻省次・編，すべてがわかる ALS（筋萎縮性側索
　硬化症）・運動ニューロン疾患（アクチュアル 脳・神経疾患の臨床），中山書店，東京，2013，
　p314.
5）Sykes N（中島孝・監訳）：ALS の終末（ターミナル）期のケア. D オリバー，GD ボラジオ，D ウォル
　シュ・編，非悪性腫瘍の緩和ケアハンドブック；ALS（筋萎縮性側索硬化症）を中心に，西村書店，
　東京，2017，p118.

（畑中健二）

Ⅴ

ACP 実践事例

精神疾患

がん治療の中止を訴えた
うつ病患者への ACP 支援

患者プロフィール

平川太輔さん（49歳・男性）

　平川さんは一人っ子で，しつけに厳しい父と優しい母のもとで育った。就職後，立て続けに両親を亡くし，そのときに悲しみに寄り添ってくれた現在の妻と結婚した。しかし妻の両親は結婚を反対し，絶縁状態となった。

疾患名：うつ病，急性骨髄性白血病

家族構成：39歳の妻と二人暮らし。妻は結婚後，統合失調症と診断された。現在は精神科治療を受けていないが，平川さんが長期出張で不在でも一人での生活が可能であった。キーパーソンには妻が登録されたが，妻の来院は一度もない。平川さんの両親は他界しており，きょうだいはいない。親類は他県にいるが疎遠。

経過の概要

　平川さんは，建築デザイナーを目指し工学系大学に進学後，大手企業に就職した。44歳のときに昇進したが，まじめで完璧主義な平川さんは仕事上の重圧や上司からのハラスメントなどが重なり，不眠や疲労感を自覚するようになった。しかし，職場での悩みを妻や同僚に話すことができず，一人で抱え込んでいた。次第に意欲が低下し，会社に行くことが苦痛となっていった。食欲低下から体重も減ってきたため，自ら精神科を受診し，うつ病と診断された。通院治療を受け，その間，妻の存在だけが平川さんの支えだった。平川さんの精神状態は，精神科治療と職場環境の調整により安定した。

　しかし，2年前，今度は妻が近隣トラブルを契機に統合失調症を発症し，幻聴や妄想に支配され，自殺未遂を起こした。平川さんに連れられて妻は精神科を受

診したところ，医療保護入院となった。治療経過において妻が悪性症候群を発症したことから，精神科医療への不信が生じ，妻の退院後から平川さんと妻は共に精神科治療を中止した。また，妻が保健師などを含むいっさいの他者交流を拒絶したため，幻覚・妄想のある妻が安心していられるよう，社会的支援を受けずに夫婦二人での生活を送っていた。

49歳時，微熱が続いた平川さんは総合病院を受診したところ，担当医から血液データ上，白血病の可能性があると説明された。緊急入院を勧められたが，平川さんは「妻に直接話したい」と譲らず，その日は帰宅した。翌日は一人で来院し，血液内科病棟に入院した。自ら休職や各種保険の手続きを行い，経済的な心配はないと話した。

精査の結果，平川さんは急性骨髄性白血病と診断された。平川さんは治療同意書にサインし，化学療法が開始された。治療は順調に進んだが，平川さんは次第に口数が少なくなり，表情が乏しくなっていた。血液内科主治医や看護師は，入院の長期化によるストレスのためではないかと考え，血液データが回復した段階で外泊を許可した。平川さんは自宅に戻り，予定どおり帰院したが，「治療をやめたい」と硬い表情で訴えた。看護師が，治療をやめたい理由を尋ねると，平川さんは「妻が心配」「お金が無くなる」「もう治療はしないので帰らせてください」と繰り返した。

解　説

1 どの時点で，どのような意思決定が必要になったのか

平川さんは，それまで白血病治療を受け入れており，治療経過は順調だった。そのため，平川さんの突然の治療中止の訴えは，血液内科主治医や看護師には理解できなかった。このとき，平川さんは精神的に危機状態にあると疑われ，まずは平川さん自身が最善の意思決定ができるまでに回復することが重要であり，そのうえで平川さんが白血病治療を継続するかどうかを意思決定することが必要になった。

さらに，平川さんが自身の心身の疾患に向き合い，安全・安心な社会生活を送っていくために，退院後の生活を見据えた支援が必要と考えられた。したがって，平川さん自身が自分らしい人生を自律的に生きていくために，これまで拒否してきた社会福祉的支援を受け入れるかどうかの意思決定が必要になった。

2 どのような意思決定支援を行ったのか

1）精神状態の査定と意思決定力回復に向けた多職種支援チームの結成

血液内科のカンファレンスで，化学療法の中止は医学的には不適切と判断され

た。血液内科主治医とプライマリナースは治療を継続するよう平川さんに説得を試みたが，平川さんは変わらず治療中止の訴えを繰り返し，徐々に「どうしよう」「決められない」とソワソワし始めた。その後も説得を続けたが，話は堂々巡りで，血液内科主治医とプライマリナースは困り果て，リエゾンナース（精神看護専門看護師）に連絡した。リエゾンナースは，白血病の治療中止という，平川さんが自らの人生にとって重要な意思決定を行うことができる精神状態にあるかを査定する必要があると判断し，面談を行った。すると平川さんは，「死にたい…でも妻の顔見て…できなくて…」とつぶやき，涙を拭くこともせず嗚咽した。

　平川さんには希死念慮を伴う抑うつ，不安・焦燥，不眠，思考抑制，困惑などが認められ，うつ病の急性期である疑いがあった。リエゾンナースは，平川さんにとって重大な意思決定の局面であり，ACPを進めるには，現在低下している意思決定能力を回復させるために，適切な支援と精神科治療が必要な状態であるとアセスメントした。そこで精神科受診を提案したが，平川さんは拒否した。理由を尋ねると，平川さんは「精神科の治療のせいで妻は悪性症候群になった。だから精神科には行かない」と話し，精神科治療への不信をあらわにするとともに，「今朝，妻が咳をしていた…悪い病気かも，どうしよう…」と落ち着かなくなった。そこで，リエゾンナースとプライマリナースは，判断力・決断力が低下していた平川さんに，「奥様の安否を確認し，それができたら今の平川さんの治療への思いを話してみましょう」と，平川さんの意思決定を左右すると考えられる重要他者である妻への連絡を促した。平川さんは沈黙ののち，ゆっくり妻にメールを打ち始めた。そして，妻からの返事を待つ時間を使い，看護師らは平川さんの傍らに付き添い，これまでの平川さんの価値観や人生を理解するために，平川さんの生い立ち，妻との生活とこれまでの精神科医療について尋ねた。

　生活歴や治療歴について語った後，平川さんは「僕のせいで妻が病気になった」「僕が精神科に連れていったせいで，妻を苦しませてしまった」と涙ながらに話した。それを聴いた看護師らは「統合失調症は脳の病気で，平川さんのせいとは考えられません。むしろ平川さんはこれまで奥様を守るために一所懸命してこられたと思います。でも，そのように思ってこられたのはとてもつらかったのではないですか」と声をかけると，平川さんはうなだれた。

　しばらくして，妻から『咳は止まった。ちゃんと治して帰ってきて』と返信がくると，平川さんの表情がようやく和らいだ。

2）うつ病急性期～治療期；ケアをとおした信頼関係構築によるSDM支援

　平川さん自身が最善の意思決定ができるよう，ACPを支援する第一歩として，信頼関係の構築を目指し，看護師らは平川さんと妻が大変な体験をしてきたことを受け止め，夫婦を応援させてほしいことを伝えた。そして，つらいときは自殺行動を行わず，看護師に言葉で教えてくれることを約束してもらった。そのうえ

で，現在の平川さんにとって精神科介入もその一つとなることをあらためて丁寧に伝えた。すると，平川さんは「決められない」と言いつつも，何とか精神科介入を了承し，即日，精神科を受診した。精神科医師により，平川さんはうつ病と診断され，血液内科主治医・病棟看護師・PSW（精神保健福祉士）・精神科リエゾンチームによる診療・ケア体制が整えられた。精神科医師から抗うつ薬の処方を提案されたが，平川さんが拒否したため，まずは精神療法による治療を行い，化学療法は可能な範囲で延期する方針となった。以後，チームカンファレンスを定期的に開催することとした。

　プライマリナースはリエゾンナースと連携し，平川さんに重大な決断を急がせず，まずは自殺予防とともに，安心感と休養が得られるよう，平川さんの日常生活を整え，精神的なつらさに寄り添い，自我を支え，うつ病急性期における精神看護を実践した。そして意思決定のための支援として，自然なコミュニケーションを図りながら SDM（shared dicision making）（p11，註1参照）の手法を用い，あらためてうつ病とその治療について情報提供した。すると平川さんは薬物療法に同意し，抗うつ薬の服用が開始された。

　次第に抗うつ薬の効果が認められ，睡眠が確保されるようになると，精神状態は揺れつつも改善してきた。希死念慮は消失し，趣味やニュースの話ができるなど，徐々に現実的思考ができるようになった。この時点で多職種により平川さんの判断力の回復を確認した。血液内科主治医が治療再開の必要性を説明すると平川さんは，あらためて化学療法に同意し，予定されていた化学療法を完遂できた。

3）うつ病寛解期：その人を知り，人生デザインを支援する

　白血病とうつ病はともに単体，あるいはそれぞれが影響し合い，生命に影響を及ぼす可能性がある。また，平川さん夫婦は，精神科医療にまつわる不信から，それらの支援を拒んできた。しかし，うつ病が寛解し，意思決定能力が改善した段階で，心身の病をもちながら，精神疾患を患う妻と生きていく平川さんにとって，地域社会とのつながりを見据えた ACP が重要と考えられた。

　プライマリナースは，現実感を取り戻した平川さんに，自身の病気と治療経過の認識を確認した。平川さんは，白血病と診断され困惑したが，「妻を一人にできない」との決意で治療に臨んだ。副作用にも耐えていたが，次第に悪い考えしか浮かばなくなり，睡眠もとれず精神的に追い詰められていたとのことだった。すると平川さんは，「僕は死ぬんでしょうか」「怖いけど，病気について全部聞きたい」と話した。その平川さんの意思により，プライマリナースが同席し，血液内科主治医から病状説明が行われた。現段階では治療効果が認められ，今後は通院で経過をみていくとの内容だった。医師の退席後，平川さんは「少し安心した。でも再発する可能性はあるのか…」とうつむいた。今後，平川さんがさまざまなライフイベントに対処していくための ACP 支援の局面と捉え，プライマリナー

スはしばらくの沈黙ののち，平川さんに，「これからの人生をどうデザインしていきましょうか」と投げかけた。すると，平川さんは「人生をデザイン…ですね」と前を向いた。

　プライマリナースは，平川さんが人生で一番大切にしたいことについて尋ねた。平川さんは「妻と二人で穏やかに毎日を過ごすことだけで，これまで自分が死ぬことなんて考えたことなかった」「でも万が一僕がそうなったら，妻が一人になってしまう…それだけが心配」と話した。この時点での平川さんの最大の関心事は，妻との安全・安心な生活だった。

　うつ病の心理教育に並行し，プライマリナースは，平川さんが自身の心身の健康を維持しながら，統合失調症で社会的支援を受けていない妻との生活を送るにあたり，できていること，困ることは何かなど，これまでの生活をあらためて丹念に尋ね対話した。対話の結果，再発の可能性のある2つの病気（うつ病と白血病）と付き合うことになった平川さんが妻との生活を守るために，まずは，自身の心身の不調に気づき，早期に対処できるようクライシスプランを立てることになった。平川さんは，「まだ死ぬことは考えたくない」と言い，体調悪化時についての検討は行えなかったが，これまで拒否していた精神科医療を受け入れ，平川さんを中心とした精神保健福祉体制による支援をPSWと検討することになった。結果，平川さんは入院中に保健師と顔合わせをし，今後の相談窓口が確保された安心を語り，退院した。

③ ACPポイント

1）うつ病における意思決定支援

　平川さんは，それまで自立した生活を送り，自己決定することができていた。しかし今回は，医療者からみると不合理とも考えられる治療中止を訴え，血液内科主治医やプライマリナースは，医療倫理の4原則における善行・無危害原則（p140，註2参照）のもと，平川さんに治療継続の説得を試みた。しかし，平川さんは白血病の治療過程でうつ病が再発し，心理的視野狭窄に陥り，一時的に判断力や決断力が低下したことで，生命を守るための治療の選択判断が困難になっていた。うつ状態の平川さんには，医療者の説得は功を奏さなかったと考えられる。

　生命にかかわる一刻の猶予もない局面を除き，うつ病患者の意思決定を支援する際には，まずは先々の結果を判断できるだけの精神状態であるかを評価し，精神状態の回復に向けた治療を行うことが重要である。そのために，身体疾患に精神疾患を合併した患者には，多職種による意思決定支援を行う体制が必要である。そして看護師は，患者の身体管理と並行して，自殺を予防し，休養と安心を得るための環境を整えるケアを行うことが重要となる。本事例においては，当初混乱した平川さんに，唯一の家族である妻の安否確認を平川さん自身が行えるよう促したことも意思決定のための安心できる環境支援の一つとなったと考える。

2）患者の物語を聴くこと

　身体疾患の罹患に伴い，治療に伴う苦痛と同時に，平川さんにとっては妻を支えていく責任，先々の生活など，身体医学的治療だけでは解決し得ない不安が多大なストレスになっていたことが，平川さんの話を聴くことで明らかになっていった。近年，精神科臨床においても SDM が推奨されており，本事例でも医師と患者の間に位置することのできる看護師は，24 時間の療養生活ケアをとおしながら，患者の存在・価値観や信条を十分に受け止め，SDM を促進させた。平川さんに対する ACP 支援は保護的な環境のなかで，精神状態に応じて，物語を聴くことからスタートしていたと考えられる。そして，人生を物語ることは自身を振り返りつつ，これからの人生を再考するきっかけにもなりうる。このようなアプローチが，平川さんがもっていた精神科医療の拒否をその受け入れへと変化させ，うつ病治療の効果により一定の判断能力が回復し，結果として，白血病治療の受け入れ，社会福祉の受け入れにもつながる鍵になったと考える。

3）今後の人生を見通した意思決定支援

　平川さんのように，精神疾患をもつ患者は長きにわたり，その病気の特性から，ライフイベントに影響が出やすくなる。また逆に，疾患特有のストレス脆弱性から，病気や仕事などのライフイベントによって精神疾患が再燃したり，悪化したりして，別の身体疾患の治療や人生の課題対応に問題をきたす。うつ病では自殺リスクにも十分な注意が必要である。したがって，このような精神疾患の特性を踏まえた ACP 支援が重要となる。

　平川さんは心身の病を抱えながら，自身の新たな人生設計を行う局面を迎えた。看護師による，平川さんに丁寧に寄り添った支援は，信頼関係の構築，過去の体験における精神医療福祉支援の拒絶感を緩和させるプロセスとなった。さらに，平川さんにとって，最も大切な，病をもつ妻との生活をいかに生きていくかを現実的に思考することを助け，この局面における意思決定支援へとつながった。

　平川さんは，自身の身体状態の悪化時については検討するには至らなかったが，うつ病改善直後の平川さんには，この時点では，クライシスプランを立て，目の前の生活を取り戻す準備をすることで精一杯だったと考えられる。

　精神疾患は，本人・家族もその症状を正しく認識できず，医療につながるまでに重篤になるなど，その後の人生に影響を与える。したがって本事例では，自律性を取り戻した平川さんが，社会生活に戻り地域の精神福祉につながる選択ができたことは，平川さんにとって重要な意思決定だったと考えられる。平川さんのうつ病の再発や自殺リスクを回避・早期対処するためにも，平川さん夫婦の社会的孤立が避けられるよう，地域におけるシームレスな意思決定支援の継続が重要である。

（吉田信子）

慢性期

関節リウマチに起因する間質性肺炎を繰り返す患者の価値観に寄り添った ACP 支援

> ┆ 患者プロフィール ┆
>
> **宮本千穂さん（80 歳・女性）**
>
> 　自宅で猫を飼いながら一人暮らし。
> **疾 患 名**：関節リウマチから起因する間質性肺炎
> **家族構成**：夫は病死している。長女は結婚を機会に北海道に在住。次女も
> 　　　　　　結婚しており，千穂さんの自宅から 5 分以内のところに在住。
> 　　　　　　千穂さんの自宅を訪れ，買い物などのフォローをしている。千
> 　　　　　　穂さん，長女，次女の関係は良好。

経過の概要

　昼間に次女が母親（宮本さん）の自宅を訪れると，ソファに横たわり呼吸困難感を訴え動けずにいた。声をかけても「苦しい」との返答以外は会話はできず，救急車を呼んだ。救急外来で胸部 X 線，胸部 CT にて蜂巣肺所見とすりガラス陰影の増加，動脈血酸素分圧（PaO_2）の低下がみられ，間質性肺炎の増悪との診断となり，緊急入院となった。

　入院後，高流量鼻カニュラ酸素療法と高用量ステロイド治療が開始となった。主治医より次女へ，間質性肺炎の増悪を繰り返しており，肺の線維化が進み，薬効が乏しいことの説明を受けた。現在まだ呼吸状態は不安定であり，宮本さんの意識も混乱している状況から，急変時の対応は次女に確認がなされた。次女は，母親が「普段 "孫のために長生きするから" とよく話していた」と言い，長女と電話で相談のうえ，急変時は昇圧薬，気管挿管，心臓マッサージを希望した。

　のちに宮本さんの病状はゆっくりであるが薬の効果が現れ，呼吸状態は改善した。流量 1 L 鼻カニュラ酸素投与は退院後も必要となったが，一人でトイレに

歩けるまでに回復した。リハビリテーションを開始したところで医師より宮本さんと次女へ，今後の退院先の相談，退院後も酸素投与は必要であること，治療の経過から宮本さんは再度間質性肺炎を増悪させてしまった場合，命が助かる可能性が低いため急変時の対応と退院先について話し合ってもらうように説明がなされた。

次女と宮本さんは医師からの説明によりショックは受けている様子だったが，急変時の対応の決定，退院後の生活についての話し合いは必要だと納得している。

解　説

1 どの時点で，どのような意思決定が必要になったのか

今回の入院時，宮本さんの症状は強く，自分の意思を話せる状態ではなかったため ACP は難しい状況であったので，次女が長女と相談し，急変時の対応として代理で延命処置をすると決定している。すでに間質性肺炎での入院は 3 回目であり，1 回目のころから ACP が開始されていることが望ましいと考える。しかし，前回までの入院は意識もしっかりしており，薬の効果もすぐに現れ，病状は軽いものと認識されていた。また，入院を繰り返す経過で医療者は次女と宮本さんの関係性が良好なことから，急変時などの対応は家族間で話し合われていると思い込んでいた可能性もあり，ACP 開始のタイミングを逃していたと考えられる。

今回の入院では，入院前とは異なり，退院後も酸素投与が必要であること，間質性肺炎が再燃した場合，宮本さんの意思が反映された急変時の対応について決定する必要があるため，転換期と判断し早い段階から人生の最期をどのように迎えたいか継続した ACP が必要となった。

2 どのような意思決定支援を行ったのか

1）宮本さんの思いを表出するかかわり

宮本さんは長い期間，関節リウマチを患いながら生活をしてきており，次女のサポートはあるものの，生活はほとんど自立できていた。繰り返す肺炎は治療でよくなっているイメージがあるため，まだ急変時を考えるほど重症ではないと考えていた。

宮本さんは自立心が強く，介助をあまり希望しない人であり，今まで何事も自己で決断してきた経緯があり，医療者には真のニーズが見えないままの可能性があった。まずは，ACP のプロセスである価値観を知るために，宮本さんのことを知りたいという心情に共感する声かけ，サポーティブな姿勢を常に意識し傾聴した。

207

宮本さんは「こんなに肺が悪くなっていたなんてショックね。正直，自分がどんなふうに悪くなっていくのか想像してなかったけど不安はずっとあったのよ。でも，なんとなくこの年までやってこられた。けれど今までリウマチでつらかったから，機械につながれたり，意識がないのに生かされたくないと思っているのはずっと変わらないわ。自分なりにこの体に我慢してこの病気と工夫しながらうまく付き合ってきたのよ。娘たちもなんとなくわかってるんじゃないかしら？わざわざ話すことはなかったわね。こんな性格だから自分でまだできることはしたいわね。自分の家で猫と一緒に最期まで過ごせることが幸せなの」と話していた。

　今回の入院時に長女・次女が母親の意思が確認できなかったため，急変時の対応について延命処置の選択をしたことを説明すると驚かれていた。宮本さんは普段，長女・次女に自分の最期について考えていることは，普段の生活のなかではきっかけがなく話したことがないと振り返っていた。ACP の支援として，宮本さんの意思表明の機会をもつことが必要であるため，本人の気持ちを長女・次女に伝える場を設けることとし，その際には看護師がサポートしながら行うこととした。

2）家族のサポート

　今回，代理で長女・次女は延命処置を希望したが，宮本さんは延命処置を希望していないことを知ることとなった。次女は「普段，会話はよくしていますが，最期をどう過ごしたいかとかあらたまって聞こうっていう機会はなかったと思います。なんだか聞きにくいのも正直なところあります。母ががんばって生活しているのをずっとみていたので，そういう話題は避けていたのかもしれません。そのときになってから確認したり，決めればいいのかなって思ってました。でも今回，意識がはっきりしなくて，姉と決めたときはこれでいいのかなって思うこともありました。ああいうとき，本人が望まないことはしたくないですね。本人が家を希望しているならそうしたいと思っています。ただ一人でできるか心配です。姉は離れているので…」と話していた。実際，延命処置を希望したときも次女は内心，本当にこの決断でよいのか不安や迷いがあったことを話していた。

　現在の宮本さんは延命処置をせず，自宅で最期まで過ごしたい意思を次女は確認することができた。宮本さんの意思実現の支援として，最期まで自宅でという選択を叶えるためには，次女のサポートも重要であり調整が必要であった。次女は，宮本さんが自宅で最期を過ごしたいという希望を受け入れることはできたが，今後変化するであろう宮本さんの病状や ADL に合わせたサポートができるのか不安を感じていたため，今回の退院をきっかけにサービスの導入を進め，在宅でも相談できる人がいることの情報提供を行った。次女のサポートにも余裕ができるよう宮本さんの ACP 実現のためのシームレスな連携が図れるよう，ケアマネー

ジャー，訪問看護師，往診医と連携し情報共有を行った。

3 ACPのポイント

1）ACPのターニングポイントとタイミング

　宮本さんは間質性肺炎を繰り返しており，1回目の入院からACPは行われているべきであったと考える。角田[1]は，ACPのターニングポイントを「対象者や家族は自分自身の体調の変化，病状の悪化，それに伴う心境の変化，あるいは医療者から今後の話をされたときである」と述べている。

　今回の入院時，次女は急変時の対応として延命治療を選択しているが，そのまま宮本さんの状態が重症化し，急変時の措置が取られていた場合，本人の望む結果にはならなかった。回復できたことでACPを開始するターニングポイントであったと考える。さらに，のちに長女・次女と宮本さんが考える選択には相違があり，関係が良好であっても直接的に急変時の対応や最期の過ごし方については話し合いが不十分であったことが判明した。このことからも，今回の入院で医療者が架け橋となり互いの思いの表出，互いの価値観を確認し合うきっかけをつくることができた。時間経過とともに，人の気持ちや考え方は変わるものであり[2]，また，個別的な要素がかかわることなので医療者がACPに関心を寄せ，常に対象者の人生観や価値観に寄り添いながら，実践を繰り返して対象者に応じた適切なタイミングを見いだしていく必要がある[2]。そのため，退院後もACPが継続されることが重要であり，多職種とも情報共有を行い，宮本さんの意向を次女も含めて適宜確認されるような連携が必要となる。

2）価値観を共有するコミュニケーションの実践

　関節リウマチと長く付き合いながら生活をしていた宮本さんは，日々話している内容から患いながらも自立した生活に誇りをもっているように感じられた。阿部[3]は「相手が価値観を開示して話をしてくれたのであれば，それを全力で認める，その人の存在自体を認める」と述べているように，今まで生活していた場が宮本さんの努力の成果を出した場所でもあり，今までの宮本さんの過ごし方や人生をねぎらい，相手を認める姿勢でかかわることで関係性の構築ができたと感じられた。

　宮本さんは今後，延命処置を希望しないという意思があり，在宅で最期を迎えたいと考えていることを話していた。価値観を共有し大切にすることはこれまでの生き方や考えに承認を与える行為にもなり，エンパワメントの側面をもつ[4]。今回の入院で，酸素投与をしながら生活することは入院前の生活に比べ少しではあるが制限が出てきているため，今後も身体状況の変化を受け入れながら在宅で過ごせるようにサポートが必要であり，ACPがネガティブなものではなく，希望的作業となるよう価値観が認められ，伝えられることが重要であった。そのた

め在宅で過ごすにあたり，宮本さんの価値観が守られるように他職種や家族とその思いを共有することが大切である。

　本事例では，宮本さんと家族の関係は良好であり，思いを聞き話し合うきっかけがあることで価値観レベルでの話し合いができていた。医療者はできるだけ話し合いの場から結果を出そうとしてしまう傾向があるが，価値観レベルの話し合いに関してはうまくいかない結果だとしても，繰り返し話し合うことを諦めず機会をつくり関係性を深めていくことが必要である。

────────────────────【 文　献 】────────────────────

1）角田ますみ・編著：患者・家族に寄り添うアドバンス・ケア・プランニング；医療・介護・福祉・地域みんなで支える意思決定のための実践ガイド. メヂカルフレンド社, 東京, 2019, p34.
2）前掲 1, p38.
3）阿部泰之：正解を目指さない!? 意思決定⇔支援；人生最終段階の話し合い. 南江堂, 東京, 2019, p116.
4）前掲 1, p30.

（辻　悦子）

救急・ICU

患者の状況に衝撃を受けている段階で
意思決定を迫られた家族への ACP 支援

> 患者プロフィール
>
> **大橋太郎（70 代・男性）**
>
> 　妻と二人暮らし。大きな既往歴はない。技術系の仕事をしている。息子は遠方に在住している。
> **疾　患　名**：脳幹出血
> **家族構成**：妻（同居），長男（別居）

経過の概要

　大橋さんは自宅で妻と二人で夕食をとっていたところ，急に意識レベルが低下し，妻が救急車を呼び同乗して来院。脳幹出血と診断され集中治療室に入室となった。脳幹出血は外科的治療が適応外であり，保存的治療をすることが一般的である。

　大橋さんは出血量が多く，保存的治療をしても生命の危機的状況から回復する可能性は低い状態であった。症状が悪化すると心肺停止の可能性が高く，救命のためには気管挿管・胸骨圧迫の処置が必要になる。家族は，妻が同居しており，遠方に長男が別居しているが，大橋さんがいざというときにどのような医療を受けたいか家族のなかで共有しておらず，ACP を行っていなかった。突然の重大な出来事に心が追いつかない家族が，大橋さんの推定意思を考え，救命処置をするかどうかの代理意思決定を迫られる状況となった。患者・家族の意思が曖昧であるなか，大橋さんの価値観などについて看護師が家族に問いかけ代理意思決定を支援した。しかし，妻と長男の間で意思に相違があり，短時間で互いの気持ちを共有しきれないまま，大橋さんは心肺停止となり息を引き取った。

解　説

1 どの時点で，どのような意思決定が必要になったのか

　厚生労働省は，「ACP とは人生の最終段階の医療・ケアについて，本人が家族らや医療・ケアチームと事前に繰り返し話し合うプロセス」[1] としている。また，宮岡ら[2] は，「クリティカルケア領域においては，患者は急激な発症や突然の外傷，または重篤な疾患の発症により，生命の危機状態となる。そのため，意識障害，治療や人工呼吸器使用のための鎮痛・鎮静管理により意思表示が困難な状態，または意思の推定が難しいこともしばしばある。このような場面では，家族が患者に代わって治療についての意思を決定する場面が多いのが現状である」と述べている。

　このように救急・ICU では，病が急な発症であることから自身の人生の最終段階について本人・家族・医療者と事前に繰り返し話し合う ACP を行えていない場合が多い。そのような場合，本人の価値観を反映した代理意思決定支援を行うことが，残された時間を自分らしく過ごすためのあり方を考える ACP 支援となるのではないだろうか。

　本事例でも，入院当日，大橋さんは意識がなく，自身で意思を表明することができない状態になった。妻は突然に，医師から「生命の危機的状況にある」と説明され大きな衝撃を受けていた。脳幹出血を急に発症したため ACP は行われておらず，救命処置をするかどうかの代理意思決定をする必要があった。2 日目には妻が揺れる思いで大橋さんの価値観を推定し，前日とは反対の代理意思を表出した。長男とは意向が合わなかったが，救命処置をするかどうかの代理意思決定をしなければならない状況にあった。3 日目は衝撃を受けながらも代理意思決定をするつらい状況に対し，妻と長男の代理意思の裏側にある思いを傾聴し支援した。

2 どのような意思決定支援を行ったのか

1）入院当日

　インフォームドコンセントに看護師が同席した。急変時の救命処置についての話が出ると，妻は「できることはすべてやってほしいです。夕食までは本当に普通にしていたので」と，現状を信じられないという思いを吐露し，救命処置を行うことを望んだ。その決断は，突然の重大な出来事に対面して，とっさに考えた家族の思いである可能性が高かった。インフォームドコンセント後，場所を変え，妻が予期せずに夫の急変と心身にかかわる重大な代理意思決定に直面することになったこと，それに対して命にかかわる重要な判断を迫られている状況にあるこ

とに看護師は，ねぎらいの言葉をかけた。妻は受け入れがたい現実に直面し衝撃を受けているが，代理意思決定者として意向を示さなくてはならない。角田[3]は，「ACPにおける意思決定は，何かを"決定する"ことだけではなく，意思を意味づけている本人の"価値観"を知ること，それを意思決定支援者と共有することから始まる」と述べている。動揺が激しい妻に対し，大橋さんの意向が尊重されるよう，大橋さんが普段大切にしていたことを想起できるよう声をかけた。日頃の何気ない会話のなかに本人の価値観・意向がちりばめられており，それらについて語れる場を設けた。妻は「几帳面な人です。家族のことを大切にしてくれています」と語ったが，ぼーっとし，現状を考えられていない様子がうかがえた。普段，大きな出来事をどのように決めていたか尋ねると，「いつも二人で話し合って決めていました」と答えた。いざというときのことについて大橋さんと話し合ったことがあったかを尋ねた。妻は「ありません。大きな病気をしたこともなくて。まさかこんなことになるなんて」と憔悴した表情であった。長男と話し合うときは，看護師に語ったように，大橋さんの価値観となる日頃から大切にしていることや，大橋さんの意向を尊重した医療のあり方を考えてもらいたいことを伝えた。

2）入院2日目

　入院当日に看護師は，妻が長男と家族の意向をすり合わせるための提案をしたが，強い衝撃を受けている妻と長男の話し合いは不十分なまま2日目を迎えた。そこで，インフォームドコンセントを受ける前に，看護師も加わり互いの意向や気持ちを言葉にすることで共有し，整理する時間を設けた。

　ACPでは結果だけではなく，それを決めるまでのプロセスが大切である。そのため，救命処置をするかしないかを決めるだけではなく，患者本人がどのようなことを大切にしていたかを想起することで，患者の送ってきた人生を肯定し希望をもつことができると考える。家族は衝撃を受けており，自律的に行動・判断ができない時期であるため，看護師が話し合いの場を整え意向をすり合わせ，揺らぐ妻の代理意思決定の支援をした。妻は「昨日は，できることはすべてやってくださいとお願いしたのですが，本当にそれでいいのか。でも，救命処置をしないなんて私たちで選ぶことはできません」と語った。長男は無言であった。昨日は救命処置を望んでいたが，気持ちの変化について尋ねた。妻は「看護師さんから昨日，本人がどう考えるかといわれて，考えてみました。主人は，"痛いのとかつらいのはいやだ"と言っていました。歯医者の治療だけでも怖がっていたぐらいです。だから，救命処置は痛いのかもと思うと，それでいいのかと疑問に思いました。でも，そんな大切なこと，私たちが選んでいいのでしょうか」と語った。看護師は，「大橋さんは長男や同居している妻に自身の意見を代弁してもらうことを望まれているのではないでしょうか」と伝えた。長男は「こんなことになるとは考えもしなかった。父には生きてほしい」と無表情で語った。もし，大

橋さんが今話すことができたら，救命処置についてどんな選択をされるか問いかけた。妻は「痛いことがいやだったから，もしかしたら望まないかもしれませんね」と語った。長男は「わかりません。でも，父には生きてほしい」と答えた。

その後，医師からインフォームドコンセントが行われた。前日と同じ内容の説明が行われ，急変時の処置の話になった。妻は「夫は救命処置を望む気もするし，望まない気もします。でも，"痛いことやつらいことはいやだ"と言っていたので，望まないかもしれません」と，インフォームドコンセント前に語った気持ちを表現した。医師が決定を迫ると，「このままだと夫は救命処置で痛い思いをしてしまいますよね。つらいですよね。それはかわいそう」と表現し，「生きていてほしいですけど，本人がつらい思いをするのだったら，救命処置は，しないでください」と意思を表示した。長男の意見を求めたが，黙って下を向いていた。妻は日頃の患者の生き様，価値観を想起し意向を決めることができたが，長男は悲嘆のなかにいた。

3）入院3日目

長男が面会に訪れた。看護師は，昨日妻と話をしたか尋ねると，「あまり話してないです」と述べ，父親を無言でずっと見つめていた。長男は誰にも自身の思いを表現できておらず，気持ちの整理がついていない可能性が高いと考えた。また，昨日，妻は延命を望まない意思決定をしたが，長男は「生きてほしい」という発言から，父親が存在することに価値があるようにも見え，家族内で意見に相違が生まれている様子であった。長男の思いを知るため，大橋さんの人となりを教えてもらえないか問いかけた。長男は「ずっと元気だったから信じられません。仕事に一生懸命で，ここまで育ててもらいました。父と私は同じ技術の仕事をしていて，これからいろいろ教えてもらおうと思っていたところでした」と，現状を信じられない気持ちと，父親への尊敬と後悔の念を語った。救命処置については，「本当は，少しでも可能性があるのなら，できることをやってあげたい」と述べた。看護師は，「お父様から生き方も仕事の仕方も大切なことを教えていただいていたのですね」と長男の考えを肯定した。昨日の話し合いの場でもほとんど語らなかった長男に問いかけることで，父親との関係性が垣間見え，深い喪失を感じている理由の一端を引き出す支援ができた。

その後，すれ違いで妻が面会に来た。看護師は，昨日長男と話をしたか尋ねると，「あまりしてないです。あの子はきっと少しでも生きていてほしいのだと思います。私も生きてほしいですけど，延命処置がつらいなら，ただの延命になるのなら，と思って，あの判断をしてよかったのか今もずっと迷っています。でも，本人の気持ちを考えると私は本人の思うようにさせてあげたいです」と思いを吐露した。家族は衝撃を受け，さまざまなことを考え，迷い，気持ちが揺らぐ。ACPがない場合でも，患者の価値観・人生観を想起できるよう問いかけ，揺ら

ぐ気持ちを肯定し支援する。それにより時間的猶予がないなかでの代理意思決定が促進され，患者の意思を反映した人生の最終段階の選択につながる。看護師は家族の迷いを肯定し，決断するのは家族にとって容易なことではないが，大橋さんの推定意思を考えて決断することは本人の希望を叶えることであり，それができるのは家族だけであることを伝えた。また，看護師が引き出した長男の気持ちを妻に伝え，今は話すことが難しくても，時間を置いてから互いの気持ちを話してみることを提案した。

4）入院4日目

　大橋さんは心肺停止となり，家族がかけつけた。妻は夫の頭をなでながら，「お父さんがんばったね。苦しくなかったよね」と声をかけた。長男は，無言でベッドサイドに寄り添っていた。長男は，父親にできることをやってあげたいと思い，それが叶えられないまま最期を迎えることになった。家族は衝撃が強い時期であり，現実を受け止められず意見が相違したままであった。今後，時間の経過とともに家族同士で互いの気持ちを共有できることを望み，看護師は，家族が衝撃のなかで判断されたことで，大橋さんはつらい思いをしないで最期を迎えられたことを伝えた。

③ ACPのポイント

1）問いかけをすることにより患者の思いや価値観を共に辿る

　急な発症によりACPがない場合でも，本人の価値観を反映した代理意思決定支援を行うことが，残された時間を自分らしく過ごすためのあり方を考えるACP支援になると考える。家族は突然，生命の危機と対峙することとなり，家族自身が衝撃を受け現実を受け入れられない心理であるなか，1日で命にかかわる重要な代理意思決定をしなければならない状況であった。患者・家族の意思が曖昧ななか，患者の価値観や意思を想起できるような問いかけを行うことで，家族の思いとともに言語化することができた。それにより家族の気持ちが少しずつ整理され，患者の意思を反映させた意思形成を支援することができた。また，その意思を表明する場所を設けインフォームドコンセントで意思を表現することができ，その意思が医療に反映されるよう意思実現を支援した 。

2）短時間で解決できない場合は，家族が思いの表出を促し互いの考えを共有する

　家族は予測がないまま現実に直面し，時間的猶予がないなかでさまざまなことを求められる。家族は重大な出来事に圧倒され，自己を守ることで精一杯になり，ほかの家族を思いやる心の余裕がなくなることも多い。家族は患者への強い思いをもっており，「何とかしてやりたい」「ひとまず命だけは助かってほしい」というのが初期の家族の心情であるといわれている[4]。本事例では，妻が夫の推定

意思を考え，延命を望まないという意思を表出した。長男は遠方に在住しているため，現状に直面するまでに物理的に時間を要したこと，普段の父親の考えに触れる機会が少なかった可能性が高いことが考えられた。そのためインフォームドコンセント当日は，「何とかしてやりたい，命だけは助かってほしい」という心情であったとすると，妻の代理意思決定はすぐに同意できるものではなかったことが推測される。短時間で家族内の意見が完全に一致することは難しいと考えるが，ACP支援の過程で，主人公は患者であるということを家族全員が理解することが大切である。患者の近くにいる各家族員が患者の価値観に関する意見を出し合い，意思を推測し，家族自身の混乱の気持ちを合わせ，できるだけ納得できるACPを行えるような話し合いの場をもつことが必要である。

　看護師も患者・家族の背景や関係性を十分に把握できないまま，短時間でわずかなコミュニケーションで重大な意思決定をする家族を支援していかなくてはならない。看護師は，意思表示ができない患者の意向を中心に，つらい選択を迫られる代理意思決定者の支援をしていく。医学的な所見を踏まえながら，ありし日の患者の生き様・価値観を引き出し，戸惑う家族に寄り添いACPへと紡いでいく役割を担っている。

──────────────【 文　献 】──────────────

1) 厚生労働省：人生の最終段階における医療・ケアの決定プロセスに関するガイドライン解説編. 人生の最終段階における医療の普及・啓発の在り方に関する検討会, 改訂 平成30年3月. https://www.mhlw.go.jp/file/04-Houdouhappyou-10802000-Iseikyoku-Shidouka/0000197702.pdf（2022年6月3日アクセス）
2) 宮岡里衣, 宇都宮明美：代理意思決定場面において看護師の感じる困難への急性・重症患者看護専門看護師が行う支援とその能力. 日本CNS看護学会誌 3：7-14, 2018.
3) 角田ますみ・編著：患者・家族に寄り添うアドバンス・ケア・プランニング；医療・介護・福祉・地域みんなで支える意思決定のための実践ガイド. メヂカルフレンド社, 東京, 2019, p29.
4) 鈴木和子, 渡辺裕子, 佐藤律子：家族看護学；理論と実践. 第5版, 日本看護協会出版会, 東京, 2019, pp190-197.

（大西まゆみ）

13 認知症・介護

認知症の症状が進む夫婦の生活を継続させ，本人の希望を叶える看取りまでの ACP 支援

> ┄┄┄ 患者プロフィール ┄┄┄
>
> **原田　稔さん（88 歳・男性）**
>
> 　糖尿病の管理のため定期的に検査を受けている。
> **疾　患　名**：糖尿病，膀胱がん，胃がん，血管性認知症
> **家族構成**：妻（87 歳），網膜色素変性症，認知症。長男の家族は同市内に
> 　　　　　　在住，長女の家族は遠隔地に在住

経過の概要

　地方都市に暮らす老夫婦の日常は，原田さんがつくる毎朝の味噌汁の香りで始まる。妻（扶美）は 60 代後半から始まった視野狭窄のため 70 代初めには鍋の位置や火加減がわからなくなっており，鍋で火傷をした後は原田さんが調理をしていた。それでも妻は，家の中では手探りで洗濯物を干すなどの家事もできたし，物の位置を変えなければ視力・視野を失う前とほぼ同じ生活ができていた。

　原田さんは糖尿病の定期検査により，血尿がみつかった。膀胱がんであった。念のためにほかの臓器も検査したところ胃がんも発見された。医師は，最初に胃がんを手術し，時期をおいてから膀胱がんの手術をすることを勧めた。原田さんは視力障害のある妻を自宅に残しての入院を懸念したが，医師は早期の手術を勧めた。妻は夫の入院中も在宅での生活を強く希望した。

　原田さんの胃全摘術は経過がよく 2 週間ほどで退院が見込めるまで回復したが，そのころには認知能力も下肢筋力も明瞭に低下していた。家族は退院に不安だったが，医師は食事管理ができれば在宅がよく，むしろ入院を続けて意欲が低下する可能性を心配した。家族は原田さんの意思を尊重することにした。

　退院後，原田さんは表面的に元気であったが日付や時刻の認識が低く，インス

V

ACP 実践事例

リン注射単位を忘れたり，服薬を忘れるなどの状況がヘルパーから報告されていた。食事も少量・多回とすべきところ通常量を食べてしまい，イレウスの危険から救急搬送もあった。妻への訪問介護サービスだけでは，夫婦の在宅生活は無理だった。そこへ妻が自宅で転倒し，腰椎圧迫骨折と診断された。痛みで歩行が困難になり，簡易トイレへの移乗介助が昼夜とも必要となった。介助する原田さんはストレスでいらだつことが増え，妻への暴力や暴言も散見された。

　冬場は灯油ストーブを使っていたが，長男は火事の心配からエアコン暖房に切り替えた。ところがある夜，原田さんはエアコンを止めてしまった。明け方の寒さで妻は隣家へ助けを求めようとして外へ出たが自分の位置がわからなくなったのか，庭にたたずんでいるところを隣人が発見した。

　このままでは原田さんが妻に手をかけるか，妻が凍死する事態にもなりうる。夫婦を早急に施設入所させるべきと家族は判断した。ケアマネジャーに施設の紹介を依頼しつつ夫婦を説得した。在宅で最期まで過ごしたい，施設には入れないでほしいとの拒否にあって，説得は困難を極めたが，まず原田さんが，次に妻が説得を受け入れて，介護老人福祉施設[註1]に入所となった。

　入所後2年が過ぎ，介護老人福祉施設は，原田さんの食欲が低下してきたため介護療養型医療施設[註2]への転所を家族に打診した。夫婦は「最後に病院（医療施設）で死ぬのはいやだ」と繰り返していたし，原田さんは日頃「口から食べ物が入らなくなったら，おしまいにしてくれ」とも言っていた。それを思い出した長女は介護老人福祉施設に電話で伝えた。原田さんはその夜に亡くなった。在宅での死は叶えられなかったが，医療施設での延命処置は免れた。妻も食事が摂れなくなって1カ月後，希望に従って延命処置をせず，施設内での看取りであった。

註1　介護老人福祉施設：介護保険法を根拠とし，在宅での生活が困難になり，常時介護が必要な高齢者が入居できる施設で，老人福祉法を根拠とする特別養護老人ホームに並ぶものである。現在の入所基準は要介護3以上となっている。

註2　介護療養型医療施設：療養上の管理・看護・介護・機能訓練などを行う長期療養施設で，病状が安定している人を対象とする。2017年度廃止決定し，2024年3月まで移行期間が設けられている。2021年12月現在は廃止される方向にある。介護老人福祉施設の利用者で，食事が摂れなくなって常時点滴などの医療行為が必要になると，介護療養型医療施設への転出が家族に提案される。

解　説

1 どの時点で，どのような意思決定が必要になったのか

1）原田さんの認知症が進行し，夫婦単独での生活が不便になったとき

　原田さんのがん治療における胃全摘術は順調で，2週間ほどのちに退院可能となった。家族は，妻への介護を含む夫の生活上の負担を心配して介護療養型医療施設への転所を考えたが，医師は夫のADL低下を懸念して自宅への退院を勧め，夫も自宅生活に戻ることを希望した。介護負担軽減のためにケアマネジャーの提案で妻への訪問介護サービスを導入することにし，原田さんは自宅へ戻った。この時点で家族は夫の認知力低下に気づいていなかった。退院後，食事の管理も自身の服薬管理も行き届かなくなっており，原田さんの認知力低下が徐々に明白になってきた。

2）夫婦共に認知症が進行し，訪問介護による支援だけでは自宅での生活継続が困難になったとき

　原田さんがエアコンの暖房のスイッチを切ってしまったとき，妻はスイッチを入れることもできず戸外に立っていた時点で，家族とケアマネジャーは介護老人福祉施設入所への決意を固めた。室内で転倒し骨折した妻への介護負担が増え，原田さんからは妻への暴言も頻回となっていたうえ，原田さんは自分の服薬管理もできなくなっていた。

3）夫婦それぞれの臨終期

　介護老人福祉施設の生活が2年ほど続いたところで原田さんは食欲が低下し，経口摂取が困難になったことから，施設は家族に介護療養型医療施設への転所を打診した。しかし原田さんは，日頃から家族に「口から食べ物が入らなくなったら，おしまいにしてくれ」と話していたこと，また妻も元気なころから「最後に病院で死ぬのはいやだ」と話していた。長女はそれを介護老人福祉施設に伝え，施設での看取りを希望した。その半年後に妻も食事が摂れなくなったが，医療施設で延命処置されることなく，希望どおり施設内で看取られている。

2 どのような意思決定支援を行ったのか

1）判断能力の低下に対する支援

　認知症のACPの特徴として，本人の判断能力が低下したことで必要なサービスを受けることができないという問題が生じやすい。本事例では，夫婦の単独生活が不便になってきたとき，ケアマネジャーは原田さんへの訪問介護・通所介護

V

ACP実践事例

219

を提案し，家族も賛成している。しかし，原田さんは自分へのサービス導入をいやがったので，家族による「強い説得」の末に半ば強制的な訪問介護のみの導入となった。原田さんは，妻への訪問介護の導入も，自分への訪問介護の導入も納得していない。服薬や食事量に関しても医師の指示に従うことができず認知力の低下が明白なため，原田さんへは介護サービスだけでなく医療的なサービスも入れていく必要があった。しかし，あらゆるサービス導入に原田さんの拒否が強いため，ケアマネジャーはとりあえずサービス内容の優先順位を二人の生活支援に重点を置いて調整し，サービス導入に関する意思決定支援の代行をしている。

夫婦共に認知症が進行したため介護老人福祉施設入所が必要となった段階では，認知症の症状が進行していたとはいえ夫婦は家族の説得を全く理解できない状況ではない。ここで「施設」や「入所」という言葉がすでにアレルギーのもとになっていたらしいと感じた長女は，夫婦が同じ施設をそろって使えるようにケアマネジャーと協調しながら説得を続けると，まずは原田さんが入所を受け入れた。妻は自分の視覚障害から生活環境の変化に不安をもっていたが，長男が「頼むから入所してくれ」「おやじも OK したよ」と懇願すると，ようやく決心できている。つまり，夫婦共に認知症の場合は，家族がかかわり支援することで意思決定支援を支えていくことになる。

2）心身機能の低下に対する支援

高齢者の特徴である心身機能の低下から，意思決定に対する意欲が低下することが多い。本事例においても，夫婦が介護老人福祉施設の入所を受け入れた要因の一つとして，双方とも認知症の症状の出現によって徐々に判断能力が低下していたことが挙げられるが，むしろ意思決定をする意欲の低下も指摘することができる。原田さんにしてみれば，自分の認知症の症状が進行しているとは自覚できないなかで他者による意思決定が性急に行われ，家長的なプライドを傷つけられたことから意欲の低下が表出したのかもしれない。他方で妻は，自分の視覚障害のため生活の主導権を夫が握っているなど夫に対しての負い目もあったことだろう。家族が介入して ACP 支援を行ったうえで，長男の言葉が，夫への負い目を和らげる効果があったのかもしれない。

3）夫婦の希望を代理表明できた家族

ACP は話し合うことが重要であるといわれる。また，リビングウイルと違い，書面を残すことが重要ではないともいわれている。

本事例では，夫婦はどちらの終末期においても，本人が介護老人福祉施設へ意思決定の希望を直接伝えることはできなかった。原田さんの状態が低下して，介護療養型医療施設への転所を介護老人福祉施設側から家族へ打診されたときに長女は，本人たちの希望を代理で表明した。終末期に向かうころには，夫婦の意思

を長女は親子間での会話のなかで確認できており，終末期に対する本人たちの意思を長女が代理表明したというべきであろう。つまり，夫婦と長女の話し合いは継続的に行われていたのである。書面を得ておくべきだったとの議論は成り立つが，実際そこまで要求するのは少し酷である。この夫婦と長女は，人生の最期よりもずっと前にそのような話し合いができていた。書面でなくても終末期における意思決定支援の根拠となる。

③ ACPのポイント

1）継続的な話し合いによる意思決定支援

　初期の段階においてのポイントは，夫婦生活のなかの細かい意思決定が本人主体ではとうてい実現できず，家族がさまざまな意思決定を代行する必要が生じたことである。具体的には，生命の維持にかかわる問題が予見されていたためである。家族による意思決定代行が行われた結果，本人たちの安全確保を優先したサービスが導入された。もし夫婦に意思決定できる認知力があれば，本人の意思・希望・要望が最優先されるべきだと家族は考えていたので，家族は夫婦との会話も相談もなく意思決定の代理をしたのではない。

　家族は，夫婦にとって最善の支援は何かを考えて幾度となく話し合いを重ね，意思決定支援が必要とされる根拠を確認している。その過程では，ケアマネジャーからのアドバイスなども受けながら意思決定支援の代理をしている。

2）代理意思決定を支える

　代理意思決定支援を支えるには，専門職の支援が必須である。もっとも，この時点でのサービス導入は家族の意思がかなり前面に出ており，結果的に原田さんの意思決定を代理というよりも代行したといえる。しかし本人が拒否しても，専門職や家族からみて必要なサービス導入は，ニーズとしてはありうる。原田さんが医師の提案を受け入れていながら，生活の現場では服薬管理や食事量に代表されるように自己管理がおぼつかなくなっており，認知症の影響が本人の生活に出始めていた。そして，家族にも少しずつ認識される事態になったからである。

　介護老人福祉施設の入所が必要となった段階で長女は，「施設」や「入所」という言葉が夫婦にとってアレルギーになっていると感じ，夫婦へ説明する言葉や説得の仕方を変えている。「夫婦がそろって入所できる施設」と説明されたことは，自宅を離れて施設へ入ることに不安感を抱く夫婦にとっては安心材料になった。その結果，少なくとも表面上は，介護老人福祉施設の入所を夫婦共に納得した。説明も説得もない強制的な入所とは全く異なる。認知症の症状から考えて表面上の納得がどこまで本人たちの意思決定といえるか疑問は残るが，入所後の帰宅願望が本事例のように短期間だけであれば説得の効果があったといえる。しかしここに至るまでの過程は，家族だけではとうてい乗り越えられるものではなく，認

知症の症状が進行しているため代理決定をしなくては進まない。家族による夫婦への説得も認知症のために次の日には覆され，説明からやり直すが，夫婦の意思も二転三転し曖昧になる。これでよいのか，本当に本人たちのためといえるのか，家族はいつも迷い，逡巡するものであり，ケアマネジャーらの第三者・専門職の視点によるニーズの把握・サービスの選択は，家族にとって，夫婦の施設入所についての代理意思決定へのアドバイスになり，家族の不安感を払拭するためには必須である。

　終末期に対する夫婦の意思決定は，生前の親子間での会話のなかで繰り返し確認できていた。施設側から医療施設への転所を打診されたときも，迷いなく介護老人福祉施設での看取りを希望したことからも終末期の意思決定代理といえる。

3) 人として尊重され，意見が保障される環境づくり

　ACP がスムーズに導入されるための背景として，人が人として尊重される社会の形成が望まれる。まず，子どもも大人も自分の意見を言えるように保障される環境がつくられなければならない。たとえ意見が未熟で不適切であったとしても，他者や家族はまずそれを受け入れる柔軟な思考が必要である。柔軟な思考とは，相手の意向を尊重することである。さらにいえば，生き方そのものを尊重するということである。そこから話し合いが始まり，専門職の意見や他者の意見が混ざり合い，最終的に個人としての意思決定につながる支援が望ましい。

　本人に判断能力があっても自分の意思を家族にも言えない環境で過ごしている，あるいは自己肯定感が低く萎縮している，自分に意思決定能力があることを認識していないケースも存在する。わが国では，意思決定が自己主張であるとか，我が強いなどと認識されがちである。そのために意思決定の意欲が低い人は多いだろう。本人の意思を最優先するとはいえ，それを実現するうえでの議論がまだ不足している。

　今後の ACP の発展には，人が人として尊重され，どのような状態の人であっても個人の意思決定，意見が尊重される環境づくりが必要である。

（松田尚子）

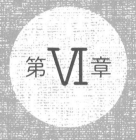

第VI章

ACPを実践するうえでの
新しい考え方
―エフェクチュエーション―

エフェクチュエーションとACP

　本章では，ACPに有用な考え方として，エフェクチュエーション（effectuation）[1]を紹介する。医療における意思決定は，生死がかかわってくるため容易ではない。そのため，どうしても「意思決定支援は難しい」と考えてしまいがちである。そのようなときに役立つ考え方が，エフェクチュエーションである。

エフェクチュエーションとは

　エフェクチュエーションとは，経営学で使われる意思決定理論で，将来予測が難しい状況でも成功する起業家はどのような思考過程をもつのかを明らかにしたものである[註1]。

　通常，経営の世界では，売上を出す目標を掲げ，市場調査を行い，事業計画を立案して資源や人材を確保し，製品をリリースするといった流れを辿る。この「目標→情報分析→計画→準備→実行」という思考過程は，私たちの日常生活でもよく使われる。この考えは「将来こういう状況になるだろう」という予測に基づいており，ある意味合理的だが，将来予測が難しいときにはうまくいかないこともある。エフェクチュエーションでは将来を予測せず，とりあえず今もっている手段を振り返り，できることから始めるという考え方である。

　将来が予測不能な状況は，医療や介護における意思決定にも当てはまる。将来の悪化に備えてさまざまなことを決めておきたいと思っても，実際にはうまくいかないことも多い。なぜなら，患者の状況は，そのときになってみないとわからないからである。このような不確実で予測が難しいときに，エフェクチュエーションの考えが参考になる。ここでは，エフェクチュエーションを医療に応用して考える。

医療におけるコーゼーションとエフェクチュエーション

　エフェクチュエーションを応用するうえで，まず理解しておきたいのがコーゼーション[註2]である。コーゼーションは，将来予測に基づいて目標を定め，情報を収集し，計画を立てて実施し，時間的経過に応じて評価と修正というプロセスを辿る。これは患者の状況を分析し，悪化を防ぐために将来を予測し，解決目標を定め，ケア計画を立てていく医療アセスメントの考え方に類似している（図VI-1-1）。

　コーゼーションは，標準的治療のように，エビデンスに基づいた将来予測が確実な場合は非常に有効な考え方である。確実に成果が得られることが多く，目標達成が可能だ

註1　エフェクチュエーション：サラス・サラスバシーによって明らかにされた意思決定理論で，不確実性が高い市場において熟達した起業家がもつ問題解決のための共通論理・思考プロセスを「エフェクチュエーション」と名づけた。

註2　コーゼーション：予測に基づいて最適な手段を考えることで結果を出すという因果性に基づくプロセスであるため，causation（因果性）と名づけられている。

コーゼーション

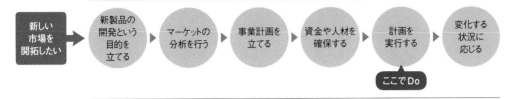

予測から始まる
（例：この新製品は〇〇世代のニーズを満たすから，きっと売れるはず）

新しい市場を開拓したい → 新製品の開発という目的を立てる → マーケットの分析を行う → 事業計画を立てる → 資金や人材を確保する → 計画を実行する（ここでDo） → 変化する状況に応じる

医療におけるコーゼーション

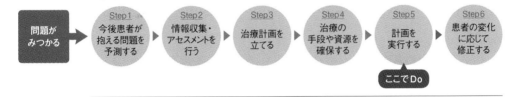

予測から始まる
（例：この病状や状態から〇〇や〇〇が生じる可能性があるので，あらかじめ備える）

問題がみつかる → Step1 今後患者が抱える問題を予測する → Step2 情報収集・アセスメントを行う → Step3 治療計画を立てる → Step4 治療の手段や資源を確保する → Step5 計画を実行する（ここでDo） → Step6 患者の変化に応じて修正する

医療におけるエフェクチュエーション

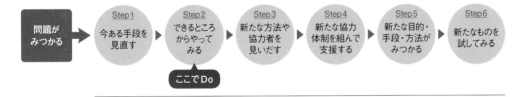

今できることから始める
（例：将来はわからないので，とりあえずできることから始めて，偶発的なことをうまく組み合わせていく）

問題がみつかる → Step1 今ある手段を見直す → Step2 できるところからやってみる（ここでDo） → Step3 新たな方法や協力者を見いだす → Step4 新たな協力体制を組んで支援する → Step5 新たな目的・手段・方法がみつかる → Step6 新たなものを試してみる

図 Ⅵ-1-1　医療におけるコーゼーションとエフェクチュエーション

〔Read S, Dew N, Sarasvathy SD, et al：Marketing under uncertainty：The logic of an effectual approach. Journal of Marketing 73（3）：1-18, 2009. を参考に作成〕

からである。医療におけるクリニカルパスや診療報酬にかかわるDPC（diagnosis procedure combination）などはコーゼーションの考え方である。

　しかし，医療やケアにおける意思決定支援の場合，コーゼーションがうまくいくとは限らない。どんなに将来を予測して目標を立てても，そのときにならないとわからないことも多い。まして悪化や死が予想される場合，意思決定は難しくなる。また，コーゼーションは「予測→準備→実施」となるため，実行するまでに時間がかかるという問題もある。

エフェクチュエーションは，将来予測や目標達成に執着することなく，今もっている手段を使ってできることから試みるという考え方である。とりあえずできることから始めることで行動のハードルを下げ，行動しながら状況を把握し，その時々に応じて対応策を考えていく。この繰り返しによって，実行可能なことや新たな選択肢を少しずつ増やしていく。また，できることからとりあえず始めてみるので，コーゼーションに比べて開始までの時間が短いという利点もある。エフェクチュエーションは，予測不能な将来に向けて，患者・家族と支援者が共に話し合い，試行錯誤しながらACPを実践していくというプロセスによく馴染む考え方である（**図VI-1-2**）。

エフェクチュエーションの5つの原則

エフェクチュエーションでは，①手中の鳥の原則，②許容可能な損失の原則，③クレージーキルトの原則，④レモネードの原則，⑤飛行機の中のパイロットの原則，という5つの原則を使う（**表VI-1-1**）。

①手中の鳥の原則：もっているもの（手段）を見直す

エフェクチュエーションでは，自分たちがすでにもっている手段（物，人脈，知識や技術など）でできることはないかを考える。そのため，最初に自分たちの手段の棚卸しを行う。このときのポイントは以下の4点である。

Point 1 自分は何者か：自分のアイデンティティ，強みや能力，医療者としての理想や価値観など

ここでは，自分のアイデンティティとして，自分は何を実現したいのか，自分が対象に対してどんな存在でありたいか，提供したい理想的なケアはどんなものかを考えてみる。これによってケアの方向性が決まってくる。また，大事にしたい価値観や実現したいことなども方向性を決めるときのヒントになる。強みや能力については，職種によってそれぞれ発揮できる強みがあるので，各自がもっている資格や役立つ能力を振り返り，自分が提供できるものは何か考えてみる。

Point 2 何を知っているか：自分のもっている知識，技術，経験など

自分がもっている知識，技術，経験などを振り返り，これらを使ってできることはないかを検討する。ここは手段に直接つながりやすく，手中の鳥の原則を一番発揮できるところなので，業務で使うものだけでなく，個人的に日常生活で普通にやっていること，得意なこと，もっているものや便利なものにも着目する。

自分が普段当たり前に使っているものや知っていることも，場合によっては，ほかの人の問題解決に役立つ可能性がある。例えば，自分が普段当たり前に使っているアプリやガジェットを同僚や職場に紹介したら，いつの間にか業務で使うようになり，結果として仕事の効率化につながる，ということがある。つい私たちはケアの標準的パターンや思い込みにとらわれてしまうが，いったんそこから出て，普段何気なく使っているも

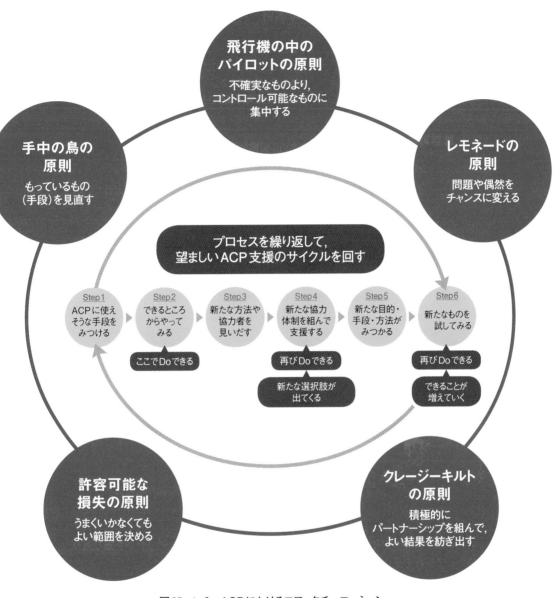

図 Ⅵ-1-2　ACP におけるエフェクチュエーション

のを組み合わせることで効果をあげられないかを検討してみる。

Point ③ 誰を知っているか：知識や技術，経験などをもっている友人や知人など

　自分だけでは難しいことも，他者の強みを生かすことで解決することがある。よい方法や手段を提供してくれる，あるいは情報を知っている人がいないか検討する。職場内だけでなく，職場外にもヒントやアイデアをくれる人はいないか視野を広げてみるとよ

表Ⅵ-1-1　エフェクチュエーション5つの原則

手中の鳥の原則	●私は何者か？ ●何を知っているか・何ができるか？ ●誰を知っているか？ ●眠っている資源はないか？

許容可能な損失の原則	●本当に必要な資源は何か？ ●うまくいかなかった場合に失うものは何か？ ●挑戦しなかった場合に失うものは何か？ ●損失を小さくする方法はないか？

クレージーキルトの原則	●解決につながる資源（知識や技術）をもつ人はいないか？ ●ビジョンや方向性についてアドバイスしてくれる人はいないか？ ●普段から適切なAskingを行っているか？
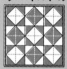	

レモネードの原則	●レモン（問題やトラブルとなっているもの）は何か？ ●レモン（問題やトラブル）をチャンスにリフレーミングできないか？ ●チャンスを生かして使う方法はないか？

飛行機の中のパイロットの原則	●今，コントロール可能なこと（やっていること，できること）は何か？ ●方向性は正しいか？ ●全体としてうまくいっているか？ ●うまくいかなかったら，どの原則に戻ればよいか？

い。また，現在の知り合いだけでなく，過去も含めたいろいろな知り合いを振り返り，協力してくれそうな人はいないかを検討してみる。

Point ④ ほかに活用できるものはないか：活用していないものや余っているものなど

現在活用していないものや余っているもの，あるいは，現在は使っていないが過去に習得した知識や技術にも着目してみると，意外と役立つものがある。また，職場や家庭などで個人的に自由に使えるものや時間などにも着目し，それを活用できないか考えてみる。

②許容可能な損失の原則：うまくいかなくてもよい範囲を決める

許容可能な損失の原則では，得たい結果にこだわるのではなく，うまくいかなくても

許容可能な範囲を先に決める。仮に損失が生じても，どこまでの損失であれば許容できるのかを決めて，その範囲を上回らないように行動する。予測不能な状況では，期待していた結果が必ず得られるとは限らない。そのため，期待する結果ではなく，どこまでなら損失が出てもよいのかという視点から始める。失敗しても大丈夫という範囲を決めることで，行動するときの心理的なハードルを下げる。このときのポイントは以下の4つである。

Point 1 本当に必要な資源は何か？

実際，必要だと思っている資源がなくても実行可能なことはたくさんある。資源がなくてもできることはないか，あるいは，とりあえず資源がないところから始めて，あとで調達することは可能かどうかを検討し，本当に必要な資源を絞り込んでみる。また，使っていないものや余っているものを活用できないかを考えておくことも，思わぬアイデアにつながることがある。

Point 2 うまくいかなかった場合に失うものは何か？

何らかの方法にチャレンジしてみてうまくいかなかった場合，どれくらいの損失やリスクがあるかを検討する。その損失が許容できると思えれば，チャレンジする価値がある。

Point 3 挑戦しなかったことで失うものは何か？

逆に，挑戦しなかったことで失うものを検討する。挑戦しないことによる機会（挑戦することで得られたかもしれない成果）の損失が許容可能かどうかを考え，それが惜しいと思われるならチャレンジする価値がある。

Point 4 損失を小さくする方法はないか？

許容できない損失と思われる場合でも，その損失を小さくする方法はないかを考えることで，ほかに方法がみえてくる場合もある。特に，ほかに方法がみつからないときは，許容できない損失をもう一度見直して，損失を小さくして許容可能なものにできないか検討してみる。

損失というとマイナスなイメージがあるかもしれないが，許容可能な損失の範囲を設けることで「うまくいかなくても大丈夫だから，やってみよう」というマインドセットにつながる。こうしたマインドセットは問題に対して能動的になるため，うまくいかなかったとしても「やるだけやった」という納得を得やすい。また，あらかじめ損失の範囲が決まっているので，成功するかどうかを心配せずに挑戦できるし，損失が致命的にならないので，再挑戦が可能になる。予測が難しい状況では，うまくいかなくてもよい範囲を決めて，その範囲でできることを試してみる。そうした試行錯誤の一つが功を奏して思わぬ成果を生むこともある。

③クレージーキルトの原則：積極的にパートナーシップを組んで, よい結果を紡ぎ出す

エフェクチュエーションでは他者との結びつきが重要になってくる。たまたま相談した相手が別の知識・技術や人脈をもっていて, さらに別のものにつないでくれる場合がある。こうしたつながりによって, 最初は思いもよらなかった方法や手段が出てくる可能性がある。これがクレージーキルトの原則である。形や柄が異なる布を縫いつけていくことでできあがるパッチーワークキルトに似ていることから, この名前がついている。コーゼーションがあらかじめ決められた絵（目標や全体像）にピース（手段）を当てはめて完成させるパズルに似ているのに比して, エフェクチュエーションは, 思いもよらぬ出会い（クレージー）によってチームを組んだ人たちの手中の鳥（手段）をつなぎ合わせることでキルト（成果）ができ上がる。パズルはピースが一つ欠けてしまうと大変なことになるが, クレージーキルトはあらかじめ決めた絵にこだわらないので, さまざまな手中の鳥の組み合わせによって, 最初は思いもよらなかった絵（成果）をつくり上げることができる。ここでのポイントは以下の3つである。

Point 1 解決につながる資源（知識や技術）をもつ人はいないか？

自分たちですべてを解決しようとすると限界が生じてしまう。そのようなときに周囲を見渡してみると, 意外と解決につながる資源をもっている人がいる。特に医療や介護では専門分野をもつ人が多くいるので, 積極的に他職種の協力を得るようにする。できれば, 資源の提供だけでなく, チームの一員として一緒に支援してもらうことが望ましい。他分野の視点が入ることで新たな解決策が見いだせることもあるし, 互いの資源の蓄積にもなる。また, 共に患者支援という目的をもつことで連帯感も生まれる。

Point 2 ビジョンや方向性についてアドバイスしてくれる人はいないか？

解決につながる資源だけでなく, 「このような方向性や考え方はどうか」といった全体のビジョンや支援の方向性についてアドバイスをくれる人も重要である。これは, 職場の同僚や上司だけでなく, 問題にアドバイスをくれる専門家, 友人なども含まれる。問題に対してどう考えたらよいか, 支援の方向性はどのようなものがよいのかなどのアドバイスをもらうだけでも, 次の行動がみえてくることがある。

Point 3 普段から適切なAskingを行っているか

クレージーキルトの原則で重要なことは, とにかく普段からいろいろな人とコミュニケーションを取ってつながっておくこと, それぞれの専門領域や関心ごとにアンテナを張っておくことである。こうして見聞きしておいたことが, あとで思わぬアイデアにつながる可能性がある。また, 自分の仕事や関心事についても周囲の人に話しておくことも重要である。解決したいことや実現したいことを周囲に伝え, 何らかのヒントや協力を得ることができないか, 他者に表現しておく。エフェクチュエーションではこれをAsking（問いかけ）という。このAskingにより, こちらが必要としていることを他者に知ってもらうことができるし, 他者がもつ資源について知る機会にもなる。また, こ

ちらのAskingを聞いた他者が別のアイデア，人や物につないでくれることもある。普段からこうしたAskingを心がけ，そこで得られたものを手中の鳥として生かすことを意識しておくと，クレージーキルトをつくりやすくなる。

　クレージーキルトの原則ではPoint 3のAskingが非常に重要となる。支援が必要になったときに他職種に相談するのはよくあることだが，単発になりやすく，そのときだけの連携になりがちである。普段から，職種間での情報交換に努め，どんなケアをしたいのか，改善できたらよいこと，将来実現できたらよいことなどを話す機会をもつように心がける。

④レモネードの原則：問題や偶然をチャンスに変える

　レモネードの原則は「酸っぱいレモンをつかまされたら，レモネードをつくれ」（When life gives you lemons, make lemonade）という米国の格言に由来する。さまざまな問題や偶然（トラブルや突発的なこと）を避けるのではなく，「チャンス」と捉えてテコにするという考え方である。医療や介護現場では，支援の過程でさまざまな問題が生じる。そのようなとき私たちは，つい原因を追求しそれを責めたり悔いたりして，「やはり意思決定支援は難しい」と考えてしまうが，レモネードの原則では，こうした偶発的な問題を避けるのではなく，それを乗り越えていくためのテコとして活用する。酸っぱいレモンはそのままでは食べられないが，砂糖と水を加えれば甘いレモネードになることから，酸っぱいレモン（予期せぬ事態や問題）を嘆いたり諦めたりするのではなく，どうやったらこれを使って甘いレモネード（期待している結果）にできるかを考える。問題が生じたとき，がっかりせずに，レモン（問題）をうまく生かせないか，思考の方向転換を図ってみる。ここでのポイントは以下の3つである。

Point 1 何がレモン（問題やトラブル）なのかを明確にする

　何がレモン（問題やトラブル）となっているのかを明確にするところから始める。感覚的に「うまくいかない」と感じているだけでは解決へと結びつかない。また人によって問題の捉え方が異なることもある。これが異なると優先順位も対応もバラバラになってしまうので，最初に何がレモンとなっているのかを明確にする。

Point 2 レモンを問題ではなくチャンスとみなす（リフレーミングする）

　次に，レモンを「問題」から，「チャンス」と発想を転換してみる。レモンが生じたことで，既知の方法ではうまくいかないことを知る，新しい方法にチャレンジするといった機会が得られたと考え，これをテコにして何かできないかと発想を転換する。これをリフレーミングという。今までの認知や視点の枠組み（フレーム）を変えることで，同じ問題に対する受け止め方が変わるのが，リフレーミングである。レモンを問題と捉えてしまうと，状況に対してのコントロール感を失ってしまい身動きがとれなくなってしまうが，リフレーミングすることで，物事に対する視点が変わり，コントロールできる部分を見いだすことが可能になる。リフレーミングで問題をチャンスと捉え直し，レモネード（よい結果）ができないか考えてみる。

Point③ リフレーミングから次の手段を見いだす

　Point 2 のリフレーミングによって，レモンを「チャンス」と捉え直したら，この「チャンス」を生かすための方法や手段はないか検討してみる。ほかの原則に戻って，今あるものをもう一度振り返ってみる，他者の資源で活用できるものはないかを考えてみる，今まで相談したことのない人に思い切って相談するなど，もっとほかに解決策はないかを検討することで，代替案の数が増えていく。このうちのどれかがうまくいけば，最終的にレモネード（よい結果）となる。

⑤飛行機の中のパイロットの原則：不確実なものより，コントロール可能なものに集中する

　エフェクチュエーションは，できることから始めて，その途中で出会った人や手段によって結果を出すことを目指すが，行き当たりばったりで進んでいくプロセスではない。そこには飛行機の中のパイロットのように高いところから全体を把握し，うまくいくようにバランスをとる視点が重要となってくる。それが「飛行機の中のパイロットの原則」である。ここでのポイントは以下の2つである。

Point① 状況を高次の視点から全体的にみる

　物事を進めるときに，細部を気にすると視野狭窄に陥り解決に至らないことが多い。常に物事の全体を見るように心がける。ここで重要なことは，取り組んでいるものの方向性が正しいかを確認することである。多少うまくいかないことがあっても，進んでいる方向性に問題がなければ，手段や方法を変えることで対応できる。もし，何か問題が生じて行き詰まったら，それが部分的なものなのか，全体にかかわることなのかを検討し，ほかの4つの原則を使って対応策を見いだせないか考えてみる。

Point② 今コントロールできることに集中する

　エフェクチュエーションでは，まだ得られていない結果について焦点を当ててそれを得ようとするのではなく，今コントロールできることに焦点を当てて集中し，それがうまくいくように行動する。5つの原則のサイクルを何度も繰り返すことで，「今できること」を少しずつ増やし，それに焦点を当てて取り組む（図Ⅵ-1-3）。

　まだ得られていない結果を何とかしようとすると無理が生じるし，期待する結果ばかりに気をとられて，その過程で生じた偶発的なことにも気がつかないことが多い。今できることに集中することで心理的な負担を減らし，その過程で起こった偶発的なことも，手中の鳥として拾い上げて活用する。そのため，エフェクチュエーションの5つの原則は一度使ったら終わりではなく，プロセスのなかで何度も繰り返し使うことになる。この繰り返しが最終的によい結果へと結びついていくので，行き詰まったら，再び原則を使ってできることはないか検討してみる。

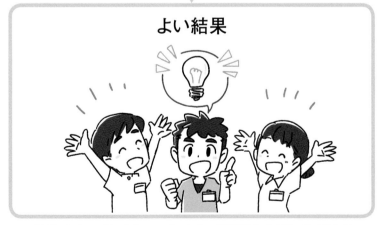

**5つの原則のサイクルを何度も回すことで
コントロールできるところに集中する**

**飛行機の中の
パイロットの原則**

4つの原則を使って
コントロールできる
範囲に集中する

**手中の鳥の
原則**

手に入れていない
ものではなく，
今，もっている手段で
コントロールする

**レモネードの
原則**

うまくいかない目標や
計画に固執せず，
生じているもの（偶然）を
活用して
コントロールする

現　状

**許容可能な
損失の原則**

不確実な未来の損失より，
今とることができる
リスクで
コントロールする

**クレージーキルト
の原則**

自発的に参加してくれる
パートナーの数だけ
コントロールできる数を
増やす

よい結果

図 Ⅵ-1-3　エフェクチュエーション5つの原則がコントロールするもの

コーゼーションとエフェクチュエーションを組み合わせる

　コーゼーションとエフェクチュエーションの考え方に優劣はなく，状況に応じて双方を組み合わせて使うことが重要である。

　医療や介護の場合，コーゼーションだけで対応できる状況であれば，それに越したことはない。なぜなら，未来予測がエビデンスによって確実であれば，それが一番安全だからである。しかし，実際にはどんなにエビデンスを用いても予測できないことが起こる。コーゼーションで行き詰まったとき，何の解決策も思い浮かばないときなどにエフェクチュエーションを使って，とりあえずできることから始めて，自分たちがコントロール可能な範囲に集中し，状況が安定してきたらコーゼーションに切り替えていくというように，両者を組み合わせて使っていくことが望ましい。

　実際，看護や介護などのケア領域では，すでにコーゼーションとエフェクチュエーションを組み合わせて使っていることも多い。嚥下障害で食事が摂れない患者のために，看護職と管理栄養士がさまざまな決まりのなかで何とか患者の好みに合わせた食形態を工夫するのも，エフェクチュエーションである。資源が限られているうえ，患者によって生活状況が異なる在宅ケアにおいて，患者の自宅にあるものを使ってケアを工夫するのも，エフェクチュエーションである。

　日常でエフェクチュエーションを活用するには，とにかくできることからやってみること，許容可能であれば損失を恐れないこと，そしてコーゼーションで使えないと思われたものを切り捨てないことである。決まった手順に乗せられないものにも着目し，別のものに結びつけて使えないかを考えると，新たな手中の鳥が生まれる可能性がある。

エフェクチュエーション思考をACPに活用する

　エフェクチュエーションは，ACPにおける意思決定支援を難しいものにせず，できるところからやってみるという思考過程である。とかくコーゼーション思考に陥ってしまう医療者のマインドセットを変えてくれるところがあるので，エフェクチュエーションを活用して，ACPのハードルを下げ，できることから始めてみよう。

　ここではエフェクチュエーションシートを用いて，ACP支援に役立つものはないかを探索する。これは患者や家族が課題に取り組む際にも使うことができる。またACPだけでなく，現場で生じるさまざまな倫理的問題の解決にも使うことができるので，ぜひ活用してほしい。

①手中の鳥を見直す

　ここでは「**手中の鳥の原則シート**」（p268）を使って，個人や職員，職場自体がすでにもっているものをあらためて振り返り，ACP支援に使えそうな手段を探してみよう（シートの使い方はp241参照）。このときの手段やリソースは支援者のものだけでなく，

患者自身や家族がもっているものにも着目するとよい。

Point 1 私は何者か：自分のアイデンティティ，強みや能力，資格，ケア提供者としての理想や価値観など

- 自分たちが患者に対してどのような存在でありたいか，提供したい理想的なケアはどのようなものかを考えてみよう。これは支援の方向性を考えるときの基盤となる
- かかわる職種によって発揮できる強みがある。各自がもっている資格や役立つ能力を振り返り，自分が提供できる強みは何かを考えてみよう
- 大事にしたい価値観や実現したいことなども方向性やアイデアを考えるのに役立つ

Point 2 何を知っているか：自分がもっている知識・技術・経験など

- 自分はどんなことを知っているか，どんなことができるか，どんな経験をしてきたかを振り返ってみよう
- 自分の知識，技術，経験を使って新たにできることはないか考えてみよう
- 業務で使うものだけでなく，個人的な部分や，普段使っているものにも着目してみよう

Point 3 誰を知っているか：同僚や友人，知人，知り合いにつないでくれるネットワークなど

- 現在の知り合いだけでなく，過去も含めたいろいろな知り合いを思い出してみよう
- 自分の知り合いだけでなく，知り合いの知り合いや，人脈をもっている人も新しい出会いにつなげてくれる可能性がある
- 自分が所属しているオンラインサロンやコミュニティで協力してくれそうな人はいないかを考えてみよう

Point 4 ほかに活用できるものはないか：活用していないものや余っているものなど

- すぐに役立つものや使っているものだけでなく，現在活用していないものや余っているもの，過去に習得した知識や技術にも着目してみる
- 職場や家庭などで個人的に自由に使えるものはないか，それを活用できないか考えてみる

上記を踏まえて，手持ちの手段でできそうなこと（実行したいアイデア）を挙げてみよう。実現が難しいものでも，状況が変わることで可能になる場合があるので，挙げておくとよい。

②許容可能な損失を決める

実行したいアイデアがみつかったら，できるものから試してみよう。そのとき「**許容可能な損失の原則シート**」（p269）を使って，うまくいかなくてもよい範囲を決めておく（シートの使い方はp242参照）。エフェクチュエーションでは，成果に焦点を当てる

のではなく，失敗してもよい範囲に焦点を当てて考える。「ここまではうまくいかなくてもよい」と考えることで，解決へのプレッシャーや失敗を恐れる気持ちが緩和されるので，問題に取り組みやすくなる。

　医療における損失とは，患者・家族と医療者が費やす労力，時間，治療やケアなどの資源，お金，身体的・精神的負担などが含まれる。治療やケアにおけるリスクも損失に該当する。患者に大きな影響を及ぼすチャレンジ（新しい治療を取り入れる，療養環境を変えるなど）は，患者・家族，医療職が一緒になって，どこまでならリスクをとることができるのか，特に患者や家族がどこまでリスクを許容できるのかを検討することが重要となる。必ず患者・家族と共に，どこまでなら「うまくいかなくてもよい範囲」なのかを十分に検討し，患者・家族にとって納得のいく選択ができるように支援する。

　許容可能な損失を考えるときのポイントは，損失の大きさである。以下のPoint 1 と 2 で損失の大きさを比較検討してみよう。また，Point 3 でそれらの損失を小さくする方法はないか検討し，これらを合わせて許容可能な損失の範囲を導き出してみよう。

Point 1　うまくいかなかったことで失うものは何か

- アイデアがうまくいかなかったときに出る損失は何か
- それはどれくらいの損失か
- 損失によってどんな影響が出るか
- この損失は許容可能か
- 挑戦しないことで失うものと比較すると，どちらが許容可能な損失だろうか

Point 2　挑戦しないことで失うものは何か

- アイデアにチャレンジしなかったときに出る損失は何か
- それはどれくらいの損失か
- この損失は許容可能か
- うまくいかなかった場合に失うものと比較すると，どちらが許容可能な損失だろうか

Point 3　損失を小さくする方法はないか

　損失を小さくすることで，許容可能な損失の範囲が広がり，チャレンジできることが増えていく。特に，ほかに方法がみつからない場合は，許容できない損失をもう一度見直し，許容可能なものにできないかを検討してみる。また，これを常に考えておくことによって，リスクのあるものにチャレンジするときの安心材料を得ることもできる。

- 損失をできる限り小さくする方法はないか
- もし小さくできたら，その損失は許容可能なものになるか
- うまくいかなかったことで失うものと，挑戦しなかったことで失うものの，どちらの損失を小さくすることが可能か

Point 4　許容可能な損失の範囲はどれくらいか

　Point 1 と 2 で損失の大きさを比較検討し，さらにPoint 3 でそれらの損失を小さくする方法はないかを考えて，これらを合わせて許容可能な損失の範囲はどれくらいかを

導き出してみよう。

- うまくいかなかったことによる損失とチャレンジしなかったことによる損失では，どちらが得るものが大きいか
- 最終的な許容可能な損失の範囲はどれくらいか

③クレージーキルトをつくる

次に，「**クレージーキルトの原則シート**」（p270）を使って，一緒にACP支援に取り組んでくれる人，有益な知識や技術をもっている人などとパートナーを組もう（シートの使い方はp243参照）。パートナーが増えると，手持ちの手段が増えるし，新たなビジョンによって思わぬ方向性が得られることもある。以下の点をヒントに検討してみよう。

Point 1 実行したいことに協力してくれそうな人はいないか検討する

解決につながる資源をもつ人だけでなく，他者につないでくれる人や普段Askingしている相手などもクレージーキルトの人材となる。職場内だけでなく，職場外や個人的なつながりでACPのアドバイスや協力が得られる人はいないかを検討してみよう。

- 実行したいことに協力してくれそうな人はいないか
- 解決につながるような知識や技術をもっている人はいないか
- 過去の知り合いで協力してくれそうな人はいないか
- 人脈をもっていて，誰かよい人を紹介してくれそうな人はいないか
- 自分が所属しているオンラインサロンやコミュニティで協力してくれそうな人はいないか

Point 2 パートナーシップを依頼する

人材の検討がついたら，協力を得るために行動しよう。誰に，何を，どのような形で依頼するのかを検討し，相手が協力しやすいように配慮する。このとき圧力や報酬による強制的な協力ではなく，できる限り相手が自発的に協力したいと思うことが望ましい。依頼されるほうにとっても，協力することが許容可能な損失（時間や労力，物，お金など）の範囲内であることが重要だからである。

- 誰に，何を，どのような形で依頼するのか
- 自発的に協力してくれるような依頼となっているか
- 依頼が，相手にとっての許容可能な損失の範囲を超えていないか

④レモン（問題）をレモネード（よい結果）に変える

ACPの過程で何らかのレモン（問題やトラブル）が生じたら，それは本当に問題なのか，視点を変えたり工夫をこらしたりすることで，それを生かすことができないかを検討してみよう。

ここでは「**レモネードの原則シート**」（p271）を使って，以下の点を考えてみる（シートの使い方はp244参照）。

Point 1 レモン（問題やトラブル）は何か

まず，何がレモン（問題やトラブル）となっているのかを明確にする。また，そのときにレモン（問題）だと思っているものは本当にレモンなのか，よく検討してみる。よく考えてみると，許容可能な損失の範囲であったり，問題ではなかったりする場合もある。

- 問題は何か
- 問題の原因は何か
- どの部分で起こっているか
- それは本当に問題か，許容可能な損失の範囲に該当しないか

Point 2 レモン（問題やトラブル）をチャンスに変えられないか

次に，レモンを「問題」から「チャンス」にできないか考えてみる。リフレーミングを使い，レモンの別の側面に着目してみる。そのときはレモンが問題に思えても，それが生じたことで思い切り方向転換ができたり，躊躇していたアイデアを試す気持ちになれたりすることがある。

- 問題から得られるものはないか
- 問題のおかげで気がついたことはないか
- 問題に対する見方を変えられないか
- 問題を別のチャンスに結びつけられないか

Point 3 チャンスを生かす方法はないか

Point 2 のリフレーミングによって，レモンをチャンスと捉え直したら，このチャンスを生かすための方法はないか考えてみる。レモンを違った方法で活用するか，別の手段を用いるなど思いついたことから試してみる。そうすることにより状況が改善したり，新たなアイデアや成果がもたらされたりすることがある。

その際，手中の鳥の原則に戻って，今あるものをもう一度振り返ってみる，他者の資源で活用できるものはないかを考えてみる，クレージーキルトの原則を使って今まで相談したことのない人に思い切って相談するなど，ほかの原則に戻って解決策を検討する。

- 問題をテコにしてほかの新たな方法や手段を生み出せないか
- 偶発的なことを支援に活用できないか
- 新たな方法や手段について誰か相談できる人はいないか
- 手中の鳥の原則や許容可能な損失の原則を使って，今あるものをもう一度振り返り，チャレンジできそうなことはないか

誰でもレモン（問題やトラブル）が生じるとがっかりしてしまうが，そのようなときにうまくレモネードの原則が使えると，代替案が増えていくし，今後問題が生じても，状況をコントロールできるという気持ちも強まる。ACP支援でうまくいかないことがあっても，がっかりせずにレモネードの原則を使ってレモン（問題）に再チャレンジしてみよう。

⑤飛行機の中のパイロットのように全体をみながら今できることに集中する

エフェクチュエーションでACP支援を開始したら，時々，支援の過程を高次の視点から眺め，全体としてうまくいっているか，方向性は間違っていないかを，「**飛行機の中のパイロットの原則シート**」（p272）を使って確認しよう（シートの使い方はp245参照）。

Point 1 今できる（取り組んでいる）ことは何か

今できることや取り組んでいることを明確にして，それがうまくいくようにコントロールする。そして，その方向性は正しいか，全体としてうまくいっているかを検討する。ACP支援ではさまざまな問題が生じるが，問題の一つひとつにとらわれていると方向性を見失う。問題が許容可能な損失の範囲かどうかを確認し，全体的にうまくいっているかどうかを検討しよう。ここでのポイントは，遠くの目標（まだ得ていない成果）にとらわれすぎず，今コントロールできることに集中して，少しずつ成果を積み上げていくことである。

- 今取り組んでいることは何か
- 今できること（コントロールできること）は何か
- 方向性は正しいか
- 自分たちが実現したい支援のあり方と方向性は合っているか

Point 2 うまくいかないようなら，ほかの原則に戻って再検討する

もし全体的にみて，うまくいっていないようであれば，どの原則に戻って検討すればよいのか考えてみよう。まず，うまくいっていないことを明確にし，次に，どの原則に戻ったらよいかを考える。問題が生じているならレモネードの原則へ，資源が足りないなら手中の鳥の原則へ，新しいリスクに挑戦するなら許容可能な損失の原則に戻ってみる。そして該当の原則に戻って何を行うかを検討する。

- うまくいっていないことは何か
- どの原則に戻るか
- 原則に戻ったら何を行うか
- 偶発的なことをACP支援に活用できないか

以上のように，エフェクチュエーションの5つの原則を使って，ACP支援のサイクルを回してみよう。エフェクチュエーションは，問題に対する見方を変え，粘り強く行動するためのマインドセットでもある。現場におけるACP支援は決して容易なものではないが，エフェクチュエーションを活用することで，とりあえずできることから始めて，行動しながら少しずつ実行可能なことを増やしていくようにしよう。そうした取り組みが，現場の「手中の鳥」となって積み上がり，ケアを変えていく可能性がある。また，ほかのさまざま場面でも活用できるので，ぜひトライしてほしい。

──────────────【 文 献 】──────────────

1）Sarasvathy SD：Effectuation；Elements of entrepreneurial expertise. New horizons in entrepreneurship research, Edward Elgar Publishing, Cheltenham, 2008.（加護野忠男・監訳, 高瀬進, 吉田満梨・訳：エフェクチュエーション；市場創造の実効理論. 碩学舎, 東京, 2015.）

（角田ますみ）

手中の鳥の原則
もっているもの（手段）を見直そう

▶ 知識や技術，人脈だけでなく，価値観や実現させたいこともアイデアの方向性を決める大事な手段になります

自分は何者か

- 自分は対象にとってどのような存在か
- 強みや能力
- 大事にしている価値観
- やりたいことや実現させたいこと

- 自分たちが対象に対してどんな存在でありたいか，提供したい理想的なケアはどんなものかを考えてみましょう。ケアの方向性がみえてきます
- 職種によって発揮できる強みがあります。各自がもっている資格や役立つ能力を振り返り，自分が提供できる強みは何かを考えてみましょう
- 大事にしたい価値観や実現したいことなども方向性を決めるのに役立つので考えてみましょう

何を知っているか

- もっている知識
- 提供できる技術
- 今までの経験

- ここは手中の鳥の原則を一番発揮できるところなので，業務で使うものだけでなく，個人的にもっているもの，普段使っているものにも着目してみましょう

誰を知っているか

- 過去・現在を含めた同僚，友人，知人
- 知り合いの知り合い
- 人脈のある知り合い
- アプローチできそうな集まりやネットワーク

- 現在の知り合いだけでなく，過去も含めたいろいろな知り合いを思い出してみましょう
- 自分の知り合いだけでなく，知り合いの知り合いや，人脈をもっている人も新しい出会いにつなげてくれるので活用しましょう
- 自分が所属しているオンラインサロンやコミュニティで協力してくれそうな人はいないかを考えてみましょう

ほかに活用できるものはないか

- 活用していないもの
- 余っているもの
- 過去に獲得したスキルや知識
- 個人的に自由に使える資源や時間

- すぐに役立つものだけでなく，現在活用していないものや余っているもの，知識や技術にも着目してみましょう
- 過去に獲得したのに活用していないスキルや知識，資格なども振り返ってみましょう
- 職場や家庭などで個人的に自由に使えるものはありませんか。それを活用できないか考えてみましょう

手持ちの手段でできそうなこと（実行したいアイデア）

- 手持ちの手段でできそうなことを羅列してみましょう
- 実現が難しいものも，状況が変わることで可能になる場合があるので，一応挙げておきましょう。あとで役立つかもしれません

エフェクチュエーションシート1・手中の鳥の原則シート

許容可能な損失の原則

最初にうまくいかなくてもよい範囲を決めよう

 ▶うまくいかなかったことで失うものと挑戦しないことで失うものを比較してみましょう

▶損失を小さくする方法はないか考えてみましょう

**実行したい
アイデア**

うまくいかなかったことで失うもの

● アイデアがうまくいかなかったときに出る損失は何でしょうか？ それはどれくらいの損失ですか？ 損失の具体的な内容を書いてみましょう

挑戦しなかったことで失うもの

● アイデアに挑戦しなかったときに出る損失は何でしょうか？ それはどれくらいの損失ですか？ 損失の具体的な内容を書いてみましょう

許容可能な損失の範囲

以下の点を検討して，許容可能な損失の範囲を決めてみましょう

● 「うまくいかなかったことで失うもの」と「挑戦しなかったことで失うもの」を比較してみましょう。どちらのほうが得るものが大きいですか？

● 損失を小さくすることが可能ならそれも考慮に入れて検討してみましょう

損失を小さくする方法はないか

● 損失をできる限り小さくする方法はないでしょうか？

● もし小さくできたら，その損失は許容可能なものになるでしょうか？

● うまくいかなかったことで失うものと挑戦しないことで失うもののどちらの損失を小さくすることができますか？

エフェクチュエーションシート2・許容可能な損失の原則シート

クレージーキルトの原則

積極的にパートナーシップを組んで，よい結果を紡ぎ出す

 ▶実行したいアイデアに協力してくれ そうな人はいないか，あるいはほか の誰かにつないでくれる人はいない か考えてみましょう

実行したい アイデア	

クレージーキルトとなる相手

- ●解決につながる資源（知識や技術）をもつ人
- ●アドバイスをくれそうな人
- ●資源をもつ人につないでくれる人
- ●日常で Asking を行っている相手（ビジョンや実現したいことについて語り合っている人）
- ●影響力のある人　　など

- ●手中の鳥の原則の「誰を知っているか」と併せて考えてみましょう
- ●実行したいことに協力してくれそうな人や、一緒に組んでアイデアを実行したい人はいませんか？
- ●解決につながるような知識や技術をもっている人はいませんか？
- ●資源だけでなくビジョンや方向性をアドバイスしてくれる人、影響力をもっていて人を集めてくれそうな人、資源をもつほかの人につないでくれる人も重要です
- ●普段から自分の理想やビジョンを語り合っている相手はあなたの理解者になってくれますので，積極的にクレージーキルトを組んでみましょう
- ●アイデアを実行している過程で知り合ったり、つながったりした人にも着目しましょう
- ●アイデアの実行にかかわってくれた仲間たちで実現できそうなことも考えておくとよいでしょう。これが新たな手段や方法につながっていきます

クレージーキルトを組むために行うこと

- ●誰に依頼するのか
- ●何を依頼するのか
- ●どうやって依頼するのか
- ●その他配慮が必要なこと

- ●クレージーキルトを組むために，誰に，どんなことを依頼したらよいのか,どんな方法で依頼するのか(連絡を取る手段や依頼方法，誰かに紹介してもらうなど)を書き出してみましょう
- ●依頼が，相手にとっての許容可能な損失の範囲かどうかに留意しましょう

エフェクチュエーションシート3・クレージーキルトの原則シート

レモネードの原則

問題や偶然をチャンスに変える

ヒント

▶本当に問題なのか，許容可能な損失（うまくいかなくてもよい範囲）なのかを考えてみましょう
▶視点を変えることでレモンを別のチャンスとみなすことはできないか考えてみましょう

実行したい アイデア	

レモン（問題やトラブル）は何か

●最初に，問題やトラブルになっているものを明確にしましょう
●問題は何ですか? どの部分で起こっていますか?

それは本当にレモン（問題やトラブル）か

●それは本当に問題ですか?
●許容可能な損失の範囲に該当しませんか?

レモン（問題やトラブル）をチャンスに変えられないか

●問題に対する見方を変えてみましょう
●問題のおかげで気がついたことはありませんか?
●問題から得られるものはありませんか?
●問題を別のチャンスに結びつけられないでしょうか?

そのチャンスを使う方法はないか

●問題をテコにしてほかの新たな方法や手段を生み出せないでしょうか?
●新たな方法や手段について誰か相談できる人はいませんか?
●手中の鳥の原則や許容可能な損失の原則を使って，今あるものをもう一度振り返り，チャレンジできそうなことを検討してみましょう

エフェクチュエーションシート4・レモネードの原則シート

飛行機の中のパイロットの原則

不確実なものより，コントロール可能なものに集中する

ヒント

▶ 重要なことは方向性が正しいかです。全体的にうまくいっているようであればOKとして，今できることを進めていきましょう

▶ もしうまくいっていなければ，どの原則に戻って検討すればよいか考えてみましょう。例えば，問題が起こっているならレモネードの原則，資源が足りないなら手中の鳥の原則，新しいリスクにチャレンジするなら許容可能な損失の原則です

| 実行したい
アイデア	

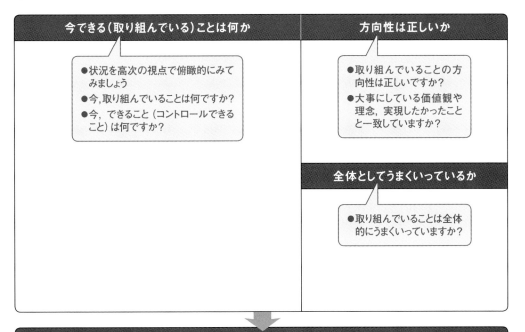

今できる（取り組んでいる）ことは何か

- ●状況を高次の視点で俯瞰的にみてみましょう
- ●今，取り組んでいることは何ですか？
- ●今，できること（コントロールできること）は何ですか？

方向性は正しいか

- ●取り組んでいることの方向性は正しいですか？
- ●大事にしている価値観や理念，実現したかったことと一致していますか？

全体としてうまくいっているか

- ●取り組んでいることは全体的にうまくいっていますか？

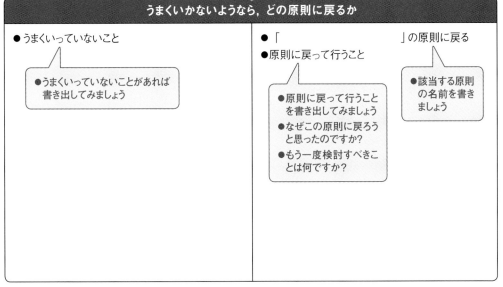

うまくいかないようなら，どの原則に戻るか

- ●うまくいっていないこと
  - ●うまくいっていないことがあれば書き出してみましょう

- ●「　　　　　　　　　　」の原則に戻る
- ●原則に戻って行うこと
  - ●原則に戻って行うことを書き出してみましょう
  - ●なぜこの原則に戻ろうと思ったのですか？
  - ●もう一度検討すべきことは何ですか？
  - ●該当する原則の名前を書きましょう

エフェクチュエーションシート5・飛行機の中のパイロットの原則シート

さまざまな立場から考えるエフェクチュエーション的ACP支援

1 看護師の立場から

ACP支援における看護師の役割

　看護師は，あらゆる年代の個人や家族，集団，地域社会を対象として，健康の保持増進，疾病の予防，健康の回復，苦痛の緩和を行い，生涯を通して最期までその人らしく人生を全うできるようその人のもつ力に働きかけながら支援する役割がある[1]。一方，ACPは，医療やケアが必要になったとき，どんな治療やケアを，誰から，どこで，どのような形で受けるかについて，本人および家族，医療者らが共に話し合い，考えていくためのプロセスである[2]。あらためて看護師の役割とACPを照らし合わせると，日々実践している看護そのものがACPと捉えることができるのではないだろうか。そして，看護師は普段から患者の声に耳を傾け，対話し，患者の些細な変化をキャッチし，得られた情報を可視化して家族やあらゆる職種の医療者と共有しながら看護を実践している。これは看護過程の展開であり，ACPの実践に似通っている。患者の最も近くに存在し，どの職種よりも長く接している看護師のACP支援に対する影響と役割は大きいと考える。

COVID-19がもたらす不確実な医療現場

　患者は疾患や障害によって，急性期や慢性期，外来，地域，在宅などの経過をたどる。置かれている状況によって患者が受ける医療や看護は異なる。どの場面であったとしても，看護師は各々の状況に応じて，患者の状態を患者や家族と共有し，願いや思いを叶える看護を継続してきた。しかし，新型コロナウイルス感染症（COVID-19）の大流行によって患者も医療者も大きな打撃を受け，さまざまな制限を課せられた。例えば，病院で望む医療が受けられない，面会ができない，といったことである。筆者は，COVID-19患者とその家族の看護に携わる機会があった。COVID-19による不確実な医療現場で，筆者が経験した患者・家族ケアの事例をとおしてACPとエフェクチュエーションを考えてみた。

ACPをエフェクチュエーション的に実践するには

　COVID-19は，感染した後，数日で急激な悪化をきたし，家族は短時間で命にかかわる重大な判断を迫られることがある。家族は，昨日まで元気で話をしていた姿から想像ができず，そのギャップに苦しみ，現実を受け入れることが困難となる。医師から治療の選択を迫られるなか，患者と面会することができず，患者の推定意思もわからず，家族は戸惑った。

　そのようななか，看護師はweb面会という方法を使って患者と家族をつなぐ環境をつくった。重症化に伴う生命の危機に直面しているとき，治療や看護が継続し続けていることを画面をとおして家族に保証した。家族との対話を通じて，果物が好きだったこと，走ることが好きだったこと，よく音楽を聴いていたこと，孫が大好きだったことを引き出し，果物を絞り，スワブに含ませて患者の口を湿らせたり，隔離された個室の中

で好きな音楽を流し，理学療法士と共に拘縮予防のリハビリテーションを実施し，孫の写真をベッドサイドに飾った。web面会でこの様子を家族に見せた後，家族は画面越しでしか会えないつらさを乗り越えて，「一度決めたことはやり抜くタイプで治療をがんばりたいと思っているのではないか」という言葉と感謝を看護師に伝え，患者を支え続けた。

看護師のマインドをセットしよう

　COVID-19によって医療現場の不確実性が増し，web面会という手段を使わなければ看護が困難になってきた。これはACPにも共通している。患者は将来を予測すること自体が難しく，病気の進行によって意思や価値観が変わるからである。冒頭で，ACPの実践は看護過程とよく似ていると述べた。これは問題解決の思考過程で，患者の問題点から目的を定め，その目的を達成するために最善の方法を計画し，確実に実践し，評価・修正するといったコーゼーション思考に沿っている。この思考過程は大事であるが，医療者は，職業的使命感が強い傾向にあり，計画を貫き通すことを求め，最善を目指すがゆえに失敗が許容できない場合もある。そのため，私たちはマインドセットが必要かもしれない。

　看護の現場をエフェクチュエーション的に考えてみると，まず疾患そのものがレモンであり，疾患とともに生きていく経過のなかで，つらい，悲しい，痛い，苦しいといったレモンに遭遇する。そしてCOVID-19がもたらした不確実な医療現場もレモンといえるだろう。しかし，このレモンをレモネードに変えること，すなわちCOVID-19に感染した患者が家族と会えない状況のなか（レモン），患者と家族の思いを叶える（レモネードにする）ために，看護師の適応力と柔軟性（手中の鳥の原則）を使って，web面会をやってみようと一歩踏み出した。その結果，患者と家族をつなぐ環境（レモネード）がつくれ，家族の患者への思いが引き出せた。これはエフェクチュエーションを取り入れたACP支援であると考える。

　看護師には多くの看護力（手中の鳥）がある。前述した適応力や柔軟性，察する力や対話する力，思いを引き出す力である。そして患者の一番近くに存在し，状態の変化を見逃さず，患者が感じている喜び，つらさを誰よりも知っている。さまざまな職種と連携し，しなやかに調整する力がある。COVID-19のように予測不可能なときだからこそ，何が功を奏するかわからない。だからこそ目の前の問題に対して，手中の鳥を生かして今できることを実践し，結果はあとからついてくるエフェクチュエーション的思考にマインドセットができれば，患者を支え，ケアをする看護師の支えにもなるだろう。

────────────【 文 献 】────────────

1）日本看護協会：看護職の倫理綱領. 2021.
　https://www.nurse.or.jp/home/publication/pdf/rinri/code_of_ethics.pdf（2022年6月3日アクセス）.
2）角田ますみ・編著：アドバンス・ケア・プランニング（ACP）の基礎知識. 患者・家族と一緒につくるアドバンス・ケア・プランニングノート；話して書いて患者の「希望」を見える化しよう，メヂカルフレンド社，東京，2021，pp2-13.

（新改法子）

② 医師の立場から

予測不可能な未来こそエフェクチュエーション

　筆者は，医師として人生の最終段階にかかわるなかで，ACPは，命の終わり方を決めるプロセスではなく，人生の生き方を考えるプロセスだと実感してきた。

　ACPは特定の状況に対しての結果を事前に決めておくAD（advance directive；事前指示）ではない。予測可能な出来事に対しては，ADを準備しておくことができる。どんな治療をしたいのか選べばよい。決められたメニューから好みに従って選ぶだけである。しかし，ACPは予測不可能な結果に対して，あらかじめ考えるプロセスである。予測不可能な結果に対してはエフェクチュエーションの考え方が役に立つ。サラスバシー[1]は，結果が予測不可能な場合，あるいは自分たちの選好が曖昧な場合には，「アイデンティティ（何を求めるかではなく，自分が誰であるのか）」と「プロセス（何を決めるかではなく，どうやって決めるか）」についての強い自覚をもつことが役立つと述べている。

アイデンティティとプロセスが役に立った事例

　以前，末期がんで病名は告知されていたが，詳しい予後の見込みは聞きたくないというAさん（50代・男性）を担当した。予後の予測スコアからは，残された時間は少ないと考えられた。担当医としては，残された時間で何をするのか，Aさんや家族と話し合いたかった。しかしAさんは，最期まで希望をもち続けるため，予後の見込みは聞きたくないと考えていた。家族には残された時間の見込みを伝え，Aさんの希望を共有したところ，家族としてもAさんの考えを尊重したいとのことだった。そこで筆者は，Aさんと対話を重ねて，価値観を明確にしていくことに努めた。つまり，Aさんのアイデンティティを探ったのである。アイデンティティという言葉は日本ではあまり馴染みがない。そのため，何か難しいことを聞き出さなければならないと感じてしまうかもしれない。しかし，難しいことはない。サラスバシーが述べているアイデンティティとは，生き方や決定の仕方に関する選好[1]のことである。つまり，どんな生き方をしたいのかという価値観や，自分の意思を貫きたいか，特定の誰かに配慮したいかなど，何かを決めるときのよりどころや決め方を選ぶときの好みである。Aさんが語ってくれたことは，家族との時間を優先したいこと，そして，希望をもち続けるという自分の意思を貫きたいという願いだった。Aさんは，スコアから予想された期間を大きく超えて生きた。Aさんには行きたい場所があったのだが，症状のコントロールが難しく行かせてあげることはできなかった。それでもAさんは，家族と過ごす時間を大切にしながら，最期の日まで元気になるつもりで生き続けた。Aさんにとって，大切にしたいことを最期まで大切にすることができた。そして，もしかしたら最期の日なんてまだ来ないのではないかと錯覚してしまうほど調子よく過ごしていたある日，急速に悪化して旅立った。

　終末期医療で，ある程度は残された時間が予想されているときでさえ，予想外の出来事が起こる。まして，まだ人生の最終段階ではない人が，どんな症状で，どんな状況で

最期のときを迎えるのか，予測は不可能である。そして，ほとんどの人が経験などしたことがない終末期に，どんな症状で，どんな状況になるのか想像することも難しいため，そのときになってみてどんなことを望むのかも曖昧になる。ゆえに，アイデンティティとプロセスが重要なのである。ACPではプロセスが重要であると強調される理由は，エフェクチュエーションの観点からも説明することができる。

「手中の鳥の原則」を医療に応用するためのヒント

エフェクチュエーションは，「手中の鳥」からスタートする。アイデンティティ，知識，社会的ネットワークという3つの手段をリソースとして明確にすることから始まるのである。手中の鳥における「知識」は，医療においては「何ができるのか」に置き換えるとわかりやすい。何ができるのかというのは，つまるところ生活のことである。例えば，どれくらい身の回りのことができるか（排泄や入浴など），どれくらい歩けるのか（屋内だけか外出できるか），どんな仕事をしているか，家庭内でどんな役割を担っているかといったことである。生活に困難さがある場合の退院支援では，「何ができるのか」と退院先の環境などの「社会的ネットワーク」を把握することは当然のように実施されているはずである。しかし，「何ができるのか」と「社会的ネットワーク」だけでは手中の鳥は明らかになっていない。そこに「アイデンティティ」が抜け落ちてしまえば，うわべだけの支援となり，血の通わない鳥になってしまう。

死に方ではなく，生き方を聞く

筆者は，定期受診の外来で「何歳くらいまで生きたいと思っていますか？」と質問することがある。「いつ逝ったって構わないよ」「まだまだ100歳までは生きるさ」など人それぞれの反応があって興味深い。そして，時に笑顔になることもある。考えるきっかけになったと感謝されることもある。信頼関係さえ築いていれば，アイデンティティに踏み込むような質問は，相手の価値観を浮かび上がらせることになる。もし，「どんな死に方をしたいですか？」と聞かれれば，気分を害する人もいるだろう。しかし，ACPは死に方を問うているのではない。大切なのは，どんな生き方をしていきたいかの延長線上にある，ACPなのである。

───────────────────────【 文 献 】───────────────────────

1）サラス・サラスバシー：エフェクチュエーション；市場創造の実効理論. Kindle版, 碩学舎, 東京, 2015, pp158-162.

（福田幸寛）

③ 管理栄養士の立場から

筆者のADとACP

甘いものが大好きな筆者は，最期の時を迎える直前には，大好きなマカロンを食べたいと真剣に考えている。最期の食事を栄養剤にするのは，避けたい。これは筆者のAD（advance directive；事前指示）である。ちなみに，若いころはラーメンだった。嗜好は年齢とともに変化するので，定期的にアップデートしておく必要がある。筆者は自分のADを書き残してはいないが，常日頃から家族に伝えているので，問題ない。

新型コロナウイルス感染症（COVID-19）の蔓延により，入院患者の環境は大きく変化した。病院での面会制限が厳しくなり，家族からの差し入れも難しい状況である。病院に勤務する管理栄養士の筆者が，病院食を差し置いてもち込み食のことを話すのもおかしいのだが，今，筆者が病院で最期の時を迎えることになったら，筆者のADは活用されないままで終わってしまうのではないだろうか。

モヤモヤというレモン

筆者はケアミックス病院に勤務するなかで，表現し難い，モヤモヤした感情を抱えて仕事をしている。エフェクチュエーション理論を学んでからは，それらのすべてが筆者にとってのレモンであると認識するようになった。筆者が抱えるレモンをここで共有したい。

筆者のレモンの原因は，医療者と患者間における情報の非対称性や，医療者間のコミュニケーションを取る時間の不足ではないかと考えている。筆者は最近まで消化器外科病棟を担当していた。近年は，80代，90代でも切除術を施行する例が増えていて，超高齢社会を実感するとともに，手術に耐えうる体力を維持することの重要性を痛感する。一方で，"手術に耐えうる"と判断する基準が，医療職種によって異なることも感じる。このすれ違いを解決する術を，筆者はまだ見いだすことができない。レモンの一つである。

認知症を患うがん患者が術後，病院食を食べず入院が長期化する事例に何度か遭遇した。病院食には，入院時食事療養費という給付を受けて提供するために遵守しなければならない栄養基準がある。さらに，決して潤沢といえない食材料費という大きな2つの制約のなかで食事を提供しなければならない。これが，患者好みの食事にならない最大の理由である。食べてもらえないのは，その患者を形づくってきた馴染みの食事ではないからだろう。最近は個別対応の重要性が訴えられてはいるが，病院規模が大きくなるほど，実施が難しい。個別対応件数の増加が通常業務を圧迫し，食事の誤配膳といったリスクが高まるからである。傷の回復には栄養が大切だが，食べてもらえないと意味がない。制約に阻まれ，無力さを感じることも多い。

食道がん術後，低栄養で再入院となった患者と話をしたとき，飲酒のみで過ごしていたと打ち明けられたことがある。この患者はおそらく，栄養を適切にとるために，飲酒ではなく食事をすることの大切さを十分に理解している。それでも，飲酒を優先してし

まう何らかの原因がある。それが何なのかを一緒に考え，この患者にとって最善の支援
方法を検討することが必要だったと振り返る。

　過度の飲酒や喫煙に対する医療者が抱えるイメージはよいものではない。経過観察中
を含め，治療中であればなおさらである。しかし，その人にとって"飲酒する"という
行為には，単にアルコールによる気分の向上以外に，強い思いがあるのではないかと考
える。

　別のがん治療中の患者に，"お酒を飲める"ことが元気のバロメータだといわれたこと
がある。患者にとって飲酒が安心材料になることを理解し，それを治療にかかわる医療
チームで共有することが大切なのだと考える。診療報酬やDPC（diagnosis procedure
combination；診断群分類）という規制のなかで仕事をする急性期病院で，これらにじっ
くり取り組むには時間が足りなさすぎる。これも筆者が認識するレモンである。

レモンからACPへ

　医療者は，最新の医学的知識と経験をもとに患者の命を助けることを目的として，一
生懸命に治療に臨む。管理栄養士は，栄養食事指導という業務のなかで，じっくり患者
の思いを聞く時間を与えられており，筆者は医療者の考えと患者の思いの狭間で悩むこ
とが多かった。限られた時間のなかで，適切かつ正確に思いを伝えることは非常に難し
い。一般的に日本人は，「空気を読む」「状況を察する」ことを重んじる傾向にあり，高
齢になるほど強くなるように思う。それぞれの"よかれ"が調和して，治療・ケアがよ
りよい方向に進むためには，互いの"当然"を，患者を含めた治療関係者全員が安心し
て伝えることができる雰囲気づくりが大切なのかもしれない。

　膵腫瘍の術後，なかなか退院できなかった患者と，久しぶりに外来で会ったときに，「主
治医に申し訳なくて"お酒，飲んでもいいですか？"と聞けない」と言っていた。「主治
医は許容してくれる」と確信があった筆者は，質問することを力強く後押しした。確信
したとおり，主治医は許可を出してくれた。うれしかった。

　患者が大好きな食べ物を知っている多くの人たちと情報を共有し，美味しい食事を最
期まで楽しむために何ができるのかを一緒に考えたい。この話し合いのプロセスはまさ
に，ACPの真髄だと考える。

　急性期病棟における管理栄養士の役割は，栄養管理という手法を用いて，治療が円滑
に進む土台をつくることである。これに加え，栄養食事指導の時間を使って患者の大事
にしている考えを共有する。これらを上手に活用し，急性期病院における"時間の制約"
と"思いのすれ違い"というレモンを美味しいレモネードにする一助を担うことで，
ACP支援につなげていくのである。職種や業種の壁を越えて，各々の好きな食べ物に
ついて語り合えたら面白いと思う。

　つながったクレイジーキルトを使えば，面会制限が施行されるような，不可能と思わ
れる状況下においても，筆者のふざけたADを当然のごとく活用してもらえるようにな
るかもしれない。諦めがちな患者の密かな最期の希望を叶えていきたい。

（森　美知子）

④ 薬剤師の立場から

薬をとおして患者の生き方をサポートする薬剤師

　みなさんは，新型コロナワクチン接種において，想定された副反応にどのように対応されただろうか。発熱や頭痛などの諸症状を最小限にとどめるため，早めに解熱鎮痛薬を服用した人，できるだけ薬を服用したくないと我慢した人，お守りとして市販薬をあらかじめ購入して安心感を得た人など，さまざまな向き合い方があった。なかには，薬剤師に薬の選び方や飲み方を相談した人もいることだろう。

　実は，この対応こそが「薬物療法におけるACP」になるのである。日頃は薬に無縁な人も，これから起こることを想定し，各々の薬物療法に対する知識と価値観から自分はどうありたいかを考え，優先したいことを選択した行動である。

　薬物療法は患者が参画できる医療の一つであるものの，食事療法や運動療法とは異なり，元気なときには接点がないのが特徴である。薬の世話になったことがないという健康自慢の高齢者もいれば，何年も複数の薬を飲み続けている人もいる。個人によって知識や経験の差，価値観の違いがあることは容易に想像できる。一方，終末期医療にとどまらず，現在の医療における薬物療法の占める割合は大きい。疾患そのものの治療だけでなく，ワクチン接種の副反応のように，症状の軽減や緩和にも使用され，それがQOL向上へとつながる。

　だからこそ，薬剤師は正しい薬物療法の知識を提供するだけでなく，薬物療法を糸口として個人の生き方や価値観を引き出すことができる。一見，ACPの意思決定の場にかかわらなさそうな職種であるが，薬物療法という受け身になりがちな領域であるからこそ，これを突破口に，共に歩むサポート役としての重要な役割を担える職種である。

「服薬コンプライアンス」から「服薬アドヒアランス」へ

　かつては，医師から処方された薬剤をどの程度指示どおりに服用できているかを評価する概念として，「服薬コンプライアンス」（服薬遵守）という言葉が使われていた。ベテラン医療者にとって耳なじみの言葉だが，これは患者が受動的に医療者の指示に従う考え方である。医療が患者主体型，さらに患者参画型へと移り変わるなかで，現在では患者と医療者が一緒に治療方針を決定し，薬物療法に取り組む「服薬アドヒアランス」という概念に置き換わった。薬物療法におけるACPのスタートラインを示すものと捉えることができる。

　薬剤師は薬の説明や交付の際に，患者にこの「服薬アドヒアランス」を確認するが，服薬状況の確認やその薬の説明指導だけでなく，薬物療法そのものに対する思いに耳を傾ける必要がある。服薬を安心と考える人もいれば，不安な人もいる。薬の増量・減量の捉え方は個々によって異なるし，何かを機にその考えも変化する。「薬を飲むことが好きか嫌いか」をただ尋ねるだけで，さまざまな価値観を聞き出すことができるだろう。さらに定期的に実践すれば，日常業務のなかからACPの扉を開くことができ，真の治療参画の実現と，その人らしい生き方のサポートが可能となる。

最近では製剤技術の向上により「週1回」「月1回」の服用薬が複数，上市されている。「休みの日に」「毎月1日に」など働く人のライフスタイルに合わせたり，介護者の週1回の訪問時に合わせたりと選択肢が増え，薬剤師からの提案がアドヒアランス向上の一助となる例の一つである。

薬物療法は「許容可能な損失の原則」に基づいている

　筆者はエフェクチュエーションとの出会いにおいて，5つの原則のなかの「許容可能な損失の原則」には驚きも違和感もなかった。薬物療法はこの「許容可能な損失の原則」の世界そのものだからである。薬は使い方を間違えると毒になり，また身体にとって異物であることから，副作用のない薬はほとんど存在しない。そのため，その薬を使うことで「副作用として失うもの」，使わないことで「効果として得られないもの」，この2つを天秤にかけることになる。副作用だけはない。剤形の選択，服用のタイミング，飲み忘れや飲めないときの対応など，薬物療法は「許容可能な損失の原則」であふれており，薬剤師はこの原則をベースとして業務を遂行する職種なのである。

他職種のみなさんへ―薬剤師を「手中の鳥」に

　そこで，エフェクチュエーションの「手中の鳥の原則」を思い出してもらいたい。薬物療法に対してさまざまな考えをもつのは，患者だけではなく，医療者においても同様であろう。以前に比べ，薬剤師は患者の前に現れる機会は増えてきたものの，まだ鳴かずに静かに巣の中にいることが多い。しかし，きっかけがあれば，知識や情報を惜しみなく導き出す勤勉な鳥である。さらに生息域（職域）は薬局，病院，製薬会社，行政や教育機関など多様であるが，共通して「薬をとおして，何かの役に立ちたい」と思っており，膨大な鳥ネットワークが存在する。ぜひ，みなさんの近くの薬剤師を「手中の鳥」にしてもらいたい。「許容可能な損失の原則」を使いこなす薬剤師との協働は，ACPの実践においても素敵な効果をもたらすだろう。

ACP実践を薬剤師と共に

　最後に，ACP実践における薬剤師への効果的なアプローチ方法を示す。薬物療法では「許容可能な損失の原則」を活用している薬剤師であるが，どちらかといえばコーゼーション手法が得意な職種である。相談があれば，目的が完遂できる手段を真面目にコツコツと探し，揺るぎない完璧なパズルを完成させようとするだろう。もちろん，それも大切なことである。しかし，患者の生き方や価値観は変化する。これはACPの重要な視点であり，目的が変わり，完成形も変わるからこそ，エフェクチュエーションの概念がフィットする。みなさんが薬剤師に相談する際は，「薬物療法でまず一つ，改善できることは何か」というように，最初の一つに絞って尋ねることをすすめる。そうすれば，あなたの「手中の鳥」は重荷になることなく，最も優先すべきことを速やかに（場合によってはその場で）提供してくれることだろう。

（寺本有里）

5 # 行政の立場から

　もしあなたが，ACPの必要性は，病気などの健康問題が生じる前からあると考えているのなら，ぜひあなたが住む（あるいは勤務する）地方自治体の地域包括ケアシステムの担当課のホームページを見たり，連絡を取ってみるとよいだろう。

　なぜなら，地方自治体には，地域包括ケアシステムを構築するという義務がある。この地域包括ケアシステムとは，高齢者が可能な限り住み慣れた地域で，自分らしい暮らしを人生の最期まで続けることができる地域を創ることである。その一環として，地域住民へ人生の最終段階におけるケアの在り方や在宅での看取りについての理解を促すACP啓発は自治体単独ではできないのである。あなたが医療者などの専門職であっても，一般住民であっても，何かしらできることが必ずある。

　本稿では，主にACP啓発とエフェクチュエーションを行政の視点で述べる。

ACPにおける「レモン」とは

　まず，ACPをエフェクチュエーション的に捉えるならば，そのレモンは何だろうか？本稿でいうレモンとは，「切ない」や「悲しい」や「苦しい」といったネガティブな側面をもつ出来事をいう。なぜ，レモンなのかといえば，その酸っぱいレモンを甘くて美味しいレモネードにできるのが，エフェクチュエーションだからなのである。

　本稿では，ACPにおけるレモンをレモネードにしていくプロセスを筆者が所属する広島県呉市の事例で考えてみる。

　呉市におけるレモンは，「住民の最期を迎えたい場所と現実」である。具体的には，高齢者施策などに関する住民アンケート調査[1]では，「どこで最期を迎えたいか」について，「自宅」が58.4％と最も高いが，実際に自宅で亡くなる高齢者は約13％と低い数値で推移している。人生の最終段階といった大切な局面で，住民が元気なときに抱いていた希望がこんなに叶えられていないのは，とても「レモン」なことである。

手持ちの資源（手中の鳥の原則）

　では，このレモンをレモネードにしていくにためには，筆者にはどういった資源があるだろうか。つまり，私の「手中の鳥」は何だろうか？

　まず，筆者はACP普及の担当者なので，そのための予算や人材確保ができる。それはパンフレットなどの媒体の作成や関係団体と協力体制をつくることを可能とする。そして，最大の手中の鳥は，市役所ならではの「ACPについて市民のみなさんに情報を届けることができる」という立場である。

最も避けたいリスクは何か？（許容可能な損失の原則）

　次に，これらの資源を用いて行動する際のリスクは何か？つまり「許容可能な損失」を考えなくてはならない。

　最も回避したいのは，市民からACPをいわゆる「縁起でもない」と誤解され，嫌厭さ

れることである。こうなってしまうと，啓発は受け入れられない。

　これについて，呉市の場合は，ACP啓発の目的を，「市民のみなさんに自身の人生を振り返っていただき，これからの生き方を見つめる機会の提供とすること」とした。これは，それぞれの生き方を考えてもらうことは，これまでがんばってきた人生の肯定にもつながり，死や老いに対する抵抗感を和らげるためである。啓発のツールとして作成した「人生の彩ノート」には，医療や介護などのケアへの希望はもちろん，「自分史」「これからしてみたいこと」といった本人の価値観，葬儀の在り方や金銭管理についてや，「大切な人へのメッセージ」といった内容を含んでいる[2]。

相互作用（クレイジーキルトの原則）

　この「人生の彩ノート」の作成と啓発こそが人々との相互作用，つまり「クレイジーキルト」である。

　まず，この「人生の彩ノート」は，広島大学大学院医系科学研究科成人看護開発学とのコラボレーションで作成した。これは，学術機関の専門的知見を得られたうえ，関係団体の理解を得ながら作成することができた。

　そして，このノートを用いての啓発では，市役所ならではの関係団体とのコラボレーションが育まれているところであり，市職員が老人クラブなどの地域コミュニティに出向いて講話を行っている。また，民生委員にACPの知識や手法を広めることで，委員が一人暮らしの高齢者のACPを支援し，その結果，急性期病院への救急搬送時にその高齢者の意思が反映されるという事例があった。

　また，現在では，地域包括支援センターや医療者においても普及協力体制が構築されつつあり，広がりをもち始めている。

　以上のように，呉市における「住民の最期を迎えたい場所と現実」というレモンをレモネードにしていくプロセスは始まったばかりであるが，在宅看取りに関しては，本人の「家族に迷惑をかけたくない」という価値観のアップデートなど，まだまだ多くの課題をもつ。

　しかし，これらの課題はまさに「レモン」である。エフェクチュエーションで新たな手段や目的によってまた「レモネード」をつくるという，その可能性を信じたい。

　ということで，健康問題が生じる前からACPの必要性があると考えている場合は，ぜひ，あなたが住む（あるいは勤務する）地方自治体の地域包括ケアシステム担当課へ連絡を取ってもらいたい。なぜなら，ACP啓発は地方自治体単独ではできないからである。きっとあなたにできることがあるはずである。

──────────【 文 献 】──────────
1）呉市福祉保健部介護保険課：高齢者施策等に関するアンケート調査報告書.
2）呉市ホームページ：人生の彩りノート；私らしく生きるこのまちで.
　　https://www.city.kure.lg.jp/soshiki/150/jinnseinoirodorinote.html（2022年6月3日アクセス）

（前野尚子）

⑥ 社会保険労務士の立場から

ACPにお金の問題が不可避な理由

ACPで考えるべき内容は多いが，どれにも深く関係するのが，お金の問題である。

患者の希望するケアの費用はどのくらいか，家族のライフイベント（誕生，就学，就職，結婚，出産・子育て，教育，リタイア，死などの人生における出来事のこと）とどのようにかかわりたいか，自分がやりたいことをやるために利用可能な金額など，お金の問題はACPの検討材料として必須で，患者や家族の希望の実現率にも大きく影響する。しかし，日本人一般の金融リテラシーはあまり高くないという現実がある[1]。

患者・家族が資金の不安を抜きに希望をそのまま口にするためにも，現在の資産，年金や退職金などの収入見込み，社会保険制度や医療保険を利用したうえで治療にかかる費用，患者自身に万が一のことがあったときの遺族の生活資金などを確認しておくことは重要となる。そうしてお金の情報を棚卸し，希望を叶えるために許容できる支出範囲はどのくらいかをトータルに確認する。

以上のことは，この人生100年時代において，ますます必要なアクションである。また，患者・家族が自分の希望するQOLを確認し，それをできるだけ原寸大で叶えていくことは，当事者にとって治療を乗り越えていく大きなモチベーションにもなりうると思われる。本稿では，そのために避けては通れないお金という問題に対して，どのような制度が利用できるか，またその情報収集の方法について記す。

お金は多くの人が関心を寄せる話題である。お金の話をきっかけに，どのような状態で過ごしたいか，どのような看取りを望むのかなどを考えていくと，ACPにつながる。お金は本人が望む生活の選択肢を増やすことにもなる。

ACPが必要となる状態では判断能力が低下してしまうことも多い。その前に患者の資産について明らかにし，利用可能な金額をもとにした治療の選択肢について話し合っておくことは，その後本人の意思確認が難しくなった場合にも，また遺された患者の家族のためにもなる。

収入確保の方法を考える

患者が会社員の場合，やむを得ない状況になるまで給与収入は維持したい。給与収入が途絶えると，一部の資産家以外は貯蓄や資産を取り崩す一方になるからである。

また，仕事にやりがいを感じている患者が，仕事と切り離されずに治療したいと望む場合にも活用できる制度は多い。最近は社会でも治療と仕事の両立が大きな問題として認識され（疾病を理由として1カ月以上連続して休業している従業員がいる企業の割合は，メンタルヘルス38％，がん21％，脳血管疾患12％[2]，仕事をもちながらがんで通院している者の数は32.5万人[3]），厚生労働省も「事業場における治療と仕事の両立支援のためのガイドライン」[4]をさらに充実させている。

①患者になったらぜひ利用してほしい制度

傷病のため治療による休業が必要な場合は，まずは有給休暇の消化，健康保険加入者

であれば健康保険から傷病手当金受給という流れがある。傷病手当金は2022年1月から法改正により、さらに心強い制度となった。

　傷病手当金はこれまでは一度もらい始めると、途中で仕事に復帰した場合はその期間もカウントされ、支給開始から1年6カ月で支給終了だったが、法改正により、仕事に復帰した期間はカウントされなくなった。エフェクチュエーションには小さくてもできることからやるという考え方がある。法改正により、症状が改善して働けそうな手応えがあれば復帰して試し、これからの可能性を探ることもできる。患者には、治療に専念するのではなく、働ける範囲で働きたいと希望している人もいる。その希望に沿うため、例えば休業前とは別の仕事を試す、ということも会社が了解すれば可能だろう。会社によっては傷病手当金終了後の休業制度もある。傷病手当金の手続きも会社の手を借りる必要があるため、まずは会社の人事担当に相談するよう勧めておきたい。

　また、勤務しながら治療することを希望する患者は、前述のガイドライン[4]で導入が推進されている時間単位の年次有給休暇制度や、短時間勤務制度、在宅勤務が利用できるかをACPの一つのオプションとして考えられる。現時点でこういった制度を導入している会社は多くはないが、これから増えていくと思われるので、患者および関係者も情報収集が大事になる。義務化されれば会社に申請できる。

②家族の介護が必要になったら、ぜひ利用してほしい制度

　大きな社会的問題に介護離職がある。政府の2017年就業構造基本調査によれば、年に約10万人が介護を理由に離職している。治療・介護という支出があるなかで、安定した収入源をなくすことは、今後のACPの選択肢を大きく狭めることになる。家族には、患者を看取った後の人生もある。退職は最後の選択肢にすべきである。

　まず最大限利用するよう勧めたいのが、介護休業・介護短時間制度である。介護はいつ終わるかが読めないというのが退職理由の大きな原因だが、いつ終わるかが読めないからこそ、まずは会社に介護休業を取りたいと申し出るべきである。

　介護休業は、対象者が希望すれば会社にその制度がなくても拒むことができないと法律に定められている（「育児休業、介護休業等育児又は家族介護を行う労働者の福祉に関する法律」第16条の6）。法律では93日となっているが、1年間など法定よりも長い制度にしている会社もある。93日は対象者には雇用保険から給付金も出る。

　まずは休業して時間をつくり、介護をしながら介護関係者や医療関係者にクレイジーキルトを広げる。関係者は、休業という一時停止ボタンを活用して、家族の話をよく聞き、治療について家族が必要とする情報を提供していく。その継続的な話し合いをとおして、患者も家族も共に満足できる道がみつかる可能性は高まるだろう。

　なるべく患者のそばにいたいと思うのは、家族の自然な心情でもある。厚生労働省の「仕事と介護の両立支援ガイド」をもとに、会社に利用できないか相談してみるなどして家族の望むケアができるよう制度を活用したい。

限りあるお金を望むことに使うために

　支出を減らす心強い制度として、多額な医療費をサポートする仕組みの健康保険の高額療養費制度、確定申告により所得税が戻る可能性がある医療費控除などがある。また、現在の支出を見直して、より望む方向にお金を使うために、お金のプロとして中立的な立場のファイナンシャルプランナー（FP）有資格者に相談することも有用である。FP

本稿で紹介した制度

対　象	制度名	詳　細	相談先
患　者	傷病手当金	期間は1年6カ月	協会けんぽ・会社の人事担当
	休職者見舞金等	期間は会社の規程による	会社の人事担当
	時間単位年次有給休暇制度	利用可否は会社の規程による	
	短時間勤務制度		
	在宅勤務制度		
患者の家族	介護休業	93日は会社の義務 93日以上は会社の規程による	会社の人事担当
	介護休業給付	93日までの休業日，金額は給与の約2/3	ハローワーク
	介護短時間勤務制度	3年は会社の義務 3年以上は会社の規程による	会社の人事担当
治療費	高額療養費制度	1カ月でかかった医療費による	協会けんぽ
	医療費控除	1年間でかかった医療費による	国税庁電話相談センター

には，先々のライフイベントや将来の年金までを踏まえてのライフプラン表の作成も依頼でき，希望する計画の実現性をより高めるための相談もできる。

日本ファイナンシャル・プランナーズ（FP）協会は，お金の無料相談を体験できる相談室を東京や大阪など全国8カ所に設けているほか，電話窓口も設定している。また，「金融コンシェルジュ」としてFPが病院に赴き，主に高齢者を対象とした患者とその家族の金融関連の相談を無料で受けるという試みもされている[5]。「日本FP協会」でweb検索すると，「FPに相談しよう」でそういった情報が入手できる。

許容可能な損失の範囲を確認し，できることから始める。エフェクチュエーションの原則を活用し，医療関係者に，お金の専門家であるFP，また労務の専門家である社会保険労務士が加わり，クレイジーキルトが広がれば，よりいっそう患者や家族が希望どおりの道を選ぶための大きな力となるだろう。

─────────────────【 文 献 】─────────────────

1）金融広報中央委員会：「金融リテラシー調査2019年」の結果. 2019.
　https://www.shiruporuto.jp/public/document/container/literacy_chosa/2019/pdf/19literacy.pdf（2022年6月3日アクセス）
2）厚生労働省：治療と職業生活の両立等支援対策事業のアンケート調査. 2013.
3）厚生労働省：平成22年 国民生活基礎調査の概況. 2011.
　https://www.mhlw.go.jp/toukei/saikin/hw/k-tyosa/k-tyosa10/（2022年6月3日アクセス）
4）厚生労働省：事業場における治療と仕事の両立支援のためのガイドライン（令和4年3月改訂版）.
　https://chiryoutoshigoto.mhlw.go.jp/dl/download/guideline（2022年6月3日アクセス）
5）日本ファイナンシャル・プランナーズ協会：金融コンシェルジュ実施報告. 2013.
　https://www.shiruporuto.jp/public/document/container/suishin/pdf/20131216/besshi6.pdf
　（2022年6月3日アクセス）

（和久　明）

7 エフェクチュエーション的ACPの場づくりの立場から

ACPにおける「場」の運営

　ACPには，患者・家族と医療者らが話し合う場，医療者などの支援者が話し合う場など，さまざまな「場」づくりが重要である。そこで本稿では，ACPという人生会議の「場」をどう運営していけばよいのかについて考える。それには「場」の考え方が必要となる。

　野中らが提示した組織的知識創造理論（SECIモデル）[1]を手掛かりとして，それをACPの現場に応用するという私見を展開してみる。

　まずACPという人生会議の「場」を以下の4つに分解して考えるとよい。

①患者，その家族，医師，看護師，介護士の「手中の鳥」を見せ合う「場」

②それぞれが，互いの立場に立って実践を促すアドバイスを出し合う「場」

③上記②の「場」で得たアドバイスを各人が実践に移す「場」

④上記③で実践に移せた当事者が新たな「手中の鳥」を獲得して，それらを「場」で共有し，また①の「場」に戻る

　これら①〜④の「場」をスパイラル的にACPにかかわる者それぞれが，エフェクチュアルに展開していく（**図Ⅵ-2-1**）。

「場」における具体的実践

　次に上述した①〜④の各「場」において，ACPの実践にかかわる者たちが具体的にどのようにしていけばよいのかについて考える。

　まず①の「場」についてである。ここでは「手中の鳥」を見せ合うことが大切となる。

❶ 患者，その家族，医師，看護師，介護士の「手中の鳥」を見せ合う「場」	❷ それぞれが，互いの立場に立って実践を促すアドバイスを出し合う「場」
❹ ③で実践に移せた当事者が新たな「手中の鳥」を獲得して，それらを「場」で共有する	❸ ②の「場」で得たアドバイスを各人が実践に移す「場」

図Ⅵ-2-1　ACPを4つに分けてエフェクチュアルに展開

（Nonaka Ikujiro, Takeuchi Hirotaka：The Knowledge Creating Company. Oxford University Press, Oxford, 1995. を参考に作成）

つまり，医師や看護師や介護士の立場から，自分が今すぐできることは何か？ 自分の得意分野は何か？ 自分が使える技術は何か？ 自分は誰を知っているか？ という「手中の鳥」を見せ合うことを意味する。

　具体的には，医師は診断や治療を，看護師は療養生活のケアを，介護士は生活援助に対する知識や技術をもっていて，さらにそれぞれの立場から患者のこと（何が好きか，家族の状況，排泄等の日常生活動作など）をどれくらい把握しているかである。これらそれぞれの「手中の鳥」を組み合わせると最強の支援になるということである。この「場」のキーワードは「心理的安全性」と「連帯欲求」である。医療や介護現場では職種間の関係性から自分をさらけ出すことが意外と難しい。こうした心の垣根は個々人にあるマインドセット（医者は偉いから他職種からは意見を言えないなど）によってつくられる。個々人がこうしたマインドセットを外し，一個人として仲間としてふるまうことで，「心理的安全性」をつくる必要がある。心理的安全性によって互いの思いを知り，連携することで患者の支援に成功すると私たちは喜びを感じる。これが「連帯欲求」である。この「心理的安全性」と「連帯欲求」を生かすことが，この「場」をうまく回す重要なポイントである。

　次に②の「場」である。ここでは，①で共有された「手中の鳥」をどのようにACPの実践の「場」に具体的に生かしていけばよいのかを検討する段階にあたる。つまり，もし医師が看護師や介護士ならどうするかや，看護師が医師や介護士ならどうするか，また介護士が医師や看護師ならどうするかといった具合に，別の立場の視点に立ちアイデアや要望を出し合うのである。この「場」ではあえて，ある種無責任で奔放なアイデア出しが望ましい。要は，各立場では考えもつかないようなドラスティックなアイデアを出し合い，斬新な気づきを獲得できるかどうかが大切なポイントである。ここでも「心理的安全性」と「連帯欲求」（一緒に支援方法を編み出しているという連帯）が重要となる。

　次に③の「場」である。②の「場」で得たアイデアや気づきを具体的に実践する「場」である。その際，特に注意を払うことは，いきなり「完璧な正解」や「正しいやり方」を求めないことである。つまり「○○しなければいけない」とか「○○すべきである」といった思考プロセスに陥らないことが秘訣である。家族や患者が望んでいることを一気に解決に結びつける行動を起こさないことである。この思考プロセスに陥ると，無意識に自分の行動に正解を求めてしまい，結局行動に移せなくなるからである。

　では，どうすればよいのか。それには1つだけルールがある。それは，行動した結果が失敗した場合，その失敗の損失をどこまでなら許容できるかをあらかじめ決断してから行動に移すというルールである。これは非常に大切な原則である。その失敗とは，費用的なものだけではなく，時間的なもの，心理的ストレスなどさまざまな要素も含まれる。したがって，いきなり大それた行動はご法度である。要は，自分ができることを，失敗を許容できる範囲内で，小さくコツコツと行っていくプロセスを根気強くACPの現場で継続していくのである。例えば，ACPの現場では，患者や家族に向かって，いざという場合どうしたいとか，どんな治療がしたいとか，最期をどこで迎えたいなどの考え方を整理しなければならない。しかし，いきなりダイレクトな話はできないのである。そういった場合にまず，「許容可能な損失の範囲の原則」を使って，患者にとっての損失の範囲はどれくらいかを確かめながらACPを話し合う機会を見計らっていく。患者によっては終末期の話をいやがる（損失と捉える）者もいれば，終末期に備えてお

きたい者もいる。治療の話はいやがるが，趣味や自分の人生について語ることは厭わない者もいる。その人にとって「どこまでが損失の範囲」なのかを少しずつ探り，看護師や医師の身の上話や，知り合いの事例などを含めて，ゆるやかに人生会議の核心に触れていくなどの工夫が必要である。また，患者や家族の気持ちは日々変りゆくものなので，何度でも話し合いの場を設け，根気よく付き合うことが必要になる。特に長期経過を辿る慢性進行性疾患などは，病状の変化に伴い，患者の意向が変化する。そのため，ACPのプランを何度も書き直し，緩やかに気長に患者の人生曲線に寄り添っていくことが重要である。

　この②と③の場は，一回やっただけでは成果が出ないこともある。実践したことが効果をもたらさなかったり，患者に合わないこともある。③がうまくいかない場合は，再び②に立ち戻って，新たな方法はないかを検討し，③につなげる。具体的な実践となる③の「場」は非常に難しいが，ここが一番大事な「場」でもある。このように②と③を何度も根気よく繰り返していくことが大切である。。

　最後に④の「場」である。①～③の実践を順調に終えると，その実践から得た新たな「手中の鳥」を見事に獲得することになる。つまり，人生会議の「場」で実践できたという確かな自信を得た自分に気づくことになるだろう。この自信を得れば，あなたは一回り成長したことを意味する。その一回り成長した自分で，また①の「場」に臨んでいけばよいのである。

　ACP実践の「場」とエフェクチュエーション理論の親和性は非常に高いことがわかるはずである。これまでのACPの現場では，できるだけ偶発性を避けるように現場運営がなされてきている。しかし，エフェクチュアルな「場の論理」でACPを行うことに熟達してくれば，実践することでさまざまな偶発的な出来事に出くわし，その偶然をむしろチャンスと捉えて行動できるようになるだろう。エフェクチュエーションには偶然をテコにするという「レモネードの原則」も存在するのである。ACPの現場で，もし偶然をテコにすることができるようになれば，もうあなたもエフェクチュエイターである。おそらく，ACPという大切な人生会議の「場」から，さまざまなパートナーシップを構築できたり，思わぬ成功を紡ぎ出せたり，予想もしなかった素晴らしい結果をもたらすことになるだろう。

──────────────【 文 献 】──────────────

1）Nonaka I, Takeuchi H：The Knowledge Creating Company；How Japanese Companies Create the Dynamics of Innovation. Oxford University Press, Oxford, 1995.（梅本勝博・訳：知識創造企業. 東洋経済新報社，東京，1996.）

（垣内健祐）

8 エフェクチュエーション的 チームビルディングの立場から

　ACPにおいてもチームビルディングが，より重要となっている。2022年の診療報酬改定では，人生の最終段階における適切な意思決定支援を推進する観点から，当該支援に係る指針の作成は，在宅療養支援診療所および在宅療養支援病院の要件として追加され，今後は，クリニックの医師が気がねのないメンバーと患者とで行っているようなACPではなく，「人生の最終段階における医療の決定プロセスに関するガイドライン」に沿ったものが求められてくることとなった。当該指針には，医療・ケアを受ける本人が「多専門職種の医療・介護従事者から構成される医療・ケアチームと十分な話し合いを行う必要がある」と明記されている。しかし，求められる連携が院内だけにとどまらないACPでは，この多職種によるアプローチが難しい。医師，看護師といった職種の壁，医療，介護という業種の壁，ケアサービスと行政という官民の壁など，越えなければならない壁が多いからである。そこで筆者は，よりフラットなチームをつくるためにエフェクチュエーション理論の活用を提案したい。

チームの存在意義を確認し，他人の頭で考える

　まず何より大事なことは，メンバー間でチームの存在意義を確認し合うことである。これはチームをつくる基本となる。ACPの場合は，「患者の"ありたい"を実現する」であろうか。ただし，この"ありたい"を知るのが難しい。

　訪問診療や看護を経験した人であるなら，患者宅を想像してもらいたい。一つとして同じ家はない。患者の"ありたい"も同様であろう。思いもよらない価値観をもつ人もいる。だからこそ相手の声を聞くことが必要であり，そのためのツールとして，他人に目標を立ててもらうワークショップ「タニモク」を提案する。

　例えば，ある特定の状況に対して，自分だけで考えていると，解決方法は1つだが，3人の意見を聞けばアイデアは3通り出てくる。詳しい手順については，無料で開示されているので参考にされたいが[1]，「タニモク」を多職種で行うと，男性医師が思いもよらなかったアイデアを女性介護職員が思いつくこともある。他人の意見を聞く訓練として有効なだけでなく，職種を超えたリスペクトにもつながる。

話し合うことで，よりよいチームになれる

　忙しい毎日にこのようなワークをする余裕はない，という人もいるかもしれない。しかし，患者の心理への配慮は，診療報酬上でも重要になってくるし，患者の立場としては，命にかかわる問題だからこそ，ギスギスしたチームではなく，言いたいことを言い合ってくれるチームにケアをしてもらいたい。

　筆者は，在宅で祖母を看取った。90歳の膵臓がん末期であった。そのため，一日も早い在宅復帰を願ったものの，すぐには叶わなかった。入院先と連携先の意見が合わず，

受け入れる家族間でも戸惑いがあったためである。当の本人も「家に帰りたい」と言ってよいものかどうか揺れていた。結果的には，さまざまな人の協力により，祖母は在宅で逝くことができたが，あのときに祖母にかかわってくれたみなさんが，互いの立場をひとまず横に置いて，「祖母がどうしたいのか」を軸として早くに話し合うことができたら，と思う。もしそれができていれば，かけがえのない人生の最終段階の日々をより有意義に過ごせたのではないだろうか。

　祖母の口に出せない気持ちは，亡くなった後に薬を入れていた巾着袋からみつかった。新聞の広告の裏紙に，「さみしい」と書いてあった。悔やまれる。

言いたいことを言い合えるチームの基本は「心理的安全性」

　チームをつくるうえで重要なことは，安心感を保つことである。どのような立場の人でも，例えば医師に意見することができる場をつくることである。そのためには，無能だと思われる不安を取り除く必要がある。また，その発言をすることで誰かの仕事の邪魔をしてしまうのではないかという不安も取り除いてほしい。問題を解決するために批判的な意見は重要だが，それを言ってしまうとネガティブだと思われるのではないか，という不安も取り除く必要がある。こうした不安があると，立場の弱いメンバーは自分らしく振る舞えず，保守的になる。万が一，そのメンバーが患者であったら，ACPチームで最も重要視すべき「患者の思い」は引き出せなくなる。それでは，このチームは何のために存在するのであろうか。チームビルディングをエフェクチュアルに行っていくためには，「無知や無能⇒多様性」「批判⇒吟味」と捉えるマインドセットが大切であり，それができればメンバーは自分のもっている情報（手中の鳥の原則）を存分に開示できるため，生産性がぐんと上がる。

エフェクチュアルチームビルディングの始発点

　まず，自分がやってみることである。いきなり全職種を巻き込んだネットワークをつくろうとするのではなく，読者が看護師であれば，まず同僚の看護師を巻き込んで，「ウェルビーイングに沿ったケアをしよう」とか「患者さんの“ありたい”を実現させよう」とか，チームの軸を統一してほしい（飛行機の中のパイロットの原則）。その後は，互いにできることをさらけ出し（手中の鳥の原則），できる範囲で動いてみる（許容可能な損失の原則）。そうすれば必ず何かの結果がある。それは患者からの感謝かもしれないし，医師からの批判かもしれない。もし，その結果が期待よりよくない場合でもエフェクチュエーションでは落ち込むことはない。「期待よりよくない現実」（レモン）を梃子にしてチャンスに変える。この場合はチームビルディングの課題がみつかったと考え，その点を修正するように行動を変えるのである（レモネードの原則）。未来は選べないが，行動は選べる。その行動が患者の願いに沿ったもの（飛行機の中のパイロットの原則）であれば，素晴らしいチーム（クレージーキルトの原則）になる。

――――――――――――――【 文 献 】――――――――――――――

1）タニモク HP：https://tani-moku.jp

（谷口千鶴）

MEMO

付　録

STARTマップ
エフェクチュエーションシート

- □ 手中の鳥の原則シート
- □ 許容可能な損失の原則シート
- □ クレージーキルトの原則シート
- □ レモネードの原則シート
- □ 飛行機の中のパイロットの原則シート

各種マップ，シートは，
下記URLからPDFデー
タをダウンロードして，
ご使用いただけます。

https://www.herusu-shuppan.co.jp/start-map_effectuation-sheet/

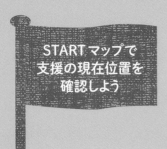
START マップで
支援の現在位置を
確認しよう

Support

- □ 患者は意思決定プロセスのど
  の段階にいるか？
- □ 患者が取り組むことは何か？
- □ 支援の進捗状況はどうか？
- □ 問題はあるか？
- □ 問題への対応方法は何か？

memo

Timing

- □ 患者のステージ（病状）は？
- □ どんなタイミングにいるか？
  （開始・振り返り・変更）
- □ 何を考えなければならないタイ
  ミングか？
- □ 支援の進捗状況はどうか？
- □ 問題はあるか？
- □ 問題への対応方法は何か？

memo

START MAP

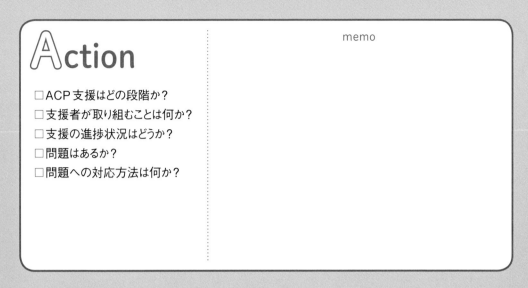

Action

- □ ACP 支援はどの段階か？
- □ 支援者が取り組むことは何か？
- □ 支援の進捗状況はどうか？
- □ 問題はあるか？
- □ 問題への対応方法は何か？

memo

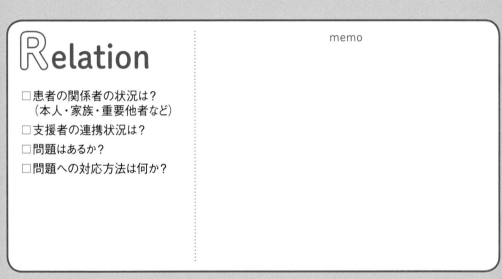

Relation

- □ 患者の関係者の状況は？
  （本人・家族・重要他者など）
- □ 支援者の連携状況は？
- □ 問題はあるか？
- □ 問題への対応方法は何か？

memo

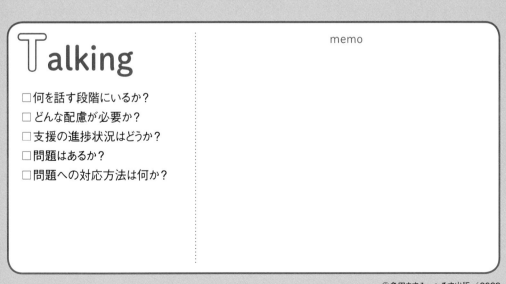

Talking

- □ 何を話す段階にいるか？
- □ どんな配慮が必要か？
- □ 支援の進捗状況はどうか？
- □ 問題はあるか？
- □ 問題への対応方法は何か？

memo

手中の鳥の原則

もっているもの（手段）を見直そう

 ▶知識や技術，人脈だけでなく，価値観や実現させたいこともアイデアの方向性を決める大事な手段になります

自分は何者か

- 自分は対象にとってどのような存在か
- 強みや能力
- 大事にしている価値観
- やりたいことや実現させたいこと

何を知っているか

- もっている知識
- 提供できる技術
- 今までの経験

誰を知っているか

- 過去・現在を含めた同僚，友人，知人
- 知り合いの知り合い
- 人脈のある知り合い
- アプローチできそうな集まりやネットワーク

ほかに活用できるものはないか

- 活用していないもの
- 余っているもの
- 過去に獲得したスキルや知識
- 個人的に自由に使える資源や時間

手持ちの手段でできそうなこと（実行したいアイデア）

許容可能な損失の原則

最初にうまくいかなくてもよい範囲を決めよう

▶ うまくいかなかったことで失うものと挑戦しないことで失うものを比較してみましょう
▶ 損失を小さくする方法はないか考えてみましょう

実行したいアイデア	

うまくいかなかったことで失うもの

挑戦しなかったことで失うもの

許容可能な損失の範囲

損失を小さくする方法はないか

エフェクチュエーションシート2・許容可能な損失の原則シート

©角田ますみ，へるす出版／2022

269

クレージーキルトの原則

積極的にパートナーシップを組んで，よい結果を紡ぎ出す

 ▶実行したいアイデアに協力してくれ
そうな人はいないか，あるいはほか
の誰かにつないでくれる人はいない
か考えてみましょう

実行したい アイデア	

クレージーキルトとなる相手

- ●解決につながる資源（知識や技術）をもつ人
- ●アドバイスをくれそうな人
- ●資源をもつ人につないでくれる人
- ●日常でAskingを行っている相手（ビジョンや実現したいことについて語り合っている人）
- ●影響力のある人　　　など

クレージーキルトを組むために行うこと

- ●誰に依頼するのか
- ●何を依頼するのか
- ●どうやって依頼するのか
- ●その他配慮が必要なこと

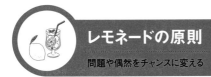

レモネードの原則

問題や偶然をチャンスに変える

▶本当に問題なのか，許容可能な損失（うまくいかなくてもよい範囲）なのかを考えてみましょう
▶視点を変えることでレモンを別のチャンスとみなすことはできないか考えてみましょう

実行したいアイデア	

レモン（問題やトラブル）は何か	それは本当にレモン（問題やトラブル）か

レモン（問題やトラブル）をチャンスに変えられないか

そのチャンスを使う方法はないか

エフェクチュエーションシート4・レモネードの原則シート

©角田ますみ，へるす出版／2022

271

飛行機の中のパイロットの原則

不確実なものより，コントロール可能なものに集中する

▶ 重要なことは方向性が正しいかです。全体的にうまくいっているようであればOKとして，今できることを進めていきましょう

▶ もしうまくいっていなければ，どの原則に戻って検討すればよいか考えてみましょう。例えば，問題が起こっているならレモネードの原則，資源が足りないなら手中の鳥の原則，新しいリスクにチャレンジするなら許容可能な損失の原則です

実行したい アイデア	

今できる（取り組んでいる）ことは何か	方向性は正しいか
	全体としてうまくいっているか

↓

うまくいかないようなら，どの原則に戻るか

●うまくいっていないこと	●「　　　　　　　　　　」の原則に戻る
	●原則に戻って行うこと

索　引

《制作スタッフ》
カバー・表紙デザイン　mio
本文デザイン　　　　　mio
イラスト　　　　　　　佐田みそ

ここからスタート アドバンス・ケア・プランニング
ACP がみえてくる新しいアプローチと実践例

定価（本体価格 3,200 円＋税）

2022 年 7 月 1 日　　　第 1 版第 1 刷発行

編　著　　角田ますみ
発行者　　佐藤　枢
発行所　　株式会社　へるす出版
　　　　　〒164-0001　東京都中野区中野 2-2-3
　　　　　☎ (03) 3384-8035 〈販売〉
　　　　　　 (03) 3384-8155 〈編集〉
　　　　　振替 00180-7-175971
　　　　　http://www.herusu-shuppan.co.jp
印刷所　　広研印刷株式会社

© Masumi Sumita, 2022 Printed in Japan　　　　　　〈検印省略〉
落丁本，乱丁本はお取り替えいたします。
ISBN 978-4-86719-044-9